Selbstheilung stärken

Gary Bruno Schmid

Selbstheilung stärken

Wie Sie durch Vorstellungskraft Ihre Gesundheit optimieren

Mit 19 Abbildungen

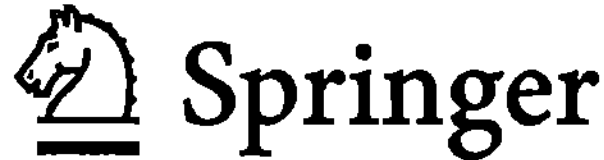

Gary Bruno Schmid
Zürich, Schweiz

ISBN 978-3-662-57673-1   ISBN 978-3-662-57674-8   (eBook)
https://doi.org/10.1007/978-3-662-57674-8

Die Deutsche Nationalbibliothek verzeichnet diese Publikation in der Deutschen Nationalbibliografie; detaillierte bibliografische Daten sind im Internet über http://dnb.d-nb.de abrufbar.

Umschlaggestalltung: deblik Berlin
Fotonachweis Umschlag: © Lisa/stock.adobe.com

Springer ist ein Imprint der eingetragenen Gesellschaft Springer-Verlag GmbH, DE und ist ein Teil von Springer Nature
Die Anschrift der Gesellschaft ist: Heidelberger Platz 3, 14197 Berlin, Germany

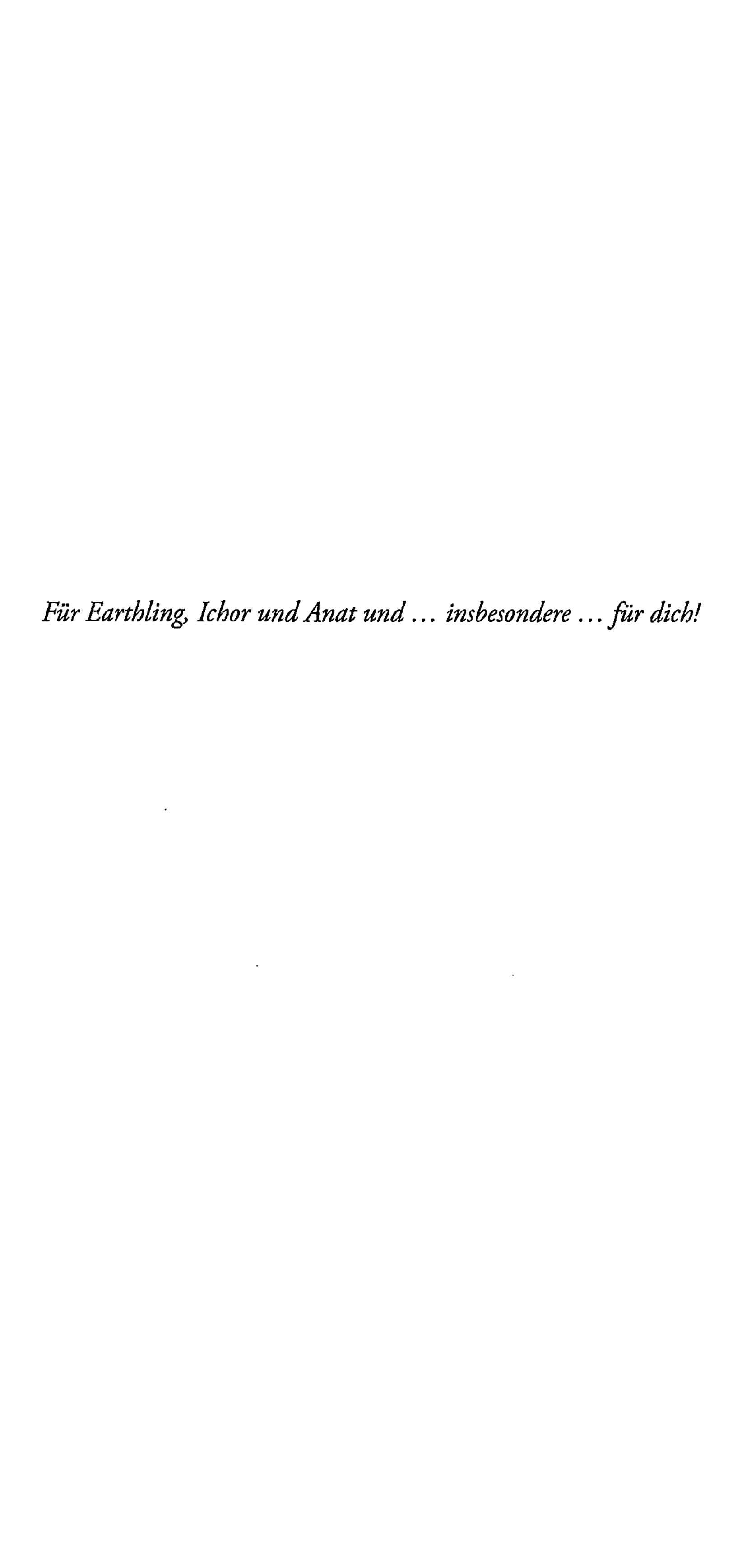

Für Earthling, Ichor und Anat und … insbesondere … für dich!

Geleitwort

Wenn Menschen krank werden, sind sie es gewohnt, ihren Körper und manchmal auch ihre Seele in eine Behandlung abzugeben und die Wiederherstellung der Gesundheit den Fachleuten zu überlassen. Unsere westliche, technokratische Kultur unterstützt das und begeht den großen Irrtum, dass dabei die Rechnung ohne den Wirt gemacht wird. Ab und zu wundern sich die Fachleute, dass Heilungen unerwartet schnell ablaufen, dass der medizinisch vorausgesagte Tod nicht eintritt, dass Medikamente ohne Wirkstoff heilen. Sie nennen das dann Spontanremission oder Placebo-Effekt, als könne man es damit verharmlosend vom Tisch wischen. Genauso verwunderlich erscheinen auf der anderen Seite unerwartete Verschlechterungen des Gesundheitszustandes; ja sogar der psychogene Tod ist beobachtet worden. Man schiebt es auf Nocebo-Effekte oder Voodoomagie. Stattdessen machen diese Tatsachen deutlich, dass es psychosomatische Zugänge gibt, die man nutzen kann, um den Heilungsprozess zu fördern. Und zwar auf verblüffend einfache Weise.

Gary Bruno Schmid bringt in diesem Buch uraltes Wissen und moderne naturwissenschaftliche Erkenntnisse zusammen, um daraus einen integrativen Ansatz der Selbstheilung zu schaffen. Es resultiert eine umfassende und dennoch leichtverständliche Methode aus sechs wirksamen Anleitungen zur Genesung, die jeder bei einer Vielzahl von körperlichen und psychischen Problemen anwenden kann. Dazu werden ganz persönliche Bilder gesucht, die akuten Stress mindern, Bilder von einer starken Gesundheit, von einer überwindbaren Krankheit, einem guten Gesundungsprozess und von einem Bündnis von (medizinischer) Fremdbehandlung und Selbstheilung. Mit dieser

Kombination wird dem Organismus in Form von Autosuggestion geholfen, seine Entgleisungen zu korrigieren.

Es ist eine bekannte Tatsache, dass Bilder und Worte körperliche Reaktionen auslösen. Durch die in diesem Buch beschriebenen Anleitungen, eigene Bilder und Worte zu finden, erhält der Patient einen individuellen Zugang zu seinen Organen und seinen psychischen Problemstellen. Darüber hinaus gewinnt er Einsicht in seinen Heilungsprozess und durch die Selbstbeteiligung ein Gefühl von Kontrolle über seine Gesundung. Damit wird ein wichtiger Schritt zur Salutogenese spielerisch leicht ermöglicht. Das Buch ist ein Vergnügen zu lesen und eine große Hilfe für Mediziner, Psychotherapeuten und auch für Patienten selbst.

Dirk Revenstorf

Vorwort

Dieses Buch bietet eine Anleitung zur Förderung der Gesundheit und Selbstheilung durch Vorstellungskraft mithilfe der von mir entwickelten Sechs-dramaturgische-Elemente-Methode (SDE-Methode), die ich in meinem Werk *Selbstheilung durch Vorstellungskraft*[1] anhand wissenschaftlich-medizinischer Studien bereits beschrieben habe.

Das Besondere an dem vorliegenden Buch ist, dass es sich um ein praktisches Handbuch für die selbstständige Durchführung der SDE-Methode handelt – und zwar ohne zwingende Unterstützung eines Therapeuten. Doch selbst Fachleute können von diesem Buch profitieren. Die detaillierten Erklärungen, zahlreichen Basisvorstellungen, praktischen Anleitungen und wissenschaftlich-medizinischen Hintergründe zu jedem Element zusammen mit den aktuellen Falldarstellungen, Variationen zur SDE-Methodik und dem eingehenden Überblick der SDE-Methode als Ganzes ermöglichen es jedem Therapeuten, die SDE-Methode aus der Perspektive seiner eigenen speziellen Ausbildung in der Praxis anzuwenden.

Der erwachsene medizinische Laie kann dieses Buch auf zweierlei Weise verwenden: 1. als Leitfaden zur eigenen Selbstheilung und 2. als Anleitung, wie Erwachsene das, was sie selbst im Buch lesen, lernen und einverleiben, auch Kindern erfahrungsgemäß etwa ab der zweiten Schulklasse beibringen können im Sinne von: Jede Heilung ist eine Selbstheilung mit der Vorstellungskraft als Heilmittel!

---

[1]Schmid GB (2010) Selbstheilung durch Vorstellungskraft. Springer, Wien.

Physiologische Heilungsprozesse können suggeriert und mithilfe der Vorstellungskraft bewirkt werden. Mit anderen Worten: Vorstellungen können in handfeste Biologie verwandelt werden! Bei der SDE-Methode spielen sechs teils ineinandergreifende dramaturgische Elemente eine zentrale Rolle, aus denen sich eine praktikable, effektive und zuverlässige individuelle Selbstheilungsgeschichte entwickeln lässt. Den Titel solch einer Selbstheilungsgeschichte liefert eine Metapher, welche die Dramaturgie der Geschichte bildlich darstellt. Die SDE-Methode werden Sie in diesem Buch erlernen!

Dieses Buch enthält hie und da Abschnitte aus meinen früheren Publikationen manchmal sogar wortwörtlich, die für den speziellen Zweck des vorliegenden Themas neu zusammengestellt und angepasst wurden. Einige Textteile sind aus dem Beitrag „Stärkung der Selbstheilung" (Schmid 2017)[2] mit freundlicher Genehmigung des Hogrefe-Verlags entnommen.

Viel Freude beim Lesen!

Zuletzt möchte ich darauf hinweisen, dass vor allem aus Gründen der besseren Lesbarkeit in diesem Buch überwiegend das generische Maskulinum verwendet wird. Dieses impliziert natürlich immer auch die weibliche Form. Sofern die Geschlechtszugehörigkeit von Bedeutung ist, wird selbstverständlich sprachlich differenziert.

Zürich   Gary Bruno Schmid
im Sommer 2018

[2]Schmid GB (2017) Stärkung der Selbstheilung. In: Brähler E, Eichenberg C, Hoefert H-W (Hrsg) Selbstbehandlung und Selbstmedikation – medizinische und psychologische Aspekte. Hogrefe, Göttingen, S 189–202.

Danksagung

Zuallererst bedanke ich mich von Herzen bei all meinen vielen Patientinnen und Patienten, ohne deren Mitarbeit in der SDE-Therapie in meiner psychotherapeutischen Praxis dieses Buch nie möglich geworden wäre. Insbesondere danke ich denjenigen Patientinnen und Patienten, die mir freundlicherweise erlaubten, ihre Fälle und Zeichnungen hier zu präsentieren.

Frau Dr. med. Annette Rausch, Psychiaterin, danke ich aufs Herzlichste für ihre langjährige seelische Ermutigung, Begleitung, Unterstützung und insbesondere für ihre fachkundigen Anregungen bei der Entwicklung und Verfolgung dieses Themas. Sie hat wesentlich zum Inhalt und zur Form dieses Buches beigetragen.

Großen Dank schulde ich den Herren Prof. em. Dr. med. Thomas Hardmeier, Dr. med. Thomas Knecht, Dr. med. Robert Lüchinger, Dr. med. dent. Veit Messmer, Dr. med. Walter Schweizer, Dr. med. Hans Wehrli und Dr. phil. Günther Wöhrle für den vielfältigen fachlichen Austausch, durch den die Ideen zur Selbstheilung durch Vorstellungskraft an Reife und sachlicher Tiefe gewonnen haben. Insbesondere Frau Dr. med. Ursula Hanke möchte ich an dieser Stelle sehr herzlich für ihre fachkundige und persönliche Begleitung durch die Entwicklung und Vervollständigung dieses Werkes danken.

Meine Tochter Marie-Hélène Talaya Schmid verdient meinen herzlichen Dank für die ausgezeichnete Ausarbeitung und Fertigstellung der vielen Zeichnungen in diesem Buch.

Meine besondere Anerkennung gilt Frau Dr. med. Katharina Ruppert, die als Lektorin maßgeblich an der fachlichen Aus- und Überarbeitung und an der stilistisch-didaktischen und inhaltlichen Abrundung dieser Arbeit beteiligt war. Sie hat den Text in ein gut lesbares und ebenso verständliches Buch verwandelt. Auch Frau Jacqueline Engler möchte ich an dieser Stelle herzlich für die Lektorierung des Probekapitels für den Springer-Verlag danken. Für die Redaktion des Buches durch sämtliche Entwicklungsphasen von der Konzeption bis hin zum Druck bin ich Frau Renate Scheddin vom Springer-Verlag zutiefst dankbar.

Zürich   Gary Bruno Schmid
im Sommer 2018

Inhaltsverzeichnis

Über den Autor

Gary Bruno Schmid (Jahrgang 1946) wuchs als Kind deutsch-tschechischer Emigranten in den USA (Cleveland, Ohio) auf, studierte als National Science Foundation Scholar zunächst Medizin und Chemie und schloss später mit einem Bachelor of Science (B. Sc.) in Mathematik ab (1968). Als Fulbright-Stipendiat und Doktorand der Reaktorphysik bei Prof. Dr. Gottfried Falk verbrachte er ein Jahr in Karlsruhe (damalige BRD) und wechselte, zurück in den Vereinigten Staaten (USA), 1971 zur Atomphysik an der University of Arizona in Tucson.

Promotion als Quantenphysiker (Ph. D.) 1977. Postdoc als Atomphysiker am Joint Institute for Laboratory Astrophysics (JILA) in Boulder, Colorado, sowie am Hahn-Meitner-Institut (HMI) in Berlin (1977–1980). Mitentwickler einer neuen Sprache der Physik anhand der mengenartigen physikalischen Größen (Energie, Entropie, Impuls, Information, Stoffmenge u. a.), erneut bei Professor Falk in Karlsruhe (1980–1985).

Das Interesse an medizinischer Forschung blieb über die Jahre bestehen und führte zu einer beruflichen Neuorientierung und 1988 zum Diplom als Analytischer Psychologe am C. G. Jung-Institut in Zürich (Schweiz) und zum eidgenössisch anerkannten Psychotherapeuten ASP.

Psychiatrische Forschung und klinische Arbeit mit Schwerpunkt Psychosen (1985 bis 2006: Psychiatrische Universitätsklinik Zürich und Integrierte Psychiatrie Winterthur). Mitbegründer der „Fantasietherapie", einer neuen Form der hypnotherapeutisch orientierten Gruppentherapie mit psychotischen Patienten.

Psychotherapeutische Praxis in Zürich seit 1988 mit Behandlung sämtlicher psychologischer und psychiatrischer Krankheitsbilder einschließlich Paarproblematiken. Hypnotherapeutische Arbeit seit 1992 mit Schwerpunkt Psychosomatik, Infektions-, Autoimmun- und Krebserkrankungen wie auch chronische Schmerzen.

Zahlreiche wissenschaftliche Veröffentlichungen zu den Themen Atomphysik, Didaktik der Physik, Chaostheorie, Psychosen und Psychosenbehandlung mit Betonung auf Bewusstseinswissenschaft. Mitwirkung in der Ausbildung zum medizinischen Hypnotherapeuten (SMSH) und Supervisor mit Leitung einer Regionalgruppe in der Stadt Zürich für die Schweizerische Ärztegesellschaft für Medizinische Hypnose (SMSH).

Autor zweier Standardwerke: *Selbstheilung durch Vorstellungskraft*[3] sowie *Tod durch Vorstellungskraft: Das Geheimnis psychogener Todesfälle*[4], in denen die medizinische Literatur über psychogene Heilung und psychogenen Tod gesammelt, kritisch bewertet und mit neuen Anekdoten, Fakten und Daten zu den wissenschaftlichen Grundlagen unterlegt wird. Autor eines Kapitels zur Selbstheilung in einem hypnotherpeutischen Standardwerk: Hypnose in Psychotherapie, Psychosomatik und Medizin: Manual für die Praxis.[5]

Hauptautor eines Handbuchs und Leitfadens einer hypnotherapeutisch orientierten Gruppentherapie für Menschen mit einer psychotischen Störung mit dem Titel *Fantasietherapie: Die Realität in der Fantasie wiederfinden*[6].

Autor des Buchs *Biunity (Îkilibirlik)*[7],[8], in dem er das Gedankengut des Sufi-LiebesmystikersIbn 'Arabî (1165–1240) mit dem des Schweizer Psychiaters C. G. Jung (1875–1961) und des ungarischen Quantenmathematikers Johann

---

[3]Schmid GB (2010) Selbstheilung durch Vorstellungskraft. Springer, Wien.

[4]Schmid GB (2009) Tod durch Vorstellungskraft: Das Geheimnis psychogener Todesfälle (2. Aufl.). Springer, Wien.

[5]Schmid GB (2015) Heilung und Tod durch Suggestion. Hypnose in Psychotherapie, Psychosomatik und Medizin: Manual für die Praxis. D. Revenstorf and B. Peter. Heidelberg, Springer Medizin Verlag: 153–166.

[6]Schmid GB, Ito K, Eisenhut R (2015) Fantasietherapie: Die Realität in der Fantasie wiederfinden. Springer, Heidelberg.

[7]Schmid GB (2008) Biunity (Îkilibirlik). Agarta Yayinlari, Ankara.

[8]Schmid GB (1988) The Roles of Knower & Known in the Sufism of Ibn 'Arabî, Analytical Psychology of C.G. Jung, Quantum Theory of John von Neumann: Concepts and Logic with Implications to the Phenomena of Psychogenic Death & Psychotherapy (Diploma Thesis: C.G. Jung-Institut Zürich / Zentral Bibliothek Zürich ed.). C.G. Jung-Institut Zürich, Zürich.

von Neumann (1903–1957) vergleicht und daraus einen neuen Zugang *(Zweieinigkeit)* zur Mind-Body-Problematik entwickelt.

Autor des Buchs *Klick! Warum wir manchmal etwas wissen, das wir eigentlich nicht wissen können*[9], in dem er einer bestimmten Art von scheinbar außersinnlicher Kommunikation mithilfe einer Analogie zur Quantenverschränkungsphänomenen eine solide naturwissenschaftliche Basis gibt.

Zahlreiche wissenschaftliche Publikationen, Vorträge und Workshops im Gebiet Bewusstseinswissenschaft, vor allem zur Rolle der Quantenphysik bei der Entstehung des Bewusstseins, des Lebens und der Willensfreiheit: Körper-Geist-Phänomene als In-vivo-Quantendoppelspalt-Phänomene.

Zahlreiche Gedichte seit 1977 mit Aufführungen auf Kleinkunstbühnen in den USA (1977–1980 in Boulder, Colorado), Deutschland (1980–1985 in Berlin, Karlsruhe, Düsseldorf, Freiburg i. Br.) und der Schweiz (1985–1993 in Zürich).

Gary Bruno Schmid ist Schweizer Bürger. Er lebt mit seiner Familie in Zürich.

---

[9]Schmid GB (2015) Klick! Warum wir manchmal etwas wissen, das wir eigentlich nicht wissen können. Orell-Füssli, Zürich.

1

Einführung in das Thema „Selbstheilung"

Zusammenfassung

Erfahrungsgemäß schon ab der zweiten Schulklasse, also ab ca. 7 Jahren, können und sollten wir lernen, dass jede Heilung eine Selbstheilung ist und die Vorstellungskraft dabei als Heilmittel dient. Die eigenen Selbstheilungskräfte zu bündeln und zu orchestrieren, ist für den Körper, den Geist und die Seele wie das Einstimmen eines Instruments. Vorstellungen zur Selbstheilung aktivieren und stärken unsere angeborenen und seit der Geburt erworbenen Fähigkeiten zur Selbstheilung, stimmen diese aufeinander ab und erhalten sie aufrecht; gleichzeitig fördern sie die Wirkung unserer üblichen medizinischen Behandlung (engl.: TAU = „treatment as usual") und helfen uns, schädliche Wirkungen abzuschwächen.

1.1 Stellen Sie sich vor

Sie sitzen im Kino und schauen einen spannenden Film. Die Szene ist höchst emotional: Sie weinen oder lachen oder haben furchtbare Angst, beißen die Zähne zusammen. Da merken Sie bzw. merkt der versteckte Beobachter in Ihnen, dass ein anderer Zuschauer irgendwo links von Ihnen aufgestanden ist und vorbeigehen will. Sie stehen auf, lassen ihn durch, setzen sich wieder, nehmen Popcorn von Ihrem Partner und schauen weiter. Als der Film endet, kommen Sie langsam, aber sicher zurück in die alltägliche Welt, und Ihr versteckter Beobachter lässt Sie nach dem Störenfried Ausschau halten.

© Springer-Verlag GmbH Deutschland, ein Teil von Springer Nature 2019
G. B. Schmid, *Selbstheilung stärken*, https://doi.org/10.1007/978-3-662-57674-8_1

Je nach Dramaturgie eines Films nimmt er Sie ganz und gar in seinen Bann, und Sie reagieren, als spielten Sie mit. Bei einem Actionfilm könnte es sein, dass Sie bei der Geschichte ins Schwitzen geraten, bei einem Thriller steigt Ihr Puls auf 120 und der Blutdruck schießt in die Höhe, bei einem Horrorfilm schaudern Sie, bei einem Drama weinen Sie, bei einer Komödie lachen Sie, bei einer Liebesgeschichte spüren Sie Schmetterlinge im Bauch. Falls Sie in einem Abenteuerfilm mit dem Abenteurer in die Wüste ziehen, leiden Sie womöglich unter Durst, oder wenn sich der Hauptdarsteller plötzlich unerwartet in den Finger schneidet, könnte es sein, dass auch Sie einen Schmerz im eigenen Finger spüren. Und wir haben alle davon gehört, dass die kurze Einblendung einer Reklame zwischen den Bildern des Films, so kurz, dass Sie diese nicht bewusst wahrnehmen, Ihr Hungergefühl und Ihren Geschmack dermaßen beeinflussen kann, dass Sie nach und nach ein Verlangen, ja eine regelrechte Lust nach dem abgebildeten Produkt entwickeln und es in der Pause kaufen und konsumieren!

Stellen Sie sich nun vor, es gäbe einen Film, der dabei hilft, Ihre Gesundheit zu verbessern und zu stabilisieren; ein Film, der in Ihrem Kopfkino spielt. Ihr Immunsystem wäre dermaßen gefesselt, dass der Film Ihre körperlichen, geistigen und seelischen Zustände gezielt in die Richtungen steuert, die Ihrem Wohl und Ihrer Gesundheit als Ganzes optimal dienen. Wie würde die Dramaturgie von solch einem Film, von solch einer Geschichte – einer Selbstheilungsgeschichte – aussehen? Sicher wäre diese Selbstheilungsgeschichte sehr persönlich und sogar von Lebenssituation zu Lebenssituation verschieden, wenngleich die grundlegenden dramaturgischen Elemente, aus denen diese Geschichte aufgebaut wird, für alle Menschen gleich wären.

Es gibt **sechs dramaturgische Elemente (SDE)**, die sich in der Erfahrungs- und Schulmedizin wissenschaftlich als wirksam für alle Menschen erwiesen haben. Mit diesem Buch werden Sie eine Methode erlernen, wie Sie anhand dieser sechs dramaturgischen Elemente Ihre eigene, höchstpersönlich wirksame Selbstheilungsgeschichte für jede jeweilige Gesundheitssituation spielerisch aufbauen und erleben, ja genießen können. Den Titel solch einer Selbstheilungsgeschichte liefert jeweils eine Metapher, welche die Dramaturgie der Geschichte einfach zusammenfasst. Diese Methode nenne ich die „Sechs-dramaturgische-Elemente-Methode" oder abgekürzt die „**SDE-Methode**". Diese Methode ermöglicht Trancezustände für die körper-geist-orientierte bzw. *erlebnis*orientierte Stärkung und Konditionierung der Immun- und Schmerzabwehr durch Vorstellungskraft (Selbstheilung).

1.2   Jede Heilung ist eine Selbstheilung

Erfahrungsgemäß schon ab der zweiten Schulklasse, also ab ca. 7 Jahren, können und sollten wir lernen, dass jede Heilung eine Selbstheilung ist und dass die Vorstellungskraft dabei als Heilmittel dient. Die eigenen Selbstheilungskräfte zu bündeln und zu orchestrieren, ist für den Körper, den Geist und die Seele wie das Einstimmen eines Instruments. Vorstellungen zur Stärkung der Heilung machen nichts anderes, als unsere angeborenen und seit der Geburt erworbenen Fähigkeiten zur Selbstheilung zu aktivieren, zu stärken und aufeinander abgestimmt aufrechtzuerhalten; gleichzeitg helfen sie uns, schädliche Wirkungen abzuschwächen.

Weder Ärzte, Heiler, Medizinmänner oder Schamanen noch ihre Medizin, ihre Gebete, Kräuter oder Rituale heilen Sie, vielmehr heilt sich jeder selbst bzw. die angeborenen und erlernten Selbstheilungskräfte. Denken wir z. B. an eine Person mit AIDS (engl.: „acquired immune deficiency syndrome" – erworbenes Immundefektsyndrom): Die Gefährlichkeit des HI-Virus und dieser Erkrankung rührt daher, dass die Immunabwehr durch das Virus angegriffen und zerstört wird. Herkömmliche Medikamente helfen daher nach Ausbruch der Krankheit wenig oder gar nicht mehr.

Wenn ich aber eine Lungenentzündung oder eine andere Krankheit bekäme, die durch Erreger wie Bakterien, Viren, Pilze oder giftige Stoffe oder immunologische Vorgänge hervorgerufen würde, hieße das nur, dass mein Immunsystem überfordert wäre und es dringend Hilfe von außen bräuchte. Diese Unterstützungen zur Selbstheilung würde ich selbstverständlich gerne und mit Würde und Dankbarkeit annehmen:

„Ich bin es mir wert, gesund zu sein und gesund zu bleiben und bin stets dankbar für meine Gesundheit!"

Wichtige Eigenschaften der Selbstheilung durch Vorstellungskraft

- Gesundheit, Leben und Tod sind ebenso Angelegenheiten des Geistes wie des Körpers, wenn Vorstellung zur Biologie wird!
- Die eigene Vorstellungskraft hat einen entscheidenden Einfluss auf das körperliche, geistige und seelische Wohl!
- Die körperliche, geistige und seelische Heilung kann suggeriert und psychogen, d. h. „aus der Psyche heraus", bewirkt werden: von einer Drittperson, einer Substanz oder einem Ort und auch genauso gut von einem selbst!
- Selbstheilung hat Geschenkcharakter, erzwingen lässt sie sich nicht. Allenfalls können Samen – Vorstellungen, Suggestionen, Lernprozesse, Verhaltensweisen usw. – gesetzt und gehegt werden, damit die Ernte reicher wird.
- Selbstheilung ist angeboren und erlernbar!

Stärkung versus Schwächung der Abwehrkräfte
Was heißt Selbstheilungskräfte „stärken"? Bedeutet z. B. „Selbstheilungskräfte stärken", wenn sich die Antikörper im Blut vermehren? Vermehrte Antikörper im Blut weisen nämlich meistens auf eine Entzündung hin. Damit ist aber noch nichts darüber gesagt, ob die Entzündung für den Körper hilfreich ist oder nicht und ob sie in absehbarer Zeit erfolgreich bewältigt werden kann.

Aus Sicht des Biologen hält der Körper gewissermaßen eine dynamische Balance zwischen einer hinreichenden und notwendigen Reparatur von Zellschäden (z. B. bei Verletzungen, bei hoher Reaktionsfähigkeit gegen Fremdkörper wie Bakterien und Viren) bei optimaler Energieausbeute:

> Unsere Regenerationsfähigkeit hat viel mit dem Energiehaushalt zu tun. Es kostet viel zu viel Energie, alle Zellen unseres Körpers in einem perfekten Zustand zu halten. […] Und die Regeneration braucht ihre Zeit. Würde dieser Aufwand für alle Zellen betrieben, müsste unser Immunsystem noch aktiver sein, um in der Zwischenzeit – also im Verlauf der Reparatur – Attacken von Bakterien abzuwehren und den Heilungsprozessen die benötigte Zeit zu geben. (Schöler, zit. nach Albrecht 2011a)

Mit der Spezialisierung von Zellen zu Geweben bzw. zu Organen wird die Fähigkeit zur Selbstheilung komplexer (Albrecht 2011b). Beim Einzeller, dem Plattwurm z. B., ist dieses Ziel schon mit der Selbstreparatur einer einzigen Zelle erreicht. Komplexere Organismen müssen ständig die oben erwähnten dynamischen Gleichgewichte aufrechterhalten. Hauptsache, das Individuum überlebt – auch um den Preis der eingeschränkten Selbstheilungs- bzw. Selbstreparaturmöglichkeit des einen oder des anderen Organs. Vom darwinistischen Standpunkt her ist es wichtiger, dass der jüngere, fortpflanzungsfähige Organismus mithilfe seiner Muskelkraft eine Lebensbedrohung überwinden oder ihr entfliehen kann, als dass der ältere, weniger fortpflanzungsfähige Organismus bei der repetitiven Zellreparatur keine krebsartigen Fehler macht. Die Fähigkeit zur Selbstheilung hat sich Hand in Hand mit der biologischen Evolution über die Jahrmillionen entwickelt. Der Organismus kann sich mit der ihm eigenen Vorstellungskraft aktiv und gezielt helfen (Erstling 2012).

Darüber hinaus haben wir es im Spannungsfeld der Gegensätze – Stärkung versus Schwächung der Immunabwehr – mit dem Prinzip der Unordnung zu tun (gemeint ist hier der zweite Hauptsatz der Thermodynamik). Alle physikalischen Systeme – besonders lebendige – brauchen Energie zur Aufrechterhaltung ihrer strukturbildenden Prozesse, damit Ordnung geschaffen wird und diese auch erhalten bleibt. Diese physikalischen Systeme verbrauchen zwangsläufig Energie bei der Verrichtung von Arbeit, der Entwicklung und der Reparatur. Einfacher und etwas salopp ausgedrückt: Es kostet uns viel weniger Anstrengung, ein Zimmer oder unseren Körper sich selbst zu überlassen, als das Zimmer bzw. den Körper zu pflegen, zu reinigen und wieder in Ordnung zu bringen.

Der verhältnismäßig größere Erfolg eines bösen Zauberers im Vergleich zu einem Medizinmann hat genau diesen Hintergrund: Wegen des Prinzips der Unordnung ist es wahrscheinlicher, dass ein System langsam auseinanderfällt bzw. sich Krebs entwickeln kann, als dass es seine Schäden immer wieder spontan repariert und sich selbst ordnet bzw. die Krebserkrankung spontan heilt. Aus einer darwinistischen Perspektive ist somit der gezielte Einsatz psychischer Ressourcen für die eigene Gesundheit – insbesondere gegen eine Krebserkrankung – eine Herausforderung für die Zukunft, da ein solcher Einsatz (vor allem in früheren Jahrhunderten) eine eher untergeordnete Rolle im täglichen Überlebenskampf mit der urwüchsigen Natur gespielt hat.

Müssen wir den negativen Äußerungen unserer Ärzte mehr Bedeutung beimessen als den positiven, sobald wir mit chronischem Schmerz oder einer ernsten Krankheit wie Krebs konfrontiert sind? Warum halten wir eher fest an der Befürchtung, die Dinge könnten sich noch schlimmer entwickeln, als Zeichen einer Besserung zu akzeptieren? Die Antworten hierzu könnten einerseits im physikalischen Entropiegesetz (Prinzip der Unordnung) und andererseits in der darwinistischen Entwicklung des Bewusstseins zu finden sein:

Falsch positive Annahmen generieren einen Überlebensvorteil gegenüber falsch negativen Annahmen: Lieber eine saubere Wasserquelle fälschlicherweise als vergiftet annehmen (= positive Annahme: „Da ist Gift drin!") und nicht davon trinken, als eine vergiftete für sauber zu halten (= negative Annahme: „Da ist *kein* Gift drin!") und nach dem Wassergenuss sterben. Das heißt: Ein gewisser Pessimismus ist von Vorteil.

1.3   Wie aber lernt man „Selbstheilung"?

Anhand der aktuellen medizinischen Fachliteratur habe ich eine Methode zum Aufbau einer persönlichen Selbstheilungsgeschichte entwickelt: die **Sechs-dramaturgische-Elemente-Methode** (Schmid 2010). Die SDE-Methode wird in diesem Buch Schritt für Schritt erklärt, sodass Sie Gesundheit und Krankheit mit einem gewissen energetischen und psychischen Aufwand selbst beeinflussen und kontrollieren können. Eine solche Selbstheilungsgeschichte hilft Ihnen, sich selbst als wichtigste Instanz der Genesung wahrzunehmen.

1.3.1 Erlebte Selbstsuggestion ist mehr als ein inneres Bild oder eine Vorstellung

Die SDE-Methode basiert grundsätzlich auf Bildern, wobei mit dem Begriff „Bild" eine „mit den inneren Sinnen erlebte" Gestalt gemeint ist, die geistig sowohl mit den Augen (visuell) als auch mit den Ohren (auditorisch), mit der Nase (olfaktorisch), mit dem Gaumen und der Zunge (gustatorisch) und mit dem Bewegungs- und Tastsinn (kinästhetisch) wahrgenommen wird. Die mit all unseren Sinnen in der Vorstellung wahrgenommenen Reize (VAKOG: die Bezeichnung VAKOG ist ein Kürzel für die sechs Sinnesqualitäten: visuell, akustisch, kinästhetisch bzw. haptisch, olfaktorisch, gustatorisch) werden quasi von unserem Körper erfahren und gelernt: Wenn ich mit einer erlebten Selbstsuggestion in eine Zitrone hineinbeiße, nehme ich ihren sauren Geschmack wahr und spüre, was eine Zitrone ausmacht. So geht es bei der Selbstheilungsgeschichte darum, sie und ihren Handlungsstrang mit möglichst vielen Sinnesqualitäten zu erleben.

1.3.2 Beispiel für eine erlebte Selbstsuggestion

Folgende „Zitrone-Vorstellung" demonstriert den Unterschied zwischen der Idee bzw. der bloßen Vorstellung einer Zitrone und einer erlebten Selbstsuggestion anhand physiologischer Vorgänge in Ihrem Körper:

„Kannst du dir eine Zitrone vorstellen? [Statt eine Zitrone kann hier ein Stück Schokolade vorgestellt werden.] … Eine ganz saftige Zitrone? … In dicke Scheiben geschnitten? … Und die Scheiben sind halbiert … und liegen auf einem kleinen Unterteller … und die Scheiben sind so saftig … sooo seeehr saaaftig …, dass der Saft aus dem Zitronenfleisch perlt! … Und diese saftigen Tröpfchen des dicklichen, zitronengelben Zitronensafts glänzen im hellen Sonnenlicht des Zimmers … und ich nehme eine von diesen saftigen, von Zitronensafttröpfchen triefenden Scheiben in die Hand! … Und ich führe sie zum Mund … und ich beiße genüsslich in das dickliche, zitronengelbe Zitronenfleisch der Zitronenscheibe! … Und das zitronengelbe Zitronenfleisch der dicklichen Zitronenscheibe kaue ich! … Und ich spüre den frischen Zitronensaft auf meiner Zunge: vorne, hinten, links und rechts, oben und unten

... und ich schlucke ihn! ... Und auf meiner Zunge ... oben und unten und auf beiden Seiten der Zunge vorne und hinten, ... die saftigen Tröpfchen des dicklichen, zitronengelben Zitronensafts, der aus dem Zitronenfleisch trieft, spüre ich! ... Und schmecke ich! ..."

Spüren Sie etwas Säuerliches auf der Zunge oder merken Sie vielleicht einen vermehrten Speichelfluss? Dieses Beispiel zeigt Ihnen den Unterschied zwischen der Idee oder Vorstellung von einer Zitrone und einer erlebten Selbstsuggestion. Und so sollen Sie auch Ihre Gesundheit erleben können!

Bilder für die einzelnen sechs dramaturgischen Elemente zu finden, stellt bei der Entwicklung einer persönlichen Selbstheilungsgeschichte selten ein Problem dar. Schwierigkeiten gibt es eher beim Angleichen und Verändern, bis diese Bilder wie Teile eines Puzzles zusammenpassen und zu einer verständlichen, kohärenten Geschichte führen, die eindeutig Bezug auf Krankheits- und Genesungsaspekte nimmt; zudem muss diese Geschichte für Sie glaubwürdig und für Ihren Arzt überzeugend sein. Die Vorstellungsbilder der Selbstheilungsgeschichte werden solange geübt, bis alle sechs auf diese Art und Weise leibhaftig erlebt werden. Zusätzlich können die dramaturgischen Elemente der Selbstheilung gezeichnet, gemalt, komponiert bzw. choreografiert werden und die Selbstheilungsgeschichte ergänzen (Abschn. 1.4). Diese Geschichten sind so individuell und so unterschiedlich wie die Menschen selbst.

Die SDE-Methode, die Sie mit diesem Buch erlernen können, ist zwar ein Allheilmittel, aber doch kein Zaubermittel: Verschlechtert sich Ihr Zustand während der Selbstheilungsarbeit, sollten Sie zunächst die neue Situation in den Vordergrund rücken, die Sitzungsfrequenz und/ oder -intensität erhöhen und das Setting etwas modifizieren, um es der (unerwünschten) Veränderung anzupassen und ihr zu begegnen. Selbstverständlich sollten Sie auch in diesem Fall Ihre übliche medizinische Behandlung (engl.: TAU = „treatment as usual") zusammen mit Ihrem Arzt nochmals überprüfen. In jedem Fall und – ganz egal – wie negativ sich der Krankheitsverlauf trotz aller gegenteiligen Bemühungen gestaltet: Vorrangig ist, dass Sie sich selbst helfen, die Hoffnung aufrechtzuerhalten.

1.4 Vorstellungskraft als Heilmittel

Medicus curat, natura sanat – der Arzt behandelt, die Natur heilt.

Wie lässt sich das komplexe Netzwerk von Stammzellen, Immunzellen, Wachstumsfaktoren und epigenetischen Markern via Psyche günstig beeinflussen? Wo gibt es eine Schaltstelle zwischen Körper und Geist, auf die Patienten mit ihrer Vorstellungskraft aktiv zugreifen können? Was kann der Mensch selbst tun, um die natürlichen Selbstheilungskräfte zu stärken?

Wie kompliziert, schwierig, ja unvorhersehbar die Selbstheilungskräfte wirken, zeigt die folgende Fallgeschichte der Frührentnerin Margret Schmitt. Zunächst jedoch die Aussage des Onkologen Dirk Arnold, Universitätsklinikum Hamburg-Eppendorf:

Selbst bei weit fortgeschrittenen Tumoren, nach zahlreichen Vorbehandlungen, erleben wir immer wieder Fälle, in denen Patienten plötzlich doch noch gut auf eine Chemotherapie ansprechen und das Tumorwachstum nicht nur stagniert, sondern sich der Tumor entgegen allen Erwartungen ein Stück zurückbildet. (Arnold, zit. nach Heinrich 2011)

So geschehen auch im Fall von Margret Schmitt:

Die Ultraschalluntersuchung dauerte ungewöhnlich lange an diesem Nachmittag des 20. Juli 2003. Dabei war doch alles klar, dachte Margret Schmitt. Die Frührentnerin war 56 Jahre alt und an unheilbarem Krebs erkrankt, ihren 60. Geburtstag würde sie nicht mehr erleben. Das hatten ihr die Ärzte zwei Monate zuvor mitgeteilt. Ein bösartiger Gebärmuttertumor, die Bauchhöhle voller Metastasen − die Diagnose stand fest. Die Gewebeprobe ließ keinen Zweifel zu. Das wusste auch die Ärztin, die mit dem Ultraschallkopf in einem abgedunkelten Raum der Klinik für Tumorbiologie an der Universität Freiburg immer wieder über Schmitts Bauch fuhr und schweigend auf den Bildschirm starrte. Was sie sah, passte nicht ins Bild: Da war nichts mehr. Kein Tumor, keine Metastasen. (Heinrich 2011)

Margret Schmitt erlebte eine Spontanremission (SR), d. h. eine Selbstheilung ihres Gebärmutterkrebses. Dabei wird von einer SR gesprochen, wenn eine Rückbildung relevanter Aktivitätsmerkmale einer malignen Erkrankung entweder ohne jede Therapie eingetreten ist oder unter Maßnahmen, die nach der medizinisch-wissenschaftlichen Erfahrung nicht dazu führen. Im letzteren Fall kann die Abgrenzung einer SR von einem seltenen Behandlungserfolg sehr schwierig oder unmöglich sein. Die psychogen eingeleitete Spontanremission oder -heilung ist wohl der dramatischste Exponent der Selbstheilung.

Schmitt ist religiös, sie betet jeden Tag, nicht erst, seit sie von ihrer Erkrankung erfahren hatte. Sie denkt positiv und ist kämpferisch. „Manchmal stand ich nachts auf und setzte mich an den Esszimmertisch und sagte mir,

nein, das darf nicht sein, das lässt du nicht zu", erzählt sie. Doch welche Rolle
spielt die Psyche im Fall von Krebserkrankungen? Der Autor und Regisseur
Joachim Faulstich hat eine Reihe von Spontanheilungen zusammengetragen,
deutliche Gemeinsamkeiten hat auch er nicht gefunden. Nur dieses eine vage
Indiz: Die meisten Patienten hatten sich bewusst mit dem Krebs auseinander-
gesetzt [...]

Margret Schmitt nimmt weiter Selen und Vitamine: „Jeden Tag, mit ihnen
[diesen Zutaten oder Nahrungsergänzungsmitteln, Anmerk. d. Verf.] wurde
ich schließlich gesund." Alle sechs Monate fährt sie nach Freiburg, um sich
untersuchen zu lassen. Die Ärzte wissen, der Tumor könnte zurückkommen.
Diesmal will man ihn rechtzeitig erkennen. Jedes Mal hat Schmitt Angst.
Vor und nach den Untersuchungen geht sie ins Freiburger Münster. Dann
betet sie auch für ihren Arzt, Clemens Unger [Direktor an der Klinik für
Tumorbiologie an der Universität Freiburg, Anmerk. d. Verf.], der in ihrem
Heimatort Fürth im Odenwald inzwischen fast als Wunderheiler verehrt wird.
Dabei hat er gar nichts Besonderes getan – aber vielleicht war das genau das
Richtige. (Heinrich 2011)

Viele Mediziner ziehen ein „abwartendes Offenlassen" einer Behandlung
vor: nicht sofort eingreifen, sondern dem Körper die Arbeit selbst überlassen (Donner-Banzhoff et al. 2008; Faulstich 2006). Doch ist die
Grenze zwischen einer „selbst limitierenden Erkrankung" und einer
behandlungsbedürftigen pathologischen Entgleisung nie hundertprozentig
klar. Deshalb empfehle ich die Ausübung von Selbstheilungspraktiken
immer in Kombination mit der üblichen medizinischen Behandlung
(TAU; Abschn. 1.3.2). Die übliche medizinische Behandlung wird in der
SDE-Methode als viertes dramaturgisches Element ausdrücklich mitein-
geschlossen (Kap. 4).

Keine Krankheit an sich – auch nicht die schwerwiegendste – und
kein Krankheitsverlauf ist hundertprozentig sicher vor Ihren eigenen
Selbstheilungskräften, auch dann nicht, wenn Sie Hilfe von außen in
Anspruch nehmen, um die Krankheit zu beseitigen. Und diese Hilfe
funktioniert umso besser, je stärker das Bündnis zwischen Ihnen und
Ihrer Behandlung ist: Die Wirkung von jeglicher Medizin, von Gebeten,
von Kräutern oder Ritualen wird durch Ihre innere Ruhe und Ihre
Vorstellungskraft verstärkt.

Ihre angeborenen Selbstheilungskräfte wirken umso stärker, je ruhiger
und entspannter Sie während der Genesung bleiben. Diese Kräfte können Sie noch verstärken, wenn Sie sich gleichzeitig plastisch und mit allen
Sinneswahrnehmungen vorstellen, wie diese Kräfte aussehen und wirken: Das ist der **Selbstheilungsmythos**. Dieser Selbstheilungsmythos

ist eines von insgesamt sechs Elementen einer übergreifenden Selbstheilungsgeschichte im Dienste Ihrer Gesundheit (Kap. 6). Dabei entwickeln Sie körperlich ein feines Gespür für den Heilungsprozess („**Körperanker**"; engl.: „feeling of healing"), das sich bei der Entwicklung und Vorstellung Ihrer persönlichen Selbstheilungsgeschichte automatisch einstellt und Sie begleitet: eine Art physiologische Antwort auf die Selbstheilungsgeschichte (Kap. 7).

Seit mehr als 30 Jahren bin ich damit beschäftigt, die Rätsel, Geheimnisse und Mysterien von Selbstheilung und Tod durch Vorstellungskraft (psychogene Heilung bzw. psychogener Tod) wissenschaftlich zu entziffern (Schmid 1988, 2009, 2010, 2015a, b, 2017). Das evidenzbasierte Resultat ist bescheiden, aber ermutigend in seiner Bescheidenheit: Gesundheit ist kinderleicht!

Man kann mit der Vorstellungskraft viel mehr für die eigene Gesundheit machen, als man denkt, wenn auch weniger, als man möchte. Die erwähnten sechs dramaturgischen Elemente sind einfach zu erlernen und haben sich – jedes für sich und alle gemeinsam – als zuverlässig wirksam für die Selbstheilung erwiesen (Schmid 2010).

Die individuell und situativ entstehende Selbstheilungsgeschichte muss für Sie selbst glaubwürdig und für Ihre Umwelt (wichtige Bezugspersonen, z. B. Hausarzt) überzeugend sein. Die sechs dramaturgischen Elemente werden in den Kap. 2 bis 7 erläutert. Jedes Kapitel ist an die zwei Leser in Ihrer Brust adressiert: Es werden einerseits Fakten für den bewussten, wissbegierigen Erwachsenen in Ihnen dargelegt, andererseits werden für das Unbewusste in Ihnen Vorstellungsreisen für Ihren Erlebnishunger angeboten. In den „Anleitungen" der o. g. Kapitel wird versucht, Ihr Unbewusstes in einer familiären „Du-Ansprache" direkt anzusprechen.

Eine Selbstheilungsgeschichte umfasst sechs dramaturgische Elemente, die jeweils positiv (Placebo) im Gegensatz zu einem entsprechenden negativen, krankmachenden Faktor (Nocebo) stehen. Dabei sind Placebo- und Nocebo-Effekte messbare physiologische und psychologische Effekte, die allein durch unseren Glauben und unsere Überzeugung von der Wirkung einer Handlung, einer Substanz, einer Situation oder eines Umstands ohne nachweisbare wissenschaftliche Ursache ausgelöst werden.

Sechs dramaturgische Elemente (SDE) der Selbstheilungsgeschichte

1. Entspannung statt Stress
2. Gesundheit und „Nestgefühl" bzw. „Nestsituation" statt Krankheit und „Käfiggefühl" bzw. „Käfigsituation"

---

3. Schwachpunkte der Krankheit statt Stärken der Krankheit
4. Bündnis mit der üblichen Behandlung (Placebo-Potenzierung) statt Misstrauen dieser gegenüber
5. Selbstheilungsmythos statt Mythos des Krankwerdens
6. Körperanker (eng.: „feeling of healing") statt hypochondrische Somatisierung

Mit dem „Käfiggefühl" bzw. der „Käfigsituation" sind Stress, Ausweglosigkeit, Hilflosigkeit, Hoffnungslosigkeit, emotionelle Isolation und Resignation gemeint. In Anlehnung an das Verständnis des japanische Amae-Prinzips (Doi 1982; Ito 1994; Ito und Takei 2001; Schmid et al. 2002) möchte ich den gesunden psychologischen Zustand, in dem der Betroffene vom „Käfiggefühl" seiner Krankheit befreit ist und sich in dem ihm wohltuenden „Nestgefühl" wiegt, als einen Zustand der wiedergewonnenen Freiheit in der Geborgenheit bzw. als Amae-Zustand bezeichnen. So lässt sich Gesundheit durch eine „Nestsituation" fördern, die durch Entspannung, Möglichkeit, Tatkraft, Hoffnung, Beziehung und Motivation geprägt ist.

Das Zusammenspiel dieser psychischen Faktoren in der Vorstellung des Individuums führt zu einer umfassenden, seine Umwelt überzeugenden und ihm selbst glaubwürdigen, stringenten Erzählung („compelling narrative"), d. h. zu einer soziopsychobiologisch erlebten Selbst- und Fremdsuggestion, die das Individuum in einen außergewöhnlichen Bewusstseinszustand versetzt und es so nach und nach in die Gesundheit führt.

Psychogener Tod
Beim psychogenen Tod haben wir analog dieselben sechs Elemente, aber mit entgegengesetzten psychologischen Vorzeichen (Schmid 2009): 1. Stress, 2. Tod, 3. Sterbeprozess, 4. übliche magische Handlungen (Nocebo-Potenzierung), 5. Sterbemythos, 6. Körperanker (engl.: „feeling of dying").

„Psychogen" heißt so viel wie „ursprünglich aus der Aktivität der Psyche entstanden". Das Wort ist eine Zusammensetzung aus den griechischen Wörtern Psyche (Seele) und Genese (Geborenwerden). Bildhafter könnte man sagen: Psychogener Tod ist ein „aus der Seele geborener Tod" (Schmid 2009, S. 5) bzw. ein Tod durch Vorstellungskraft.

In der individuellen Arbeit wird das eine oder andere Element Vorrang haben, d. h. die Wichtigkeit (die Intensität der emotionellen Teilnahme und der Zeitaufwand zum Aufbau) jedes einzelnen Elements kann verschieden sein. Die Erarbeitung dieser Elemente kann auch als eine Abfolge innerer Geschichten bezeichnet werden. Der aufmerksame Leser wird diese sechs dramaturgischen Elemente in Haltung und Verhalten der Patientin Margret Schmitt im oben zitierten Beispiel wiederfinden können (siehe auch Schmid 2015a, b).

Die SDE-Methode ermöglicht den Aufbau eines die Gesundheit fördernden (salutogenetischen) **Kohärenzgefühls** nach Antonovsky (1967, 1979) anhand einer individuell, dem Alter entsprechend aufgebauten Selbstheilungsgeschichte (Abb. 1.1): der SDE-Diamant. Die SDE-Methode ist eine erlebnis- und ausdrucksorientierte Form der Gesundheitspflege.

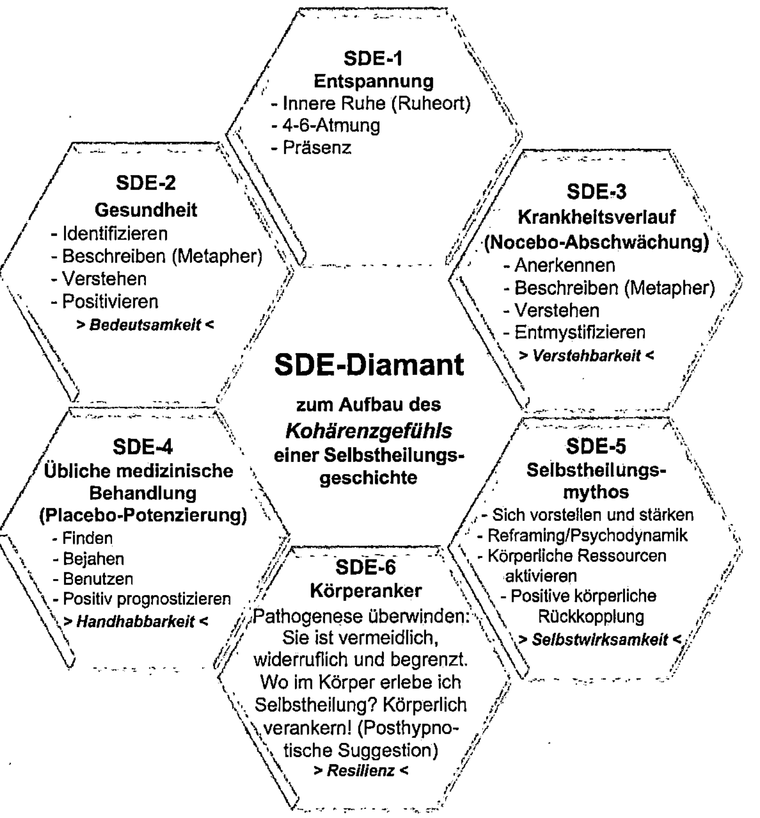

Abb. 1.1 Die sechs dramaturgischen Elemente (SDE) zur Förderung der psychogenen Heilung. Die Begriffe in *kursiver* Schrift sind Fachbegriffe, die ich aus der Gesundheitslehre (Salutogenese) von Aaron Antonovsky (1923–1994; [Antonovsky 1967, 1979]) jeweils dem entsprechenden Element zugeordnet habe. Die Selbstheilungsgeschichte als Ganzes führt den Patienten zu einem Gefühl von Stimmigkeit entsprechend dem Kohärenzgefühl nach Antonovsky. (Adapt. nach [Schmid 2015a, S. 159])

Sie ist somit weniger ziel- und lösungsorientiert. Sie vermittelt eine „vivifizierende" Schulung eines gesunden Geistes, viel mehr als es das Fachwissen über Gesundheitsübungen tun kann oder tut.

Aaron Antonovskys Gesundheitslehre der Salutogenese

Aaron Antonovsky (1923–1994) war ein Vorreiter der Idee von Salutogenese. Wörtlich bedeutet der Begriff: „Gesundheit erzeugen". Im Allgemeinen eher „bei guter Gesundheit bleiben".

Eine salutogenetische Haltung geht von der Annahme aus, dass der lebende Organismus ständig Gefahr läuft, durch den anhaltenden Druck aus seiner Umwelt in ein Ungleichgewicht zu geraten und Schaden davonzutragen bzw. zu erkranken. Unser Körper-Geist-Zustand befindet sich demnach zu jeder Zeit auf einem Kontinuum irgendwo zwischen Gesundheit und Krankheit, wie das Licht von einem Regler stetig zwischen „hell" und „dunkel" gesteuert werden kann.

Salutogenese dient als Ansatz, sich besser dem gesunden Pol des Kontinuums nähern zu können, und „rehabilitiert die Stressoren im menschlichen Leben" (Antonovsky 1979).

„Eine salutogenetische Orientierung, die sich auf die Ursprünge der Gesundheit konzentriert, stellt eine radikal andere Frage [als eine pathologische Orientierung, Anm. des Verf.]: Warum befinden sich Menschen auf der positiven Seite des Gesundheits-Krankheits-Kontinuums oder warum bewegen sie sich auf den positiven Pol zu, unabhängig von ihrer aktuellen Position?" (Antonovsky 1979)

Aaron Antonovsky hat in seiner Lehre den Begriff **Kohärenzgefühl** (engl.: „sense of coherence"), geprägt, der mit dem Begriff **Selbstwirksamkeit** (engl.: „self-efficacy"; Bandura 1977) vergleichbar ist und aus drei zentralen Komponenten besteht:

- **Verstehbarkeit** (engl.: „comprehensability") Bezieht sich auf das Ausmaß, in dem eine Person interne und externe Stimuli als kognitiv verstehbar bzw. sinnhaft wahrnimmt; als geordnete, strukturierte und klare Information (und nicht als chaotisches, unverstehbares Rauschen). Eine Person mit einem hohen Ausmaß an Verstehbarkeit denkt, dass Zukünftiges mehr oder weniger vorhersagbar oder doch mindestens rasch einordenbar/erklärbar sein wird.
- **Handhabbarkeit** (engl.: „manageability") Bezieht sich auf das Ausmaß, in dem man wahrnimmt, dass man gegenüber einem Stressor Ressourcen „zur Hand" hat: eigene und/oder Ressourcen aus dem Umfeld; philosophische, religiöse/spirituelle, gesellschaftliche, kulturelle Ressourcen.
- **Bedeutsamkeit** (engl.: „meaningfulness") Bezieht sich auf wichtige Lebensbereiche, die einem „am Herzen liegen", „Sinn machen", emotional und kognitiv. Ereignisse innerhalb solcher Lebensbereiche werden zu stimulierenden Herausforderungen, wobei Anstrengung und Engagement

sich lohnen, da sie eine hohe motivationale Bedeutsamkeit besitzen. Wichtigen Kernbereichen des Lebens wie den eigenen Gefühlen, nahen Beziehungen, der eigenen Tätigkeit und existenziellen Fragen kommt eine hohe subjektive Bedeutung zu.

Diese Lehre stellt eine ganzheitliche Betrachtungsweise des Individuums dar. Dabei ist die **Resilienz** (engl.: „resilience"), die die psychische und körperliche Widerstandsfähigkeit bezeichnet, die Basis für ein starkes Kohärenzgefühl.

Kohärenzgefühl kann sich entwickeln und wird gefördert, wenn ein Mensch in einer verständnisvollen Umgebung aufwachsen kann: auf die Bedürfnisse wird reagiert und eingegangen, Geborgenheit und Fürsorge werden gewährt, stabile Bezugspersonen sind vorhanden. Ebenso beeinflussen das Finden der eigenen Rolle als Erwachsener und die Übernahme langfristiger Verpflichtungen etc. das Kohärenzgefühl positiv (Antonovsky 1979). Auch die gesellschaftliche und kulturelle Bewertung der eigenen Rolle formt das Kohärenzgefühl. Das Kohärenzgefühl verstärkt sich im Lebensverlauf noch und ist durch psychotherapeutische Interventionen positiv beeinflussbar.

In Abhängigkeit von der Stärke des individuellen Kohärenzgefühls entsteht mehr oder weniger Spannung, je nachdem wie ein Stressor emotional bewertet wird. Das salutogenetische Ziel ist nun die Auflösung dieser Spannung. Eine Person mit einem starken Kohärenzgefühl wählt dafür eine geeignete Copingstrategie aus. (Das Kohärenzgefühl selbst ist kein Copingstil!)

Aus einer salutogenetischen Sicht haben Emotionen eine hohe Bedeutung als eine Antwort auf Stress. Ein starkes Kohärenzgefühl hilft, in der Auseinandersetzung mit einem Stressor rascher wieder von negativen Emotionen wegzukommen.

Narrative haben als Copingstrategie eine große Bedeutung in Antonovskys Gesundheitslehre der Salutogenese. Daher ist m. E. die Entwicklung einer Selbstheilungsgeschichte mithilfe der SDE-Methode mit seiner Gesundheitslehre äußerst kompatibel.

Eine Selbstheilungsgeschichte kann auch plastisch dargestellt werden, z. B. in Form einer Skizze (Abb. 1.2) oder eines Objekts aus Papiermaché, Ton u. a. m.

Abb. 1.2 zeigt ein fantasievolles Schneckenhaus mit sechs Häusern: Jedes Haus stellt eines der sechs dramaturgischen Elemente dar, das für diese Person in der Vorstellung hilfreich gegen ihre Ängste wirkt. Ähnliche künstlerische Darstellungen sind leicht vorstellbar. Hier ist viel künstlerische Freiheit erwünscht! Zum Beispiel sieht man im Bild, dass die Person an der zweiten Stelle (Schneckenhaus) die Krankheit und erst an der dritten Stelle (Schneckenhaus) die Gesundheit dargestellt hat. Wie oben schon erwähnt, können die Elemente auch mit Musik- und Rhythmusinstrumenten oder

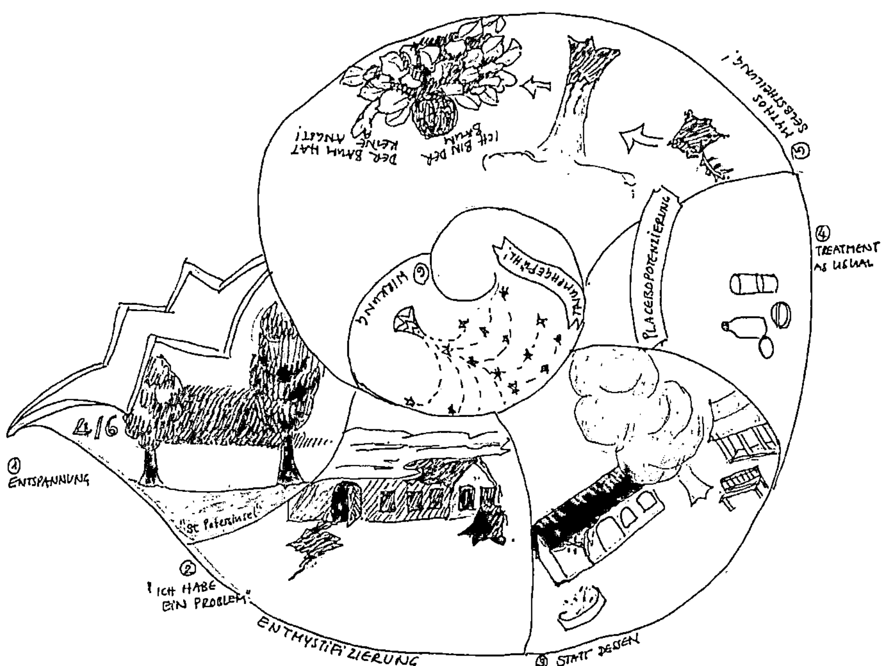

Abb. 1.2 Selbstheilungsschneckenhaus für die Ermutigung (z. B. gegenüber der Angst)

Tanzbewegungen dargestellt werden, um die Selbstheilungsgeschichte als Musik- bzw. Tanzstück zu komponieren bzw. zu choreografieren. Eine Selbstheilungsgeschichte könnte sicher auch in einer Gruppentherapie, z. B. im Psychodrama, bearbeitet und aufgeführt werden.

Sie werden gebeten, sich vor dem Aufbau der einzelnen Bilder 1 bis 6 in eine innere Haltung der Selbstliebe, -akzeptanz, -wertschätzung, -bescheidenheit und Dankbarkeit zu versetzen (Bekräftigung):

„Ich habe mich gern und akzeptiere mich voll und ganz, genauso wie ich bin, auch wenn ich gestresst oder krank bin. Ich darf gesund sein, bin es mir wert, gesund zu sein bzw. gesund zu werden und gesund zu bleiben, und ich gönne mir Gesundheit! (Falls ich für mich keine Wertschätzung aufbringen kann, gelingt es mir vielleicht über den Umweg des Mitgefühls, der Liebe zu einer anderen Person oder zu einem Tier etc.) Ich öffne mich sämtlichen Selbstheilungsmöglichkeiten, die in mir keimen. Ich zeige die notwendige Geduld gegenüber der biologischen Uhr meiner Selbstheilungsprozesse. Ich bin dankbar *für die Gesundheit, die ich habe, und für jede, wenn auch noch so kleine Besserung oder Genesung, die ich noch erreichen darf!"*

1.5   Sanfte Einführung in das Thema „Selbstheilung"

Es folgen ein paar Hinweise, mit deren Hilfe Sie sich die SDE-Methode zum Thema „Selbstheilung" beibringen können. Sie werden hier wie in den „Anleitungen" der Kap. 2 bis 7 in der Du-Form angesprochen. Versuchen Sie, Ihr „inneres Kind", Ihr Unbewusstes wirklich anzusprechen.

Und jetzt gehen wir zur familiär-freundschaftlichen Du-Form über:
Sicher hast du ein persönliches Gefühl für die Selbstheilung.

1.5.1   Vorstellung zum Thema „Selbstheilung"

Stell dir nun vor, du – Körper, Geist und Seele – bist eine Weltkugel … und deine Gesundheit, deine Befindlichkeit ist das Wetter. Die Wetterlage kann an einem Ort heiter sein und an einem anderen Ort stürmisch. Und genauso kann bei dir das meiste bestens sein …

Wenn du dich geistig-seelisch gut und körperlich gesund fühlst, ist das Wetter überall auf dieser deiner Weltkugel – in dir – schön. Und falls es dir geistig-seelisch nicht so gut geht, wenn du traurig, verärgert, verängstigt oder müde bist, wenn du dich vor etwas ekelst oder über etwas grübelst, dann ist auch bei dir im Kopf oder im Hals oder in der Brust oder im Herzen oder im Bauch ein komisches Wetter, vielleicht ist es da etwas trüb, stürmisch, schwül, windig, stinkig oder regnerisch, vielleicht sogar richtig krank. So geht es uns allen manchmal und so ist es auch mit dem Wetter auf unserem Planeten und dem Befinden in deinem Körper …

Auf der Erde läuft das Wetter einfach so ab, d. h. nach komplexen, sich dynamisch selbstorganisierenden Prozessen. Es ändert sich Tag und Nacht und auch von Tag zu Tag, hier mal schön, dort mal schlecht, alles ist vorübergehend. Ähnlich verhält es sich in uns mit den komplexen, sich dynamisch selbst organisierenden Gesundheits- und Krankheitsprozessen.

Die Erde kann das Wetter nicht kontrollieren, und es gibt weder „Wetter-Ärzte" noch eine „Wetter-Medizin", die das Wetter beeinflussen können – schon die Wettervorhersage ist schwierig genug.

Im Vergleich zum Erdwetter gibt es bei uns Menschen und unserer körperlich-seelischen Befindlichkeit doch einen großen Unterschied. Trotz oder vielleicht auch gerade wegen der Komplexität unseres Systems können wir unsere Befindlichkeit mit vielen verschiedenen Faktoren und vor allem auch mit unserer Vorstellungskraft, die wir praktischerweise immer zur Verfügung haben, mehr oder weniger beeinflussen: und zwar in beide

Richtungen, schöneres oder schlechteres Wetter bzw. gesünder (Placebo-Effekt) oder kränker (Nocebo-Effekt). Nach und nach wirst du lernen, wie du deine körperliche, geistige und seelische Wetterlage mithilfe deiner Vorstellungskraft beeinflussen, ja sogar verbessern kannst.

1.5.2 Eine kleine Geschichte

Lass dir die folgende Geschichte von einem dir lieben Menschen vorlesen oder lies sie dir selbst vor, langsam und besinnlich. Du kannst dich auch mit dem Handy aufnehmen und nachher das Ganze in aller Ruhe abspielen und es dir anhören, so oft du möchtest. Während du zuhörst, kannst du dir tagtraumartig mit deiner Fantasie ... mit deiner Vorstellungskraft ... die Situationen bildlich ausmalen ...

„Mach es dir bequem, im Sitzen oder im Liegen ... am besten legst du dich einfach hin, die Arme liegen locker neben dir, die Beine sind ebenso locker ausgestreckt ... und mach dich so schwer wie möglich auf einem Stuhl oder auf einer Matte ... Du kannst die Augen geöffnet lassen ... oder sie schließen ... so, wie es für dich am besten ist ... Und nun gehe tief in dich hinein – tagtraumartig – und spüre, wie es dir gerade jetzt geht, wie die Wetterlage an welchem Ort in dir ist, auch wenn das Wetter gar nicht so schön ist. Ein Bild von dieser deiner gegenwärtigen Wetterlage ... kannst du dir machen, auch von der schlechten Wetterlage ... einfach so, wie sie gerade ist – ein lebhaftes Bild mit allen Sinneswahrnehmungen: Welche Jahreszeit ist es? Welche Tageszeit? Ist dir warm oder kalt? Wo genau im Körper? Wie riecht oder schmeckt es bei dieser Wetterlage? Wie ist deine Geschmacksempfindung? Was siehst du? Was hörst du? Was ist alles in Bewegung? Und du? Was stellst du dir vor, was du jetzt bei dieser ... vielleicht sogar unschönen ... Wetterlage machst? Sitzt du? Läufst du? Liegst du? Fliegst du gar oder schwimmst du irgendwo unter Wasser? Ja, mit der Vorstellungskraft kannst du auch fliegen oder sogar unter Wasser atmen ...

Stell dir nun deine Lieblingsjahreszeit vor ... deine Lieblingstageszeit ... an einem Lieblingsort der Gesundheit und des Wohlseins ... Wie sieht dein Lieblingswetter an dieser deiner Gesundheitsortschaft aus? ... Deine allerliebste Wetterlage ..., die so aussieht wie die Gesundheit ... Ja, ... wenn die Gesundheit eine Wetterlage wäre ... wie würde sie aussehen? ... Wie würdest du sie erleben ... sehen ... hören ... riechen ... schmecken ... Wärme ... Kälte ... Schwere ... Leichtigkeit ... Naturgeräusche ... Düfte ... Bewegungen ...?

Falls das Wetter sowieso schön ist, kannst du es einfach so genießen, aber falls es doch nicht so schön ist, versuche, diese ungemütliche Wetterlage sich positiv verändern zu lassen! Entspann dich noch weiter ...

Stell dir vor, wie schön das Wetter jetzt wieder werden kann ... oder schon wieder geworden ist ... oder die ganze Zeit schon mal war und wie schön es an diesem Ort sein kann! Wie du es dir selbst gönnst, dass das Wetter ganz schön und die Wetterlage ganz friedlich an diesem Ort ist oder wieder wird, und wie dankbar du dafür bist ...

Ja, du darfst gesund sein und gesund bleiben ... du bist es dir wert ... und du freust dich darauf ... dankbar ..., dass es dir so gut geht ... dass es dir so gut gehen wird ... dass du gesund bleiben wirst ... einfach dankbar dafür ... so sehr dankbar ...

Falls du Medikamente für irgendetwas nimmst, stell dir vor, wie diese Medikamente dir helfen, dein Unwohlsein ... deine Schmerzen ... deine Krankheit zu lindern und zu überwinden, wie ein kräftiger Wettergeist, der gekommen ist, deinen Selbstheilungskräften von außen Hilfe zu spenden ... und wie die Wetterlage sich entsprechend bessert ... mithilfe von allem, was du von außen zu dir nimmst oder was du tust ..., dass es dir besser geht ... dass alles besser bleibt ...

Und deine eigenen Selbstheilungskräfte wirken

- *wie ein mächtiger, klärender Wind, der alles Störende wegbläst,*
- *wie eine strahlende, heilende Sonne, die alles Krankmachende wegbrennt,*
- *wie wallende Wogen, die alles Unreine wegspülen,*
- *wie der reiche, tiefe Nährboden, der sämtliche Zauberbäume und Heilpflanzen auf dieser deiner Erde nährt,*
- *wie ein sommerlicher Regen, der die Blumen im Garten deiner Gesundheit bewässert ...*

Spürst du in dir vielleicht die positive, heilende Wirkung dieser deiner Selbstheilungskräfte? ... Als eine Wärme? ... Als einen Heilstrom? ... Als ein Kribbeln? ... Als ein angenehmes Druckgefühl? ... Als ein Leuchten? ... Irgendwo im Körper ... und wenn ja, wo im Körper? Kannst du deine rechte oder deine linke Hand auf diesen Körperteil legen und dich selbst dort sanft kraulen, so wie du eine kleine Katze oder einen Welpen oder ein Baby zum Einschlafen streicheln oder kraulen würdest? ... Oder dich dort sanft klopfen ..., um deine Selbstheilungskräfte ... wachzurufen ... zu aktivieren ... zu stärken ... dort in deinem Körper zu verankern ... Spürst du schon jetzt, dass es dir besser geht? ... Gut! ...

Und jetzt kannst du langsam wieder hier zurück in dieses Zimmer kommen, frisch und putzmunter ... mit Zuversicht, Vertrauen, Mut und Freude alles angehen, was der heutige Tag dir so bringen wird! Die Augen öffnen, dich aufsetzen, aufstehen, alle Viere von dir strecken und gähnen und voller Energie das Nächstliegende tun, noch freudvoller als je zuvor alles anpacken!"

1.5.3 Wie dieses Buch helfen kann

Dieses Buch wird dir viele Erläuterungen und Tipps geben, wie du deine Selbstheilungskräfte mithilfe deiner Vorstellungskraft am besten stärken kannst, sodass du länger gesund bleibst und dich schneller erholen kannst, wenn du doch einmal krank werden solltest, Schmerzen hast oder wenn du geistig-seelisch irgendwann einmal nicht so ganz fit bist. Die Themen werden aus den verschiedensten Perspektiven erläutert und mehrmals andersartig wiederholt, um dir ein optimal aufgebautes, vielschichtiges Gefühl für die Selbstheilung durch Vorstellungskraft zu ermöglichen. Nach jeder „Anleitung" folgt ein Unterkapitel zum wissenschaftlich-medizinischen Hintergrund des jeweiligen Elements. Für weitere wissenschaftlich-medizinische Literatur zu den Themen möchte ich dir meine Lehrbücher *Selbstheilung durch Vorstellungskraft* (Schmid 2010) und *Tod durch Vorstellungskraft* (Schmid 2009) gerne empfehlen.

Literatur

Albrecht H (2011a) „Eine Runde laufen": Der Münsteraner Entwicklungsbiologe Hans Schöler über eigene Verletzungen, die Grenzen der Selbstheilung und seine Beziehung zu Ärzten. Die Zeit, 21. Juli, S 30

Albrecht H (2011b) Heilung, die von innen kommt: Symptome verschwinden einfach, Krankheiten heilen von selbst? Das geschieht häufiger als wir meinen. Warum Mediziner und Patienten mehr auf die unterschätzte Kraft der Regeneration vertrauen sollten. Die Zeit, 21. Juli, S 30

Antonovsky A (1967) Social class, life expectancy and overall mortality. Milbank Mem Fund Q 45(2):31–73

Antonovsky A (1979) The salutogenetic model of health. In: Antonovsky A (Hrsg) Health, stress and coping: new perspectives on mental and physical well-being. Jossey-Bass, San Francisco, S 182–197

Bandura A (1977) Self-efficacy: toward a unifying theory of behavioral change. Psychol Rev 84(2):191–215

Doi T (1982) Amae – Freiheit in Geborgenheit – Zur Struktur japanischer Psyche. Suhrkamp, Frankfurt a. M.

Donner-Banzhoff N, Keller H, Krones T (2008) Shared decision-making in health care. Z Evid Fortbild Qual Gesundhwes 102(7):407–409

Erstling T (2012) Krebs mit inneren Bildern behandeln. Selbst aktiv etwas tun. Parm, Ahlerstadt

Faulstich J (2006) Das heilende Bewusstsein: Wunder und Hoffnung an den Grenzen der Medizin. Droemer Knauer, München

Heinrich C (2011) Wenn das Unmögliche geschieht: Spontanheilungen bei Krebs sind extrem selten. Doch sie existieren – und die Wissenschaft versucht, aus ihnen zu lernen. Die Zeit, 21. Juli, S 30

Ito K (1994) Amae-Psychologie: ein japanischer Beitrag zur Psychoanalyse. Asiatische Studien XLVIII(4):1331–1336

Ito K, Takei A (2001) [AMAE] ha dokomade fuhenteki ka? (How universal is [AMAE]?). Seishinkango (Psychiatrische Pflege) 4(2):54–62

Schmid GB (1988) The roles of knower & known in the sufism of Ibn'Arabî, analytical psychology of C. G. Jung, quantum theory of John von Neumann: concepts and logic with implications to the phenomena of psychogenic death & psychotherapy. Diplomarbeit. C. G. Jung-Institut Zürich & Zentral Bibliothek Zürich

Schmid GB (2009) Tod durch Vorstellungskraft: das Geheimnis psychogener Todesfälle, 2. Aufl. Springer, Wien

Schmid GB (2010) Selbstheilung durch Vorstellungskraft. Springer, Wien

Schmid GB (2015a) Heilung und Tod durch Suggestion. In: Revenstorf D, Burkhard P (Hrsg) Hypnose in Psychotherapie, Psychosomatik und Medizin: Manual für die Praxis (3. Aufl). Springer, Heidelberg, S 153–166

Schmid GB (2015b) Und der Medizinmann sprach: „Du musst sterben … !", also musst du? Wirkung der Vorstellungskraft auf Heilung, Krankheit und Tod. In: Muffler E (Hrsg) Kommunikation in der Psychoonkologie. Der hypnosystemische Ansatz. Carl-Auer, Heidelberg, S 179–217

Schmid GB (2017) Stärkung der Selbstheilung. In: Brähler E, Eichenberg C, Hoefert H-W (Hrsg) Selbstbehandlung und Selbstmedikation – medizinische und psychologische Aspekte. Hogrefe, Göttingen, S 189–202

Schmid GB, Eisenhut R, Rausch A et al (2002) Phantasy therapy in psychiatry: rediscovering reality in phantasy. A special treatment for in- and outpatients in general psychiatry. Forsch Komplementarmed Klass Naturheilkd 9(5):283–291

2

SDE-1: Präsenz, Entspannung an einem Wohlfühl- und Kraftort und die 4-6-Atemtechnik

Zusammenfassung

In diesem Kapitel geht es um die „Präsenz" und „4-6-Atmung" sowie um Entspannung in der Vorstellung eines „Wohlfühl- und Kraftorts". Um **Präsenz** herzustellen, schauen Sie in der Umgebung etwas an, was Ihnen besonders gefällt, und versuchen, die positiven Eigenschaften des Objekts in sich selbst zu finden. Dabei sind Sie neugierig auf die weitere Entwicklung Ihrer Vorstellungswelt. Bei der **4-6-Atmung** zählen Sie langsam in Tausenderschritten von ein- bis viertausend bei der Einatmung und dann ohne nennenswerte Pause langsam in Tausenderschritten von ein- bis sechstausend bei der Ausatmung („Magic-Finger-Trick") und machen Sie sich dabei so schwer wie möglich. Auf diese einfache Art und Weise werden Sie mit Sicherheit innerhalb von 3–6 min eine wohltuende **Entspannungsreaktion** im ganzen Körper auslösen. Stellen Sie sich tagtraumartig einen wunderbaren Wohlfühl- und Kraftort in allen Ihren Sinneskanälen vor: Was schauen Sie dort mit dem geistigen Auge am liebsten an? Was hören Sie dort? Ist es dort eher warm oder kühl? …

Grundlage

Entspannung fördert die Selbstheilung. Stress, Verspannungen und negative Stimmungen schwächen und verzögern den Selbstheilungsprozess. Ein achtsamer Umgang mit sich selbst ist ein wirksamer Therapieansatz.

Kontrapunkt

Lang andauernder Stress macht krank.

Ziele

- Präsenz lernen!
- Ruhe und Gelassenheit an einem Wohlfühl- und Kraftort erlangen!
- 4-6-Atemtechnik lernen!
- Entspannungsreaktion und Stressreduktion fördern!
- Selbstheilungsprozesse optimieren!

2.1 Basisvorstellungen

Zu dem ersten dramaturgischen Element der Sechs-dramaturgische-Elemente-Methode (SDE-Methode) gehören folgende Basisvorstellungen:

- *„Ich stelle mir einen Wohlfühl- und Kraftort mit allen Sinnesqualitäten vor!"*
- *„Ich erlebe mich an diesem meinem Wohlfühl- und Kraftort. "*
- *„Es gefällt mir, dort zu sein, ich erlebe die einzelnen Sinnesqualitäten des Ortes in mir und bin neugierig, wie sich die Entspannung bis in jede einzelne Zelle meines Körpers ausbreitet! Dort gelingt es mir, die eine oder die andere Tätigkeit selbstsicher zu tun!"*

2.1.1 Was ist „Präsenz"?

Schauen Sie sich dort, wo Sie gerade sind, aufmerksam um:

- Was gefällt Ihnen von dem, was Sie da um sich herum sehen? Was finden Sie wohltuend und sympathisch an dem, was Sie gerade betrachten? Die Farbe? Die Form? Welche angenehmen Ideen oder Erinnerungen ruft das Objekt bei Ihnen hervor?
- Verknüpfen Sie diese guten Eigenschaften mit sich selbst: diese schöne Farbe, diese wohltuende Form, diese angenehmen Ideen oder Erinnerungen.
- Vielleicht spüren Sie, wie allmählich eine erwartungsvolle Aufmerksamkeit und Neugier auf die innere und/oder äußere Welt in Ihnen entstehen, eine Sie seelisch aufbauende und körperlich vitalisierend wirkende Entspannung.

Das ist Präsenz – eine Kombination aus Sympathie, Empathie und Neugier –, dieselbe Geisteshaltung, in der Sie einen Lieblingsfilm anschauen. Präsenz ist eng verwandt mit den Praktiken „Achtsamkeit" und „Flow" (Schmid 2010, S. 86, 161–162). Sie fördert die Selbstbeziehung, *zentriert* im Körper und führt ins Hier und Jetzt.

2.1.2 Was ist ein „Wohlfühl- und Kraftort"?

Zu einem Wohlfühl- und Kraftort passende Gedanken sind:

- *„Ich fühle mich wohl und kraftvoll!"*
- *„Ich erlebe mich an meinem Wohlfühl- und Kraftort, betrachte etwas Wohltuendes, Energiespendendes und verinnerliche die zugehörigen Sinnesqualitäten!"*

In der Traumatherapie wurde Ende der 1990er-Jahre das **Konzept des Safeplace** – des sicheren Ortes – entwickelt. Für mein Konzept der Selbstheilung habe ich diesen Ort der Entspannung und Sicherheit um die Komponenten des Sichwohlfühlens und der Kräftigung ergänzt, um Menschen besser Mut zuzusprechen und ihre innere Stärke zu betonen.

Die meisten Menschen kennen einen Lieblingsort der Ruhe, der Zuversicht, des Vertrauens und des Mutes, einen Ort der Freiheit in der Geborgenheit. Das kann ein konkreter Ort in der Nähe sein, wie z. B. der eigene Garten oder ein Park oder eine Waldlichtung in der Umgebung. Es kann aber auch ein Ort sein, den man aus den Ferien kennt. Der eigene, persönliche Wohlfühl- und Kraftort ist zugleich ein Ort der Energie und der Gesundheit. Vielleicht ist er für Sie ein Ort in der Erinnerung, z. B. auf dem Schoß der Großmutter, damals im Sommer, als Sie als Kind zusammen mit ihr und ihrer Katze zu dritt auf dem Sitzplatz saßen und die Großmutter euch – Ihnen und der Katze – ein herziges Kinderlied leise vorsang. Der Wohlfühl- und Kraftort kann auch der Fantasie entspringen, aus Bildern eines Reiseprospekts, aus Bildern, die Sie sich beim Lesen eines Buches vorstellen, oder es können auch Bilder aus einem Lieblingsfilm sein.

Sie sind der Gärtner der Seelenlandschaft Ihres Wohlfühl- und Kraftorts. Jedes Kraut, jedes Gewächs wird gleich wohlwollend angestrahlt voller Vertrauen, dass sich da etwas Wertvolles entfaltet, kraftvoll entwickelt, und Sie sind dankbar dafür. Der Wohlfühlort ist ein warmherziger Spiegel, in dem alles von Wohlwollen und Respekt gespiegelt wird.

Falls Sie keine Vorstellung von einem Wohlfühl- und Kraftort haben, lässt sich vielleicht mithilfe Ihrer Liebe zu einer anderen Person, zu einem Tier etc. ein Wohlfühl- und Kraftort finden, d. h. ein Platz, den diese Ihnen liebe Person oder dieses Tier gern hat oder an dem Sie gern mit diesem Wesen wären. Eine andere Möglichkeit wäre es, über die Erinnerung an eine selbstsichere und gelungene Ausübung einer Tätigkeit zu gesunden Zeiten einen wohltuenden Ort (Wohlfühlort oder „Oase") zu finden.

Falls „absolut gar nichts" da ist, das in der Vorstellung so etwas wie einem Ruheort entspricht, heißen Sie das Nichts willkommen: *„Willkommen NICHTS, ich nehme dich wahr und du — die mir wohltuende Leere, die Ruhe — bist mein Wohlfühlort."*

Am Wohlfühl- und Kraftort reden Sie sich nicht nur gut zu — Sie *sind* gut zu sich!

2.1.3 Was ist „Entspannung"?

Entspannung ist das Gegenteil von Anspannung und Stress; und die Entspannungsreaktion ist das physiologische Gegenteil zur Stressreaktion (Notfall- oder Bereitschaftsreaktion, engl.: „emergency" oder „readiness reaction"; Benson et al. 1974; Benson 1982, 1997; Stefano et al. 2003).

Diese Bereitschaftsreaktion war für das Überleben des prähistorischen Menschen vor 10.000 Jahren extrem wichtig, um uns Menschen gegen Unfälle und Angriffe von Raubtieren und anderen Menschen zu schützen. Sie ist auch beim Jagen sehr hilfreich. Seit aber gut 5000 Jahren — seit dem Beginn der Zivilisation — dient dem Überleben und der kulturellen Weiterentwicklung des Menschengeschlechts eher die Entspannung als das immerwährende Auf-dem-Sprung-Sein. Trotzdem sind wir Menschen psychobiologisch gesehen immer noch wie unsere Jäger-und-Sammler-Vorfahren vor 10.000 Jahren: immer für den Notfall bereit. Wenn wir eine Generation als Zeitraum von 25 Jahren definieren, entsprechen 10.000 Jahre nur 400 Generationen: Paaren wir zwei Katzen und schauen wir 400 Generationen später, wie die Nachkommen aussehen und sich verhalten, werden wir immer noch Katzen sehen!

In unserer modernen Welt ist heutzutage für die Weiterentwicklung unserer Spezies die Entspannungsreaktion grundlegend, um uns ein möglichst gesundes Älterwerden zu ermöglichen. Die Stressreaktion ist hingegen viel weniger wichtig, es sei denn, wir sind bei Kriegshandlungen, Terroranschlägen oder Naturkatastrophen in Lebensgefahr.

2.2   Die 4-6-Atemtechnik und der Entspannungseffekt

Für den Aufbau des ersten dramaturgischen Elements – die Entspannung an einem Wohlfühl- und Kraftort – ist die „4-6-Atemtechnik" sehr nützlich. Die 4-6-Atemtechnik führt erwiesenermaßen zu einer Entspannungsreaktion und fördert die Selbstheilung wirksam (Schmid 2010, S. 58–60, 2011, 2016). Mit dieser Technik können Sie zu jeder Zeit im Alltag gut entspannen.

2.2.1   Die Geschichte der „4-6-Atmung"

Die 4-6-Atemtechnik ist eine einfache psychophysiologische Methode der rhythmischen, langsamen und vertieften Atmung (engl.: „paced deep slow breathing [pDSB]"). pDSB bewirkt positive Veränderungen im Körper, wie z. B. eine gute Übereinstimmung von Atmung, Blutdruck und Herzschlag, die seit mindestens 1974 in der medizinischen Fachliteratur unter der Bezeichnung „Entspannungsreaktion" (engl.: „relaxation response [RR]") zusammengefasst werden (Beary und Benson 1974). Für eine erholsame Entspannung steht die Ausatmung im Zentrum. Sie wird etwas verlängert ausgeführt, gefolgt von einer kleinen, kaum wahrnehmbaren Übergangspause. Die anschließende Einatmung geschieht ganz von alleine: etwas langsamer als üblich. Schon diese zählbar langsamere Ausatmung gibt zudem die Gewissheit, dass sie aufhört und die nächste Einatmung sicher kommt. Zu erwähnen ist in diesem Zusammenhang, dass das Gefühl, nicht genug Luft zu bekommen, mit großer Angst bzw. Panik einhergeht und dazu führt, dass fortwährend eingeatmet wird. Diese Hyperventilation – vermehrte Atmung – führt zur Übersäuerung im Körper, weiterer Angst, Lähmungen und manchmal sogar bis zur Ohnmacht (vgl. auch die Atemtechnik der holotropischen Atmung [engl.: „holotropic breathing"]!; Grof und Grof 2010).

Das langsame Einatmen führt dem Körper zusätzliche Energie zu; das noch längere Ausatmen fördert die Entsäuerung des Körpers.

Die Anwendung der 4-6-Atemtechnik umfasst also die bereits anerkannten gesundheitlichen Vorteile der pDSB bzw. der RR. Zur Stärkung der Selbstheilungskräfte kann daher schon allein die Anwendung der 4-6-Atemtechnik als förderlich angesehen werden.

Zwei Grundideen haben mich motiviert, den Vorteil langsamer und vertiefter Atmung zu verbessern:

- Beim Singen, das als eine entspannende Tätigkeit erlebt wird, atmen wir üblicherweise im Ein-/Ausatmungsverhältnis von ca. 4:6 sec. Somit dauert ein Atemzug 10 sec; angewandt auf eine entspannende Atemübung heißt das: Es wird langsamer als üblich ein- und noch langsamer ausgeatmet – 4 sec lang einatmen und 6 sec lang ausatmen. Wenn ein Atemzug 10 sec dauert, sind das 6 Atemzüge pro Minute; das führt zu einer knapp 2-mal langsameren Atmung als die üblich angenommene Ruheatmung mit ca. 10–12 Atemzügen pro Minute.
- Nützlich für eine gelungene Entspannung ist die Vorstellung, sich bei der Ausatmung schwer zu machen, wobei die Skelettmuskulatur sich automatisch entspannt und der Körper leicht in sich kollabiert. Hilfreiche Vorstellungen können z. B. sein:

  - dass die umgebende Wärme langsam, aber sicher in einen hineinfließt wie Wasser in einen Schwamm,
  - dass nur der Klang der eigenen Atmung von Belang ist.

Die Kombination dieser Punkte führt zu einer verfeinerten 4-6-Atemtechnik (Schmid 2010, S. 58–60, 2011, 2016):

„Atmen Sie etwas tiefer, langsamer und länger als üblich ein – nämlich ca. 4 sec – und ohne explizite Pause noch etwas langsamer und länger – nämlich ca. 6 sec – wieder aus. Bei der Einatmung fixieren Sie etwas Beliebiges in der Nähe mit den Augen und bei der Ausatmung machen Sie sich ‚schwer‘, fixieren Sie etwas Beliebiges in der Ferne mit den Augen und stellen Sie sich vor, dass die umgebende Wärme, z. B. von der Kleidung, der Sitzfläche und der Rückenlehne, langsam, aber sicher wie Wasser in einen Schwamm in Sie hineinfließt, während nur der Klang der eigenen Atmung von Belang ist. Falls Sie möchten, können Sie irgendwann die Augen zumachen.“

Bei geschlossenen Augen kann man die Blickübung weiterführen, falls man möchte: Bei der Einatmung entsteht eine extreme Naheinstellung durch Fixierung der Nasenspitze oder der Augenlider von hinten; bei der Ausatmung eine Ferneinstellung durch die Vorstellung: „Ich schaue durch die geschlossenen Augenlider in die Ferne.“

Wichtig ist, dass bei der 4-6-Atmung eine Einheit ca. 1 sec entspricht (4 sec lang einatmen und 6 sec lang ausatmen). Man darf nicht vom Verhältnis 1/3 Einatmungszeit zu 2/3 Ausatmungszeit angewendet auf jede beliebige Zeitspanne ausgehen. Beim gesunden Menschen stehen Ein- und

Ausatmung bereits in einem Verhältnis von 1:1,5 bis 1:2. Der gesunde Erwachsene atmet mit ca. 10–12 Atemzügen pro Minute. Das liegt an der Physiologie der Atmung/Atemmechanik.

4-6-Atmung bedeutet somit 10 sec pro Atemzug, d. h. 6 Atemzüge/min, was wiederum den Parasympathikus stimuliert und somit den gewünschten Effekt der Puls- und Blutdrucksenkung sowie des subjektiven Gefühls der Beruhigung erreicht. Alles andere (mehr Frequenzen/min) erzielt diese Wirkung nicht.

Exkurs in die Lungenphysiologie

- **Inspiration** (Einatmen) ist ein ziemlich passiver Vorgang; durch das Tiefertreten des Zwerchfells im Brustkorb fällt der Druck in der Lunge unter den Atmosphärendruck. Dadurch strömt die Luft passiv durch die Atemwege in die Lunge bis Druckausgleich erreicht ist. Mit Erreichen des Druckausgleichs sind die Lungen gefüllt.
- **Expiration** (Ausatmen) ist ein aktiver Vorgang; die Luft muss aus der Lunge bzw. aus dem Brustkorb herausgepresst werden. Durch das Pressen wird Druck auf die Atemwege/Lunge ausgeübt, der den Atmosphärendruck übersteigt. Sonst könnte man nicht ausatmen. Die Atemmuskulatur – allen voran das Zwerchfell – leistet diese Arbeit.

Durch den erzeugten intrathorakalen Druck neigen die kleinen Atemwege dazu zu kollabieren. Dadurch kann die Luft nicht entweichen. Deshalb braucht die Ausatmung etwas mehr Zeit: Der erforderte Druck ist dann nicht so groß, die Atemwege müssen nicht kollabieren und die Luft kann ausströmen. Dies, weil der Fluss gleichmäßig (=laminar) bleibt und nicht turbulent – und demzufolge ineffizient – wird. Wenn man zu wenig Zeit zum Ausatmen hat, kommt es zum „airtrapping" in den kleinen Atemwegen. (Das ist übrigens das Problem jedes Asthmatikers/COPD-Patienten, dass er die Luft aus der Lunge nicht „rauskriegt". Er braucht länger [mehr Zeit] als Gesunde zum Ausatmen, also im Verhältnis 1:2,5 bis 3 bzw. 4 oder noch länger, um die Luft loszuwerden; dafür wendet er oft die Lippenbremse an, damit die Luft noch langsamer entweicht.)

Tipps zur erfolgreichen Umsetzung der 4-6-Atmung

Das Rezept der 4-6-Atmung ist ein einfaches, unkompliziertes Mittel, das mit etwas Übung jederzeit wirksam angewendet werden kann.

Um den 4-6-Rhythmus gut in den Griff zu bekommen, muss man nicht auf einen Sekundenzeiger schauen. Es reicht z. B., sich daran zu erinnern, wie man als Kind beim Versteckspiel mit geschlossenen Augen im Kopf zählte: *„Ein-tau-send! … Zwei-tau-send! … Drei-tau-send! … Vier-tau-send!"* beim Einatmen zählen und dann ohne nennenswerte Pause (man denke an die Pause, die ein senkrecht in die Luft geworfener Stein an der obersten Stelle seines Laufwegs macht, wenn er sich umdreht und wieder Richtung Erdboden fällt): *„Ein-tau-send! … Zwei-tau-send! … Drei-tau-send! … Vier-tau-send! … Fünf-tau-send! … Sechs-tau-send!"* beim Ausatmen zählen. Lautlos über Nase/Mund – Brust – Bauch kommt die Luft hinein und geht den umgekehrten Weg wieder über Bauch – Brust – Nase/Mund hinaus. Währenddem können Sie sich etwas Beruhigendes vorstellen, z. B. eine langsam am Strand hereinrollende Meereswelle, die sich noch langsamer und leise zischend in Richtung Meer zurückzieht, um neue Kraft am tiefsten Meeresgrund zu sammeln und dann mit Zuversicht, Vertrauen und Mut wieder zurück in Richtung Land rollt usw.

Dieser Lernprozess ist vergleichbar mit dem Erlernen eines Musikinstruments oder des Fahrradfahrens oder des Jonglierens. Irgendwann kriegen Sie das Gefühl, das Gespür dafür, wie es geht! Mit ein bisschen Übung werden Sie mit der Zeit schon nach nur einem einzigen 4-6-Atemzug ein wohltuendes Gefühl der Ruhe in sich spüren können. Nach einiger Übung hört man mit dem „inneren Ohr", wie die vorgestellten Meereswellen langsam auf einen schönen Strand rollen, dann allmählich wieder umkehren und noch länger in der Weite des Ozeans wieder verschwinden.

Man kann alternativ:

- durch den Mund („1 bis 4") einatmen und durch die Nase („1 bis 6") ausatmen, evtl. nur durch ein Nasenloch während das andere Nasenloch mit einem Finger zugehalten wird (Yoga-Technik);
- durch die Nase oder den Mund („1 bis 4") einatmen und bei der („1 bis 6") Ausatmung mit den Lippen ein Röhrchen (eine „Kanone") machen und durch dieses Röhrchen wieder ausatmen („Lippenbremse"), so als ob man eine Kerzenflamme zum Flackern bringen möchte – ohne sie auszublasen;
- durch die Nase oder den Mund („1 bis 4") einatmen und bei der („1 bis 6") Ausatmung die Zahlenreihe von eins bis sechs laut singen: „Eins! Zwei! Drei! Vier! Fünf! Sechs!";
- durch die Nase oder den Mund („1 bis 4") einatmen und bei der („1 bis 6") Ausatmung die Ziffer „1", „2", „3", „4", „5" und „6" vor seinem geistigen Auge sehen.

Andere Möglichkeiten – z. B. durch die Nase ein- und ausatmen oder beide Male durch den Mund ein- und ausatmen – sind auch willkommen! Versuchen Sie es einfach und machen Sie das, was für Sie am besten passt!

Diese Atemübung kann im Liegen, Sitzen, Stehen oder Gehen – 4 Schritte einatmen und 6 Schritte ausatmen – durchgeführt werden. Wenn Sie die 4-6-Atmung im Gehen machen, dann passen Sie das Schritttempo dem 4-6-Atemtempo an und nicht umgekehrt, bei der Ausatmung den Boden fest unter den Füßen spüren und sozusagen „durch die Fußsohlen in den Boden hinausatmen".

Um zu bestimmen, inwiefern Sie sich mithilfe der 4-6-Atemtechnik entspannt haben, können Sie folgenden einfachen Test durchführen:

1. Normal einatmen (einmal)!
2. Möglichst fest und lang ausatmen (einmal)!
3. Möglichst fest und tief einatmen (einmal)!
4. Normal ausatmen (einmal)!
5. Normal einatmen (einmal)!
6. Den Atem solange anhalten, bis eine merkliche Atemnot entsteht und die Zeit dabei notieren!

Es folgt eine 3-minütige Sequenz der Atmung im 4-6-Rhythmus und anschließend wird dieser oben beschriebene Test nochmals durchgeführt. Merken Sie den Unterschied? Nach der 4-6-Atmungssequenz kann man in der Regel den Atem viel länger anhalten als vor der 4-6-Atmung. Das heißt, es dauert länger, bis eine merkliche Atemnot entsteht (s. o.).

Bei der 4-6-Atemtechnik handelt es sich um eine Atemübung, die bewusst ausgeführt wird. Damit sie in schwierigen Alltagssituationen rasch zur Anwendung kommen kann, ist es notwendig, sie möglichst gut zu beherrschen. Deshalb sollte die 4-6-Atemtechnik zunächst tagsüber 3-mal täglich jeweils 3 min lang regelmäßig zur selben Verhaltenszeit praktiziert werden: „Practice makes perfect!" Mit dem Begriff „Verhaltenszeit" meine ich nicht die objektive Uhrzeit, sondern Zeiten wie z. B.:

• sofort nach dem Aufwachen im Bett oder vor/nach dem Frühstück,
• vor oder nach dem Mittagessen,
• am Abend bevor Sie ins Bett gehen oder sofort danach.

Im nächsten Schritt bauen Sie die 4-6-Atemtechnik in Ihren Alltag im Sinne einer **Me-Time** (=„Zeit-für-mich") ein, z. B. beim Warten an der Bus-, Straßenbahn- oder Zughaltestelle oder in der Warteschleife am Telefon, der

Warteschlange bei der Post oder im Supermarkt usw., in sich anbahnenden Stresssituationen, z. B. beim Arzt oder Zahnarzt oder vor einem speziellen Mitarbeitergespräch. Die 4-6-Atemtechnik ist ebenso hilfreich bei einer Meditation, z. B. der Vagus-Meditation (Schnack 2016), und bei der Induktion einer Selbsthypnose.

Zur Entspannung beim Aufbau der weiteren SDE-Bilder 2 bis 6 (Kap. 3 bis 7) wird Ihnen die 4-6-Atemtechnik jeweils als erster Baustein empfohlen (Schmid 2011).

2.2.2 Die 4-6-Atemtechnik und Pranāyāma

Pranāyāma – so heißt die kontrollierte Atmung beim Yoga – soll metaphysische „Energieblockaden" beseitigen, dabei den freien Fluss der sog. Lebenskraft erweitern und Körper und Geist stärken (Nivethitha et al. 2016; Telles und Singh 2013). In der westlichen Fachliteratur wird die meditative Anwendung von Pranāyāma unter der Bezeichnung „mindfulness-based stress reduction (MBSR)" zusammengefasst. Dabei gibt es die einseitige Nasenlochatmung (engl.: „unilateral nostril breathing") und die wechselnde Nasenlochatmung (engl.: „alternate nostril breathing"). Angst und Stress werden durch das Praktizieren von Pranāyāma nachweislich reduziert und die Stimmung, insbesondere Mut, gehoben (Lauche et al. 2013; Cramer et al. 2012a, b). Verschiedene Arten von Prānāyāmas zeigen verschiedene physiologische Reaktionen: Die Praxis von *Sāvitrī Prānāyāma* (langsame, rhythmische und tiefe Atmung) reduziert die Herzfrequenz (Heart Rate [HR]), die Arbeitsbelastung bzw. den Sauerstoffbedarf des Herzens (engl.: „rate pressure product" [RPP]) und das sog. Doppelprodukt (DoP, systolischer Blutdruck mal die Pulsfreuquenz), während *Bhastrikā Prānāyāma* (balgartige schnelle und tiefe Atmung) diese Faktoren erhöht (Madanmohan et al. 2005).

Beim Sūrya-nāḍi- bzw. *Piḍgalā-svara-Atmen* atmet man nur durch das rechte Nasenloch ein und aus, beim *Candra-nāḍi- bzw. Iḍā-svara*-Atmen nur durch das linke. Es wird behauptet, dass die linke Gehirnhälfte – und somit auch der Sympathikus – durch die Stimulation des rechten Nasenlochs aktiviert wird. Die rechte Gehirnhälfte – und somit der Parasympathikus – werde hingegen durch die Stimulation des linken Nasenlochs aktiviert (Bhavanani et al. 2014). Das abwechselnde Atmen *Nāḍi śodhana Pranāyāma* soll einen ausgleichenden Effekt auf die rechte und die linke Gehirnhälfte haben und somit die Aktivierung des Sympathikus und die des Parasympathikus ausgleichen. Dieser Technik bediente sich 2017 die US-Präsidentschaftskandidatin Hillary Clinton, um über ihre Niederlage hinwegzukommen (Witte 2017).

Bei Wikipedia liest man: „Der Sympathikus hat im Rahmen dieser Gesamtsteuerung meist eine ergotrope Wirkung, das heißt, er erhöht die nach außen gerichtete Aktionsfähigkeit bei tatsächlicher oder gefühlter Belastung („Fight-or-flight')". Und: „Der Parasympathikus wird auch als ‚Ruhenerv' oder ‚Erholungsnerv' bezeichnet, da er dem Stoffwechsel, der Erholung und dem Aufbau körpereigener Reserven dient (trophotrope Wirkung)." Da ich keine medizinische Studie kenne, die zeigt, dass bei Linkshändern eine erhöhte Stimulation des Parasympathikus und bei Rechtshändern eine erhöhte Stimulation des Sympathikus vorliegt, ist mir unklar, wie eine solche Asymmetrie bei der einfachen einseitigen Nasenlochatmung bewirkt werden kann.

Randomisierte kontrollierte Studien (RCTs), die 52 verschiedene Yoga-Stile einschließlich Hatha Yoga, Lyengar Yoga und Pranāyāma untersuchten, kamen zu dem Schluss, dass sich diese nicht in ihrer Wirksamkeit unterscheiden (Cramer et al. 2016). Angesichts der Tatsache, dass die meisten dieser Untersuchungen zu positiven Ergebnissen führten, kann die Wahl eines individuellen Yoga-Stils auf persönlichen Vorlieben und Verfügbarkeit basieren.

Ich vermute, dass die Wirksamkeit dieser verschiedenen Yoga-Atemtechniken letztendlich in der 4-6-Atmung liegt, die bei dem einen Yoga-Stil mehr, bei einem anderen weniger gut beachtet wird. Bezüglich Gesundheit lässt sich die Anwendung der 4-6-Atemtechnik auf jeden Fall als zeit-, geld- und energiesparende Alternative zu Meditations-, Yoga- und Mindfulness-Techniken empfehlen.

2.3   1. Anleitung: Entspannung

Dies ist die erste von insgesamt 6 Anleitungen, mit deren Hilfe Sie sich selbst samt Ihrem „inneren Kind" das Thema „Selbstheilung" kinderleicht beibringen können.

Inzwischen haben Sie schon eine Sache gut gelernt: sich eine wunderschöne Vorstellung zum Thema „Selbstheilung" zu machen!

Und nun gehen wir zur familiär-freundschaftlichen Du-Form über:

Jetzt wirst Du lernen, wie du dich mithilfe der 4-6-Atemtechnik präsent an einem Wohlfühl- und Kraftort entspannen kannst.

2.3.1 Präsenz herstellen

Schau dich dort, wo du gerade bist, aufmerksam um. Suche dir in der Umgebung etwas aus, das dir besonders gefällt. Schau es dir genau an; nimm mit einer erwartungsvollen Aufmerksamkeit die Farbe, die Form dieses Objekts oder angenehme Ideen oder Erinnerungen wahr, die das Objekt bei dir hervorruft und erwecke dabei eine aufbauende und körperlich vitalisierend wirkende Neugier auf den weiteren Verlauf dieser Übung.

Präsenz herstellen

- Zuneigung („sympathy") Was gefällt dir von dem, was du da um dich herum siehst? Was findest du wohltuend und sympathisch an dem, was du gerade betrachtest? Die Farbe? Die Form? Welche angenehmen Ideen oder Erinnerungen ruft das Objekt in dir hervor?
- Mitgefühl („empathy") Verknüpfe diese guten Eigenschaften mit dir selbst: diese schöne Farbe, diese wohltuende Form, diese angenehmen Ideen oder Erinnerungen.
- Neugier („curiosity") Vielleicht spürst du, wie allmählich eine erwartungsvolle Aufmerksamkeit und Neugier auf die innere und/oder äußere Welt in dir entsteht.

Jetzt kannst Du Dich auf Deine Atmung konzentrieren (Abschn. 2.3.2).

2.3.2 Die 4-6-Atmung erleben

Der „Magic-Finger-Trick"
Atme langsam ein und zähle dabei in Tausenderschritten von ein- bis viertausend, während du mit beiden Daumen einen Finger nach dem anderen im Rhythmus des Zählens kurz berührst (Einatmung $= 4$ sec):

- *„Eintausend!"* – berühre den Daumen mit dem Zeigefinger,
- *„zweitausend!"* – jetzt den Daumen mit dem Mittelfinger,
- *„dreitausend!"* – jetzt den Daumen mit dem Ringfinger,
- *„viertausend!"* – und jetzt den Daumen mit dem kleinen Finger.

Danach bei der Ausatmung ($= 6$ sec) auch mit den Fingern zählen:

- *„Eintausend!"* – berühre den Daumen mit dem Zeigefinger,
- *„zweitausend!"* – jetzt den Daumen mit dem Mittelfinger,
- *„dreitausend!"* – jetzt den Daumen mit dem Ringfinger,

- „*viertausend!*" – und jetzt den Daumen mit dem kleinen Finger,
- „*fünftausend!*" – berühre den Daumen nochmals mit dem Zeigefinger,
- „*sechstausend!*" – jetzt den Daumen nochmals mit dem Mittelfinger.

Diesen Ablauf so oft wiederholen, wie es dir guttut.

Mit diesem Magic-Finger-Trick wirst du automatisch länger als üblich einatmen und noch länger ausatmen. So kannst du die 4-6-Atmung üben.

Mach dich bei der Ausatmung schwer, sodass du den Boden gut unter den Füßen oder Fersen und deinen ganzen Körper an der Sitz- bzw. Liegefläche spürst. Du kannst dir vorstellen, dass du „*in den Boden hinein durch deine Fußsohlen, in die Sitzfläche, Rückenlehne und Armlehnen, durch den Körper hindurch*" atmest.

Entspannung hier und jetzt mithilfe der 4-6-Atmung wahrnehmen

Atme im 4-6-Rhythmus. Wenn Du möchtest, kannst Du dabei den Magic-Finger-Trick anwenden. Gib dir Zeit, eine dich seelisch aufbauende und körperlich vitalisierend wirkende Entspannung aufkommen zu lassen.

- Welche Bilder, Geräusche, Melodien, Rhythmen, Düfte, Geschmacksempfindungen oder andere Sinneswahrnehmungen nimmst du jetzt wahr?
- Was nimmst du in deinem Körper wahr? Schwere? Wärme? Kribbeln? Entspannung? Leuchten? ...
- Wo in deinem Körper erlebst du Entspannung?
- Welche Gedanken, Gefühle oder Erinnerungen fallen dir ein?

Geh die Fragen einmal durch (in der Regel braucht es ½ min bis 3 min) und beobachte, was passiert. Horche in dich hinein und nimm die Entspannung in dir wahr. Wahrscheinlich ist für dich eine Frage wichtiger als die andere, möglicherweise wechselst du die Reihenfolge, vielleicht entdeckst du noch andere Fragen und Wahrnehmungen.

Den Wohlfühl- und Kraftort präsent und entspannt mithilfe der 4-6-Atmung besuchen

Wenn sich die Entspannung in dir ausgebreitet hat, suche dir einen Wohlfühl- und Kraftort aus:

- Wie sieht er aus? Wo ist er? Wie nah? Wie weit weg? Welche Farbe herrscht dort? Woran erinnert er dich?
- Was hörst du an diesem Wohlfühlort? Naturgeräusche? Haben sie einen Rhythmus, eine Melodie?

- Wie duftet es dort?
- Hast du eine besondere Geschmacksempfindung, wenn du an diesem deinem Wohlfühl- und Kraftort bist?
- Welche Jahreszeit, welche Tageszeit ist dort?
- Was tust du da, wo hältst du dich an diesem deinem persönlichen Wohlfühl- und Kraftort auf? Was möchtest du dort am liebsten machen? Möchtest du dort singen oder tanzen … oder schwimmen … oder liegen … oder fliegen?
- Spürst du der Energie nach, die du dort bekommst? Vielleicht merkst du sogar, wie du mutiger wirst?
- Fällt dir etwas Besonderes dort an diesem deinem Wohlfühl- und Kraftort auf? Vielleicht … ein klarer Teich, ein ruhiger See oder ein blaues Meer? … Eine sanfte Brise? … Ein frischer Wald? … Eine schöne Pflanze? … Eine Blume? … Ein Tier? … Eine Katze oder ein Welpe? … Ein netter Mensch? … Ein freundliches Fabelwesen? … Oder …?

2.3.3 Geführte Vorstellungsreise zur Entspannung an diesem deinem Wohlfühl- und Kraftort

Wenn du diese Übung ausprobieren möchtest, nimm dir eine 3-bis-5-minütige Sanduhr. Stell die Sanduhr auf den Kopf, und kurz bevor du auf deine Vorstellungsreise gehst, machst du die Magic-Finger-Trick-Atemübung, die du hier gerade gelernt hast, mindestens so lange, bis der Sand einmal durch die Sanduhr durchgelaufen ist.

Hinweis Der grauschattierte Text unten kennzeichnet den Kernteil dieser Übung. Die nichtschattierten Textblöcke ermöglichen den Ein- oder Ausstieg zu der vorliegenden Gesamtübung.

Lass dir die folgende Geschichte von einem dir lieben Menschen vorlesen oder lies sie dir selbst vor, langsam und besinnlich. Du kannst dich auch mit dem Handy aufnehmen und nachher das Ganze in aller Ruhe abspielen und es dir anhören, sooft du möchtest. Während du zuhörst, kannst du dir tagtraumartig mit deiner Fantasie … mit deiner Vorstellungskraft … die Situationen bildlich ausmalen …

„Mach es dir bequem und schau in der Umgebung etwas an, das dir besonders gefällt. Was findest du wohltuend und sympathisch an dem, was du gerade betrachtest? Die Farbe? Die Form? Welche angenehmen Ideen oder Erinnerungen ruft das Objekt bei dir hervor? Versuche, diese positiven

Eigenschaften in dir selbst zu finden: diese schöne Farbe, diese wohltuende Form, diese angenehmen Ideen oder Erinnerungen. Vielleicht spürst du schon, wie eine erwartungsvolle Aufmerksamkeit in dir entsteht, eine Neugier, eine dich seelisch aufbauende und körperlich vitalisierend wirkende Entspannung.

Du kannst dich im Stuhl zurücklehnen, die Hände gemütlich hinter deinem Kopf verschränkt oder ruhig auf den Armlehnen liegend. Oder vielleicht möchtest du dich lieber auf den Rücken legen, die Arme locker neben dir, die Beine ebenso locker ausgestreckt. Mach dich so schwer wie möglich auf dem Stuhl oder auf der Matte … Die ganze Zeit können deine Augen geöffnet oder geschlossen sein. Versetze dich nun in eine gemütliche Tagtraumstimmung und stelle dir einen, deinen wundervollen Wohlfühl- und Kraftort vor …"

Kernteil der Übung „Vorstellungsreise zur Entspannung"

„Dort – in der Vorstellung – ist es warm oder kalt draußen? … Frühling, Sommer, Herbst oder Winter? … Ist es Morgen, Nachmittag, Abend oder tief in der Nacht? … Bist du draußen oder drinnen? Wie duftet es dort, wo du gerade bist? Was siehst du dabei … die Farben … Pflanzen … Tiere? Was hörst du? Vogelgezwitscher? Insekten, die zirpen? Hörst Du Wasserwellen, das Rauschen eines Bachs oder eines Wasserfalls? Gibt es eine leichte Brise, Laub, das raschelt? Was ist dort alles in Bewegung? Bist du alleine oder mit deiner Familie oder mit Freunden? Und du? Was machst du jetzt an diesem deinem wunderbaren Wohlfühl- und Kraftort? Sitzt du? Läufst du? Liegst du? Fliegst du oder schwimmst du irgendwo unter Wasser? (Ja, mit der Vorstellungskraft kannst du auch fliegen oder sogar unter Wasser atmen!)

Kannst du dich an diesem deinem Wohlfühl- und Kraftort mit allen Sinnesqualitäten erleben? Vielleicht kannst du dort etwas Wohltuendes, Energiespendendes erleben und die zugehörigen Sinnesqualitaten verinnerlichen. Fühlst du dich jetzt noch wohler … noch kraftvoller? Atme jetzt langsam ein und zähle dazu in Tausenderschritten von eintausend bis viertausend … Ohne den Atem anzuhalten, lässt du die Ausatmung natürlich einsetzen, und du beginnst erneut in Tausenderschritten von eintausend bis sechstausend zu zählen und machst dich dabei schwer. Beim nächsten Atemzug erneut in Tausenderschritten von eintausend bis viertausend bei der Einatmung und in Tausenderschritten von eintausend bis sechstausend bei der Ausatmung und das Tempo möglichst genau auf den 4-6-Atemrhythmus abstimmen … und so atmest du in deinem Rhythmus, so wie es für dich richtig ist …

Mach dies nochmals … und nochmals … und nochmals … und nochmals … so lange du möchtest, kannst du im 4-6-Rhythmus atmen. (Jedes Mal sollen bei sechstausend die Ausatmung und die folgende Atempause beendet sein und du hast dich so schwer wie möglich gemacht. Anschließend kannst du weiter langsam und tief atmen, so wie es für dich am bequemsten ist.)

Es ist so leicht, sich schwer zu machen und so schwerlich schwer, die Augen offenzuhalten …

> *Die ganze Zeit bleibst du an diesem deinem persönlichen Wohlfühl- und Kraftort und genießt die Ruhe … die Freude am Leben … die Zuversicht … das Vertrauen … die Freiheit in der Geborgenheit…*
> *Stell dir nun vor, wie es dort duftet … der Geschmack auf deiner Zunge … was du alles hörst … und siehst … was du dort tust …*
> *Was alles dort geschieht …*
> *Irgendwann spürst du, wie die Entspannung deinen ganzen Körper mit einem Wohlsein ausfüllt … jede einzelne Zelle fühlt sich wohl und entspannt …*
> *Du kannst dieses Gefühl so lange genießen, wie du möchtest … und dort an diesem deinem Wohlfühl- und Kraftort verweilen … Du hast alle Zeit der Welt …"*

„Irgendwann wirst du spüren, dass die Zeit gekommen ist, zurück in den Alltag zu kommen …

Dann kannst du einfach dreimal t-i-e-f ein- und ausatmen – ohne auf ‚4-6' zu zählen! … Deine Augen öffnen, dich langsam aufsetzen und aufstehen … alle Viere von dir strecken und dich recken … und nun wunderbar entspannt und ausgeruht in den weiteren Tag hinausgehen …

Putzmunter bist du wieder: hier und jetzt … voller Energie und Freude am Leben … motiviert und bereit, das nächstliegende Tun voller Zuversicht, Vertrauen und Mut anzupacken!"

Am besten machst du diese „4-6-Atem-, Wohlfühl- und Kraftort-Übung" wohl zu Hause – vielleicht findest du zum Üben auch einen Rückzugsort in der Schule, an der Universität oder bei der Arbeit.

Du hast jetzt das erste Bild zur Selbstheilung erfunden und erlebt: Wohlfühl- und Kraftort, wo du dich präsent machen und mithilfe von der 4-6-Atemtechnik optimal entspannen kannst.

2.3.4 Den Wohlfühl- und Kraftort darstellen

Wenn du eine gute Vorstellung von deinem Wohlfühl- und Kraftort hast, kannst du vielleicht dieser Vorstellung oder diesem Ort einen Namen geben und eine Skizze oder eine Farbzeichnung davon machen oder diese Vorstellung/diesen Ort mit Musik, Gesang oder mit einem Tanz darstellen oder diese Vorstellung/diesen Ort irgendwie basteln, z. B. mit Papier, Karton, Holz oder Ton.

Hast du ein großes Blatt Papier? Wie in Abb. 1.2 könntest du ein riesiges Schneckenhaus zeichnen. Eine Vorlage findest Du in der Abb. 2.1; hier könntest Du im ersten Raum eine Beschreibung oder eine Skizze oder ein Bild für deinen Wohlfühl- und Kraftort machen.

Bewahre bitte das Blatt gut auf, da du es für die ganze Selbstheilungsgeschichte brauchen wirst!

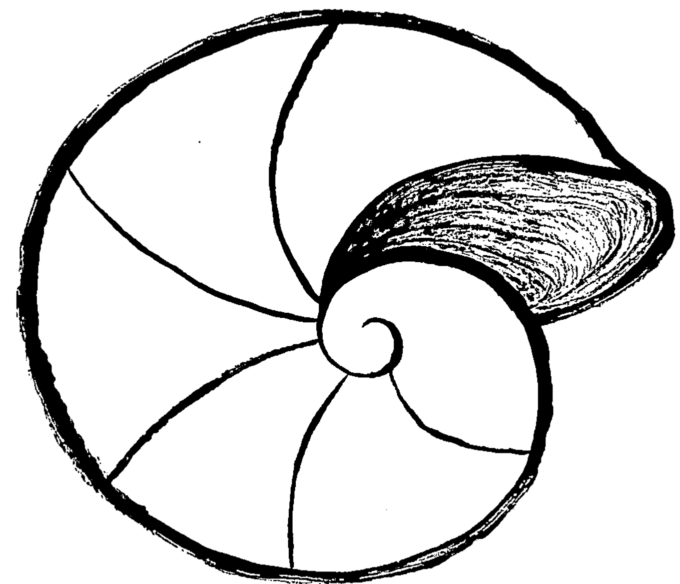

Abb. 2.1 Vorlage für ein Selbstheilungsschneckenhaus mit 6 Kammern zum Ausmalen

2.4 Wissenschaftlich-medizinischer Hintergrund zum Element „Entspannung"

2.4.1 Entspannungsreaktion

Die „Entspannungsreaktion" (engl.: „relaxation response") ist in der evidenzbasierten Literatur mindestens seit 1974 bekannt (Beary und Benson 1974; Benson 1975, 1982, 1984, 1989, 1997; Benson und Goodale 1981; Benson et al. 1974, 1975, 1977a, b; Stefano et al. 2001; Dusek et al. 2006; Stahl et al. 2015; Schmid 2010, S. 54–58). Sie kann mithilfe der 4-6-Atemtechnik zuverlässig bewirkt werden. Der wichtigste gesundheitsfördernde (salutogenetische) Effekt, der durch die 4-6-Atemtechnik bewirkt und aufrechterhalten wird, führt über den Vagusnerv zum psychophysiologischen Zustand einer optimalen Synchronisation von Atmung, Blutdruck und Herzschlag, was als „Entspannungsreaktion" bezeichnet wird. In diesem Zustand besteht eine eigene Harmonie zwischen dem limbisch-endokrinen System, das die Emotionen steuert, und dem kortikal-immunologischen System, dem der Sitz für Körper-Geist-Bewusstsein und Verstand zugeordnet wird. Diese Harmonie führt in vielen Fällen zu erfahrungsgemäß (empirisch) fundierten Besserungen vieler krankhafter Befindlichkeiten.

Eine physiologische Manifestation der Entspannungsreaktion ist eine allgemein erhöhte parasympathische Aktivität bei verminderter sympathischer Nervensystemaktivität und vermindertem Sauerstoffverbrauch (Benson et al. 1978). Einfach gesagt: Das parasympathische Nervensystem ent-spannt den Organismus und das sympathische Nervensystem aktiviert ihn. Neben anderen entspannenden physiologischen Wirkungen hilft die Entspannungsreaktion, den Blutdruck durch positive Beeinflussung des Stickstoffmonoxidstoffwechsels zu senken: Stickstoffmonoxid (NO) wirkt als molekularer Botenstoff, der Instruktionen von Zelle zu Zelle, insbesondere solchen im Blut, weiterträgt. Darüber hinaus werden die Mayer-Wellen (Yucel et al. 2016; Julien 2006; Myers et al. 2001; Killip 1962; Andersson et al. 1950) – eine gesamthaft viel langsamere Gezeitenbewegung des Blutdrucks, nicht ungleich Ebbe und Flut – mit dem kürzeren systolisch-diastolischen Wellenverhalten (Pulsschlag) synchronisiert, wodurch ein weiterer physiologischer Beitrag zur Entspannung generiert wird.

2.4.2 Wie funktioniert die 4-6-Atemtechnik?

Die 4-6-Atemtechnik wirkt über das Vagussystem (Porges 2011) und sorgt dafür, dass der Mensch sich zuverlässig in einen heilsamen Zustand der Entspannungsreaktion („relaxation response") bringt, u .a. über eine Vergrößerung der Herzfrequenzvariabilität (Heart Rate Variability [HRV]), eine Reduktion der Herzfrequenz, eine Blutdrucksenkung (vor allem durch eine erhöhte Vasodilatation mittels Stimulation der Produktion von NO im Blut) sowie eine Erhöhung der Baroreflexsensitivität bei gleichzeitiger Reduktion der Chemoreflexsensitivität, d. h. es kommt zu einer Zunahme der parasympathischen und zu einer Verringerung der sympathischen Aktivität.

Heart Rate Variability (HRV) Die HRV ist ein Maß für den rhythmisch-melodischen Schwung (engl.: „groove") des Herzschlags. Eine größere HRV hilft einem Menschen auch, mehr Geduld zu haben und verbessert die Immunabwehr. Ein perfekter Rhythmus hat keinen „groove", wie z. B. bei der Techno-Musik, und regt dementsprechend den Sympathikus an. Wenn das Herz sehr starr schlägt, also die HRV sehr klein wird und es anfängt, perfekt wie eine Schweizer Uhr zu schlagen, hat es keinen „groove" mehr, was auf eine koronare Krankheit oder gar einen bevorstehenden Herzinfarkt hindeutet (Morfill und Scheingraber 1991, S. 167 f.).

Vagussystem Der Vagusnerv gehört zum autonomen Nervensystem, d. h. wir können die Signale im Vagusnerv nicht willkürlich kontrollieren, so wie wir vom Motorkortex die Signale zu den Muskeln im Gesicht, zu den

Muskeln in den Armen oder Beinen schicken können. Aber dank dieses autonomen Nervensystems atmen wir den ganzen Tag lang, ohne ein einziges Mal daran denken zu müssen. Der Vagusnerv gehört zum parasympathischen Zweig des autonomen Nervensystems, der – mit Ausnahmen – die automatischen körperlichen Prozesse verlangsamt, wie z. B. die Herzfrequenz und die Verdauung. In ihm verlaufen 75 % aller parasympathischen Fasern. Aus gutem Grund bezeichnet man ihn auch als den „Vagabunden" unter den Nerven, weil er sich im ganzen Körper „umhertreibt" (Schnack 2016). Der Vagusnerv unterstützt u. a. die Verlangsamung der Aktivität im Verdauungstrakt, im Herzen und im Atemapparat. Da der Atemapparat sowohl mit dem somatischen wie über den Vagusnerven auch mit dem autonomen Nervensystem verbunden ist, können wir unsere Atemfrequenz willentlich kontrollieren bzw. beeinflussen; damit können wir die Signale im Vagusnerven modulieren und die Entspannungsreaktion („relaxation response") auslösen.

Parasympathikus „Der Parasympathikus ist als Teil des vegetativen Nervensystems Gegenspieler (Antagonist) des Sympathikus. Durch ihn werden vorwiegend Körperfunktionen innerviert, die der Regeneration des Organismus und dem Aufbau von Energiereserven (trophotrop) dienen. Das innere Gleichgewicht (Homöostase) des Organismus wird auch unter seinem Einfluss wiederhergestellt" (DocCheckFlexikon 2018; siehe auch Schmid 2010, S. 43–44).

2.4.3 Eine natürliche Entspannungsreaktion: Krankheitsverhalten

Müdigkeit, Lethargie und Somnolenz während einer Grippe und bei vielen anderen Krankheiten, ja sogar beim Heimweh erfordern ein sog. Krankheitsverhalten: Diese Symptome zwingen uns, möglichst ruhig und im Bett zu bleiben, um unsere Energie für die Selbstheilung bereitzustellen. Die Körper-Geist-Aktivität schaltet in den Schongang, damit der Organismus sich umfassend erholen kann, insbesondere im Tiefschlaf (Schmid 2010, S. 43–44). Und falls wir nicht die Reife und Weisheit haben, uns bewusst mit Entspannungsübungen in Zeiten von andauerndem Stress zu entspannen, wird uns das Unbewusste in Zusammenarbeit mit dem Immunsystem mit einer geschwächten Immunabwehr und mithilfe z. B. einer Infektionskrankheit dazu zwingen.

2.4.4 Open-Window-Effekt

Wer kennt das nicht: Kurz nach Abschluss einer intensiven erfreulichen oder belastenden, kurz stressigen Herausforderung während der Arbeit, in der Familie oder in der Freizeit bricht eine Erkältung, eine Grippe oder sonst eine Krankheit aus. Ähnliche Vorkommnisse kennen wir aus vielen anderen Lebenssituationen:

Auslöser eines Open-Window-Effekts

- **Wohltuende Erlebnisse als Auslöser**
  - Erfolgreicher Geschäftsabschluss
  - Bestandene Prüfung
  - Urlaubsreise
  - Gut überstandene Operation eines Familienmitglieds
  - Gewonnener Wettkampf
- **Belastende Ereignisse als Auslöser**
  - Verlassenwerden
  - Kündigung
  - Todesfall
  - Verlorener Wettkampf

In der medizinischen Literatur spricht man von einem Open-Window-Effekt bzw. Open-Window-Phänomen (engl.: „open window reaction").

Eine angemessene sportliche Aktivität von ca. 30 min beugt Infekten und einigen anderen Leiden vor (Albrecht 2011). Durch die Anstrengung werden die Muskelfasern strapaziert und es kommt zu kleinsten Verletzungen, sog. Mikroläsionen. Um die abgestorbenen Zellen zu beseitigen, aktiviert der Körper nach der Belastung die Immunabwehr und ist nach der Reparatur neu gestärkt.

Eine überbordende sportliche Aktivität länger als 90 min hingegen schadet eher. Das Abwehrsystem wird dann zwischen 3 und 72 h nach der sportlichen Aktivität so stark beansprucht, dass der stimulierende Effekt in eine Überlastung umschlägt. So sind Marathonläufer in den ersten 3 Tagen nach dem Lauf besonders anfällig für Infektionen.

Somit erstaunt es nicht, dass die Sportmedizin sich seit einem guten Jahrzehnt wissenschaftlich mit der Open-Window-Theorie der Immunabwehr-Beeinträchtigung nach körperlicher Anstrengung beschäftigt (Akerstrom und Pedersen 2007; Kakanis et al. 2010; Nielsen und Lyberg 2004; Nieman 1995, 1997, 1999, 2000, 2003, 2007, 2008; Niemann und Pedersen 1999; Pedersen et al. 1996, 1999; Tsai et al. 2010).

2.4.5 Der Zeiteffekt

Der Mensch ist einem durch die Natur und den Organismus vorgegebenen Zeitverlauf (z. B. Jahreszeiten, Tag- und Nachtzyklus und Biorhythmen) wie auch einem durch Konventionen festgelegten Zeitverlauf (z. B. Stundenpläne, Arbeitszeiten, Wochen, Monate) unterworfen. Dieser durch Konvention festgelegte Zeitverlauf ist eine menschliche Erfindung und wird **Sozialzeit** genannt (Cromer 1971). Unsere soziale und biologische Uhr sind nicht deckungsgleich. Es wäre wahrscheinlich gesünder, wenn der Mensch diese beiden Uhren – sein soziales Verhalten und seinen chronobiologischen Rhythmus – aufeinander abstimmen könnte. Beispielsweise dauern viele soziale Ereignisse wie Abendessen, Filme, Konzerte, Vorstellungen, Vorträge etc. ungefähr 90 min. Auch unser Schlaf ist in Phasen von ca. 90 min unterteilt. Aus diesem Grund empfehle ich jedem, bei egal welchen Tätigkeiten nach ca. 90 min eine kurze, mindestens 3-minütige Pause einzulegen. Es lässt sich auch vermuten, dass derjenige Sportler, bei dem der Zeitpunkt des Wettbewerbs optimal in die Leistungskurve seines eigenen chronobiologischen Rhythmus hineinpasst, einen Vorteil gegenüber seinen Konkurrenten hat.

Literatur

Akerstrom TC, Pedersen BK (2007) Strategies to enhance immune function for marathon runners: what can be done? Sports Med 37(4–5):416–419

Albrecht H (2011) Viele gute Ratschläge: Die natürliche Regeneration fasziniert viele Menschen. Lässt sie sich auch von außen steuern? Die Zeit, 21. Juli, S 31

Andersson B, Kenney RA, Neil E (1950) The role of the chemoceptors of the carotid and aortic regions in the production of the Mayer waves. Acta Physiol Scand 20(2–3):203–220

Beary JF, Benson H (1974) A simple psychophysiologic technique which elicits the hypometabolic changes of the relaxation response. Psychosom Med 36(2):115–120

Benson H (1975) The relaxation response. William Morrow, New York

Benson H (1982) The relaxation response: history, physiological basis and clinical usefulness. Acta Med Scand Suppl 660:231–237

Benson H (1984) Beyond the relaxation response. Times Books, New York

Benson H (1989) Hypnosis and the relaxation response. Gastroenterology 96(6):1609–1611

Benson H (1997) The relaxation response: therapeutic effect. Science 278(5344):1694–1695

Benson H, Goodale IL (1981) The relaxation response: your inborn capacity to counteract the harmful effects of stress. J Fla Med Assoc 68(4):265–267

Benson H, Beary JF, Carol MP (1974) The relaxation response. Psychiatry 37(1):37–46

Benson H, Greenwood MM, Klemchuk H (1975) The relaxation response: psychophysiologic aspects and clinical applications. Int J Psychiatry Med 6(1–2):87–98

Benson H, Kotch JB, Crassweller KD (1977a) The relaxation response: a bridge between psychiatry and medicine. Med Clin North Am 61(4):929–938

Benson H, Kotch JB, Crassweller KD, Greenwood MM (1977b) Historical and clinical considerations of the relaxation response. Am Sci 65(4):441–445

Benson H, Dryer T, Hartley LH (1978) Decreased VO2 consumption during exercise with elicitation of the relaxation response. J Human Stress 4(2):38–42

Bhavanani AB, Ramanathan M, Balaji R, Pushpa D (2014) Differential effects of uninostril and alternate nostril pranayamas on cardiovascular parameters and reaction time. Int J Yoga 7(1):60–65

Cramer H, Haller H, Lauche R, Dobos G (2012a) Mindfulness-based stress reduction for low back pain. A systematic review. BMC Complement Altern Med 12:162

Cramer H, Lauche R, Paul A, Dobos G (2012b) Mindfulness-based stress reduction for breast cancer – a systematic review and meta-analysis. Curr Oncol 19(5):e343–e352

Cramer H, Lauche R, Langhorst J, Dobos G (2016) Is one yoga style better than another? A systematic review of associations of yoga style and conclusions in randomized yoga trials. Complement Ther Med 25:178–187

Cromer RF (1971) The development of the ability to decenter in time. Br J Psychol 62(3):353–365

DocCheckFlexikon (2018) Parasympathikus. http://flexikon.doccheck.com/de/Parasympathikus. Zugegriffen: 15. Mai 2018

Dusek JA, Chang BH, Zaki J et al (2006) Association between oxygen consumption and nitric oxide production during the relaxation response. Med Sci Monit 12(1):CR1–CR10

Grof S, Grof C (2010) Holotropic breathwork: a new approach to self-exploration and therapy. SUNY Press, Albany

Julien C (2006) The enigma of Mayer waves: facts and models. Cardiovasc Res 70(1):12–21

Kakanis MW, Peake J, Brenu EW et al (2010) The open window of susceptibility to infection after acute exercise in healthy young male elite athletes. Exerc Immunol Rev 16:119–137

Killip T 3rd (1962) Oscillation of blood flow and vascular resistance during Mayer waves. Circ Res 11:987–993

Lauche R, Cramer H, Dobos G et al (2013) A systematic review and meta-analysis of mindfulness-based stress reduction for the fibromyalgia syndrome. J Psychosom Res 75(6):500–510

Madanmohan UK, Bhavanani AB, Vijayalakshmi P, Surendiran A (2005) Effect of slow and fast pranayams on reaction time and cardiorespiratory variables. Indian J Physiol Pharmacol 49(3):313–318

Morfill G, Scheingraber H (1991) Chaos ist überall ... und es funktioniert. Ullstein, Frankfurt

Myers CW, Cohen MA, Eckberg DL, Taylor JA (2001) A model for the genesis of arterial pressure Mayer waves from heart rate and sympathetic activity. Auton Neurosci 91(1–2):62–75

Nielsen HG, Lyberg T (2004) Long-distance running modulates the expression of leucocyte and endothelial adhesion molecules. Scand J Immunol 60(4):356–362

Nieman DC (1995) Upper respiratory tract infections and exercise. Thorax 50(12):1229–1231

Nieman DC (1997) Risk of upper respiratory tract infection in athletes: an epidemiologic and immunologic perspective. J Athl Train 32(4):344–349

Nieman DC (1999) Nutrition, exercise, and immune system function. Clin Sports Med 18(3):537–548

Nieman DC (2000) Special feature for the Olympics: effects of exercise on the immune system: exercise effects on systemic immunity. Immunol Cell Biol 78(5):496–501

Nieman DC (2003) Current perspective on exercise immunology. Curr Sports Med Rep 2(5):239–242

Nieman DC (2007) Marathon training and immune function. Sports Med 37(4–5):412–415

Nieman DC (2008) Immunonutrition support for athletes. Nutr Rev 66(6):310–320

Nieman DC, Pedersen BK (1999) Exercise and immune function. Recent developments. Sports Med 27(2):73–80

Nivethitha L, Mooventhan A, Manjunath NK (2016) Effects of various Prāṇāyāma on cardiovascular and autonomic variables. Anc Sci Life 36(2):72–77

Pedersen BK, Rohde T, Zacho M (1996) Immunity in athletes. J Sports Med Phys Fitness 36(4):236–245

Pedersen BK, Bruunsgaard H, Jensen M et al (1999) Exercise and the immune system – influence of nutrition and ageing. J Sci Med Sport 2(3):234–252

Porges SW (2011) Die Polyvagal-Theorie. Neurophysiologische Grundlagen der Therapie. Emotionen, Bindung Kommunikation und ihre Entstehung, neurophysiologische Grundlagen der Theorie. Junfermann, Paderborn

Schmid GB (2010) Selbstheilung durch Vorstellungskraft. Springer, Wien

Schmid GB (2011) Optimale Atmung für die Entspannung: Die 4- bis 6-Atemtechnik [Optimal breathing for relaxation: the 4-6-breathing technique]. Schweiz Z Ganzheitsmed [Swiss J Integr Med] 23(2):84–86

Schmid GB (2016) Optimal breathing for relaxation: The 4-6-breathing technique. In: Berhardt LV (Hrsg) Advances in medicine and biology, Bd 99. Nova Science, New York, S 135–162

Schnack G (2016) Die Vagus-Meditation – eine Chance gegen Stress und Burnout im Klinikalltag. Klinikarzt 45(1):6–8

Stahl JE, Dossett ML, LaJoie AS et al (2015) Relaxation response and resiliency training and its effect on healthcare resource utilization. PLoS One 10(10):e0140212

Stefano GB, Fricchione GL, Slingsby BT, Benson H (2001) The placebo effect and relaxation response: neural processes and their coupling to constitutive nitric oxide. Brain Res Brain Res Rev 35(1):1–19

Stefano GB, Esch T, Cadet P et al (2003) Endocannabinoids as autoregulatory signaling molecules: coupling to nitric oxide and a possible association with the relaxation response. Med Sci Monit 9(4):RA63–RA75

Telles S, Singh N (2013) Science of the mind: ancient yoga texts and modern studies. Psychiatr Clinics North Am 36(1):93–108

Tsai ML, Chou KM, Chang CK, Fang SH (2010) Changes of mucosal immunity and antioxidation activity in elite male Taiwanese taekwondo athletes associated with intensive training and rapid weight loss. Br J Sports Med 45(9):729–734

Witte F (2017) Atmen lindert Ängste: Um über ihre Niederlage hinwegzukommen, bediente sich Hillary Clinton der wechselseitigen Nasenatmung. Wie das funktioniert. NZZ, 21. September, S 59

Yucel MA, Selb J, Aasted CM et al (2016) Mayer waves reduce the accuracy of estimated hemodynamic response functions in functional near-infrared spectroscopy. Biomed Opt Express 7(8):3078–3088

3

SDE-2: Gesundheit sich vorstellen, sich gönnen und für sie dankbar sein

Zusammenfassung

In dem dramaturgischen Element SDE-2 wird eine erlebte Selbstsuggestion von Gesundheit induziert und nicht bloß eine Vorstellung davon geweckt. Gesundung wird begünstigt durch das Erleben des erwünschten gesunden Zustands (Gesundheit) in der Selbstsuggestion – die Entwicklung einer Gesundheitswirklichkeit. Eine erlebte Selbstsuggestion ist eine Vorstellung, in deren Folge eine körperliche Reaktion herbeigeführt wird, wie z. B. bei der Vorstellung einer Zitrone ein erhöhter Speichelfluss oder ein säuerlicher Geschmack auf der Zunge erlebt werden. Es geht also um mehr als nur Gedanken, eine Idee, Intention, Vorstellung oder um den Wunsch, in diesem Zustand zu sein.

Bislang haben Sie ein dramaturgisches Element zur Verfügung:

1. Präsenz und Entspannung an einem Wohlfühl- und Kraftort mithilfe der 4-6-Atemtechnik.

In diesem Kapitel werden wir das zweite dramaturgische Element aufbauen: die Gesundheit.

Grundlage

Eine Selbstsuggestion, in der man sich Gesundheit gönnt und für die Gesundheit dankbar ist, fördert die Selbstheilung. Hoffnung, Optimismus, Selbstwertgefühl, Dankbarkeit, Handeln und Sinngebung sind wichtig und bedeutsam für die Gesundung (Bedeutsamkeit nach Antonovsky [1979]) und vermitteln ein wohltuendes Nestgefühl.

© Springer-Verlag GmbH Deutschland, ein Teil von Springer Nature 2019
G. B. Schmid, *Selbstheilung stärken*, https://doi.org/10.1007/978-3-662-57674-8_3

Kontrapunkt

Stress, Ausweglosigkeit, Hilflosigkeit, Hoffnungslosigkeit, emotionelle Isolation, Resignation (diese sechs Eigenschaften zusammengenommen nenne ich eine „Käfigsituation" – siehe auch [Schmid 2009]) und Pessimismus schwächen und verzögern den Selbstheilungsprozess.

Ziele

- Vergegenständlichung des Gesundheitszustands: Ein Bild für die Gesundheit finden, mit dem Sie sich die Gesundheit mit möglichst vielen Sinneswahrnehmungen vorstellen (Objektivierung der Gesundheit)!
- Positives Denken!
- Vorstellung einer gesunden, vitalen Innenwelt!
- Aufbau einer freudigen (bewussten) Erwartungshaltung auf die Gesundheit!

3.1   Basisvorstellungen

Zu dem zweiten dramaturgischen Element der Sechs-dramaturgische-Elemente-Methode (SDE-Methode) gehören folgende Basisvorstellungen:

- *„Wie erlebe ich Gesundheit sinnlich: als eine Metapher mit Farbe, Form, Oberfläche, Ton, Struktur, Härte etc.?"*
- *„Ich stelle mir Gesundheit bildlich vor: mit allen Sinnesqualitäten!"*
- *„Ich traue mir Gesundung zu, ja, ich bin es mir wert, gesund zu sein und gesund zu bleiben und bin dankbar dafür!"*

3.2   Was ist „Gesundheit"?

Gesundheit ist ein prozesshafter Zustand des Wohlbefindens im Sinne eines ausgeglichenen Fließgleichgewichts.

Wie wissen wir eigentlich, ob wir gesund sind? Normalerweise spürt man anhand von Beschwerden oder Symptomen, die vom gesunden Normalzustand abweichen, dass man *nicht* gesund ist. Dabei gilt es zu bedenken, dass die Entwicklung oder Entstehung einer Krankheit in aller Regel schon vor den ersten Beschwerden beginnt.

Wir haben kein Sinnesorgan für Gesundheit!

Im Schamanismus kann Gesundheit stellvertretend als ein Krafttier in einer mythopoetischen Unterwelt während einer schamanischen Reise erlebt werden. Aber wie wird Gesundheit in unserer aufgeklärten postmodernen Gesellschaft dargestellt?

Wie können Sie beurteilen, ob Sie „wirklich" gesund sind oder nicht? Hilfreich bei der Beantwortung dieser Frage können die **Kriterien der Bedeutsamkeit** nach Antonovsky (1979) sein:

Gesundheit sich vorstellen, identifizieren und beschreiben
Vielleicht stellen Sie sich Ihre Gesundheit während einer fantasievollen Reise durch Ihren Körper vor, so wie Sie das einmal in einem Film gesehen haben?

Können Sie sich eine gesunde, vitale Innenwelt irgendwie bildhaft vorstellen? Zum Beispiel Gesundheit im Sinne der eigenen Vitalität oder des eigenen Potenzials oder des Selbstwertgefühls als eine Blume, einen Baum, einen Garten, einen Berg oder eine ganze Landschaft? Oder vielleicht sehen Sie Ihre Gesundheit lieber als ein Tier oder einen Edelstein? Oder ist die Gesundheit eher wie ein kristallklarer Bergsee, ein Strand oder ein prachtvolles Korallenriff? Es könnte auch sein, dass Sie sich Ihre Gesundheit am liebsten als ein idyllisches Dorf vorstellen. Oder sehen Sie sich selbst zu einer besonders guten Zeit voller Energie?

Wird Gesundheit von Ihnen am ehesten durch den Sehsinn, Hörsinn, Tastsinn, Geruchssinn, Geschmackssinn oder durch Bewegung erlebt und einverleibt? Dies kann geschehen, wenn Sie einatmen, Finger der Hände verschränken, sich auf den Bauch legen, eine Hand zur Brust oder zum Herz führen, sich selbst umarmen, mit dem Stuhl oder Matratze verschmelzen – wie auch immer – eben indem Sie den Begriff Gesundkeit inkorporieren. Welcher Sinneskanal wird am stärksten von dieser deiner Vorstellung der Gesundheit benutzt: der Seh-, Hör-, Tast-/Gleichgewichts-, Geruchs- oder Geschmackssinn (VAKOG; Abschn. 1.3.1)? Hat Gesundheit eine spezielle Farbe? Wie duftet Ihre Gesundheit? Erwecken die Düfte im Wald nach einem sommerlichen Regen eine tiefe Verbundenheit mit allem Gesunden in der Welt? Vielleicht erleben Sie Gesundheit eher als ein Lied oder eine Komposition? Gibt es eine Melodie oder einen Rhythmus, der für Sie am besten Ihre Gesundheit darstellt, oder passen wohltuende Naturgeräusche wie das mächtige Rauschen eines Wasserfalls eher in Ihre persönliche Vorstellung von Gesundheit? In welchem Kleidungsstück, in welcher Bluse oder in welchem Hemd fühlen Sie sich am gesündesten? Ist Gesundheit so etwas wie ein Tanz?

Welche Farben, Jahreszeiten oder Tageszeiten passen am besten zu dieser Vorstellung? Wo sehen Sie die Gesundheit im Verhältnis zu Ihnen im dreidimensionalen Raum? Aus welcher Perspektive – links, rechts, vorne, hinten, von oben oder von unten – gelingt Ihnen diese Vorstellung am besten?

Gesundheit sich gönnen

Tauchen Sie tagtraumartig in Ihre für Sie am besten passende Vorstellung ein. Was sehen Sie? Was hören Sie? Wie duftet es? Welcher Geschmack liegt auf Ihrer Zunge? Möchten Sie sitzen, stehen, laufen, liegen … fliegen … ja, in der Vorstellung ist alles möglich … sogar unter Wasser tauchen und atmen …

Mit der Gesundheit in jeder einzelnen Zelle Ihres Körpers, in jedem einzelnen Gedanken und Gefühl … in allem, was Sie spüren und erahnen … sagen Sie sich jetzt den folgenden Satz in der für Sie richtigen Lautstärke, sodass er sich für Sie lebendig und überzeugend anhört:

„Ich traue mir Gesundung zu! Ich gestatte mir Gesundheit! Ich bin es mir wert … ja, ich habe es verdient, gesund zu werden, gesund zu sein und gesund zu bleiben … Ich gönne mir Gesundheit … ja, ich darf gesund sein und gesund bleiben …"

Für die Gesundheit dankbar sein

„Ich bin dankbar für die Gesundheit, die ich habe und für jeden Schritt, den ich weiter in Richtung Gesundheit gehen darf!"

3.3 Wie kann ich meine Gesundheit erlebbar machen?

Wie den Schlaf muss man die Gesundheit erlauben und einladen, sie entstehen, bestehen und geschehen lassen. Die Gesundheit soll sich bei uns möglichst zu Hause fühlen! Dabei ist es äußerst wichtig, dass wir uns den Besuch gönnen, im Sinne von *„Ich bin es mir* wert, *die Gesundheit bei mir wohnhaft zu haben!"* Andere Formulierungen sind selbstverständlich auch möglich, z. B.: *„Ich bin es wert, …"* oder *„Ich gönne mir, …"* oder *„Ich gestatte mir, …"* oder *„Ich darf, …"* usw.

Probieren Sie, folgende Sätze laut zu sagen:

- *„Ich traue mir Gesundung zu!"* oder *„Du, Gary* – oder wie auch immer Sie heißen, das ist Ihr eigener Name – *traust dir Gesundung zu!"*
- *„Ich bin wertvoll!"* oder *„Du, Gary* – oder wie auch immer Sie heißen, das ist Ihr eigener Name – *bist wertvoll!"*
- *„Ich bin liebenswürdig!"* oder *„Du, Gary* – oder wie auch immer Sie heißen, das ist Ihr eigener Name – *bist liebenswürdig!"*
- *„Ich bin es mir wert, gesund zu sein und gesund zu bleiben, ich darf gesund sein und gesund bleiben!"* oder *„Du, Gary* – oder wie auch immer Sie heißen, das ist Ihr eigener Name – *bist es wert …"*

Darüber hinaus ist es genauso wichtig, Ihre Dankbarkeit für die Gesundheit, die Sie bis jetzt genießen dürfen, auszudrücken. So können Sie nach dem Satz, den Sie für sich oben ausgewählt haben, noch hinzufügen:

- *„... und bin dankbar für die Gesundheit, die ich habe und dankbar für jeden Schritt, den ich weiter in Richtung Gesundheit machen darf"* bzw.
- *„... und bist dankbar für die Gesundheit, die du hast, und für jeden Schritt, den du weiter in Richtung Gesundheit machen darfst."*

Vielleicht ist eine Ihnen sehr liebe Person gerade so schwer krank, dass Sie das Gefühl haben: *„Es wäre hochmütig von mir, ja ein Verrat, mir im Angesicht ihres Leidens Gesundheit zu gönnen!"* Aber überlegen Sie mal: Falls eine Ihnen nahestehende Person im Rollstuhl sitzt, wird es ihr höchstwahrscheinlich mehr helfen, wenn Sie nicht im Rollstuhl sitzen und ihr so bei Hindernissen aus Ihrer anderen Position heraus besser Hilfestellung bieten können. Sie sollten das Privileg Ihrer Gesundheit immerwährend schätzen, genießen und es sich in vollen Zügen gönnen!

In diesem Sinne können auch optimistische Antworten auf folgende Fragen gesundheitsfördernd sein:

- Finde ich einen Sinn und eine Zufriedenheit in meinem Privatleben und im Beruf?
- Fühle ich mich wohl im und habe ich Freude am Leben?
- Wie sehr kann ich mich über die Gesundheit, die ich jetzt habe, freuen?
- Wie zuversichtlich bin ich, weiterhin so gesund bleiben zu dürfen?
- Wie bereit bin ich, etwas zu ändern oder Hilfe zu holen, um meine Gesundheit aufrechtzuhalten oder noch zu verbessern?
- Wie gelassen kann ich gegenüber meiner Gesundheit oder meiner Besserung sein?
- Inwiefern helfen mir Spiritualität oder Religiosität, gesund zu sein?

Nestsituation

Begünstigt wird Gesundheit, wenn Sie für sich eine psychische Situation schaffen, eine Art „Nestgefühl bzw. -situation", in der Sie

- Ihre psychische und physische Energie in Tatkraft,
- Ihr Selbstvertrauen in neue Möglichkeiten,
- Ihre Zuversicht in Hoffnung,
- Ihre Nächstenliebe in emotionelle Beziehungen,
- Ihren Mut in Motivation

umsetzen und sich entspannen können. Solch ein „Nestgefühl" bzw. solche eine „Nestsituation" ensteht bei einer Person z. B. auch, wenn sie einen völlig irrationalen Glauben an eine Heilmethode hat, die Nichtgläubige als Hirngespinst, ja regelrecht verwerflich finden. So kann ein betrügerischer Guru aus einer skurrilen Sekte hie und da im Einzelfall Erfolg haben, ohne dass mehr dahinter steckt, als der felsenfeste Glaube des Erkrankten an seine zwingend bevorstehende Heilung. So hat der Betroffene die eigene Selbstheilung an eine gepredigte Heilslehre sozusagen outgesourt, die an und für sich wirkungslos ist. In solchen Fällen haben nur die glaubensbedingt aktivierten Selbstheilungskräfte dem Betroffenen geholfen und nicht irgendwelche haarsträubenden metaphysischen Kräfte.

3.4   2. Anleitung: Gesundheit

Dies ist die 2. von insgesamt 6 Anleitungen, mit deren Hilfe Sie sich selbst samt Ihrem „inneren Kind" das Thema „Selbstheilung" kinderleicht beibringen können.

Inzwischen haben Sie schon 2 Sachen gut gelernt:

1. Sich eine wunderschöne Vorstellung zum Thema „Selbstheilung" zu machen!
2. Sich mit der 4-6-Atmung und einer fantasievollen Vorstellung von einem Wohlfühl- und Kraftort präsent zu machen und sich super zu entspannen!

Und nun gehen wir wieder zur familiär-freundschaftlichen Du-Form über:

Du weißt, wie du dich mithilfe der 4-6-Atemtechnik entspannen kannst, was es heißt, präsent und entspannt zu sein! Und du kennst auch deinen Wohlfühl- und Kraftort. Dort hast du ein Gefühl für Entspannung in deinem Körper und in deinem Geist, für deine innerliche Ruhe und dein Wohlsein, für deinen Mut.

Jetzt wirst du lernen, eine Vorstellung von der Gesundheit aufzubauen.

Sicher weißt du, was es heißt, gesund zu sein! Du hast bestimmt ein Gefühl für die Energie in deinem Körper, für deine Kraft und Gesundheit.

3.4.1 Beispiele für Fragen zur Gesundheit

Aber wie verstehst du „Gesundheit"?

- Wo spürst du Gesundheit in deinem Körper? Empfindest du sie vielleicht als eine Art Energie?

- Welche Körperempfindungen nimmst du wahr: Wärme, Kribbeln, Sprungbereitschaft?
- Welche Gedanken, Gefühle, Körperwahrnehmungen, Erinnerungen oder Inspirationen kommen hoch?
- Was passiert jetzt in deinem Körper? Manche Leute beschreiben eine Art „Leuchten".
- Wo ist das Gefühl von Gesundheit jetzt in deinem Körper? Hat sich etwas verändert?

Gib dir Zeit und dann wiederhole die Fragen. Horche in dich hinein und vielleicht steigert sich das energetische Gefühl der Gesundheit in deinem Körper nochmals. Du kannst die Wiederholung mehrmals machen, bis du ein vollumfängliches Gesundheitsgefühl hast.

Auf diese Art und Weise etablierst du den Kontakt mit dem Gefühl für die Gesundheit.

3.4.2 Die Gesundheit beschreiben

Wenn du ein stabiles Gesundheitsgefühl hast, versuche nun, dir von diesem Gesundheitsgefühl eine sensorische Vorstellung zu machen:

- Wie sieht sie aus, die Gesundheit, dieses energetische Gefühl? Sieht sie aus wie eine Pflanze, z. B. eine Blume, ein Garten oder ein Baum? ... Oder wie ein Tier ... ein Stofftier oder ein lebendiges Tier, z. B. ein Adler oder ein Löwe? ... Oder wie ein Fabelwesen, z. B. eine Fee oder ein Engel oder eine deiner Lieblingscomicfiguren?
- Welche Farbe kommt dir in den Sinn bei der Vorstellung von Gesundheit?
- Ist Gesundheit eher rund oder eckig ... groß oder klein? Ändert sich die Form dieser Vorstellung ... die Größe? Ist Gesundheit eher etwas Flüssiges oder Hartes? Ist sie trocken oder nass? Ist sie körnig oder ölig? Oder ...?
- Woran erinnert sie dich? An einen Garten oder eine Landschaft, an einen mächtigen Berg oder einen See oder ein Meer? ... Oder vielleicht an ein hübsches Dorf? ... Oder ...?
- Duftet sie? Wie ...?
- Kommt dir ein besonderer Geschmack in den Sinn, wenn du an Gesundheit denkst?
- Wenn du Gesundheit hören könntest, was würdest du hören? Zirpende Insekten? Oder zwitschernde Vögel? Naturgeräusche wie von einem wilden Bach oder einem Wasserfall? Wie Wind im raschelnden Laub? Wie

knisterndes Feuer? Wie ein brüllender Löwe? Hat sie einen Rhythmus, eine Melodie? Kannst du die Gesundheit singen?
- Ist die Gesundheit in Bewegung?
- Was tut sie, diese deine Gesundheit? Kannst du die Gesundheit tanzen?
- Zieht sie dich an? Ist sie dir lieb? Beruhigt sie dich? Gibt sie dir Mut? Gibt sie dir Energie? Macht sie dich glücklich?
- Ist Gesundheit mehr wie ein Glücksgefühl als ein Gefühl von Energie?

3.4.3 Die Gesundheit als superstark erleben

Vielleicht kennst du eine Heldenfigur aus einer Geschichte, einem Märchen, einem Comicheft oder einem Film. Ist diese Figur ein Sportler oder eine Sportlerin? Eine Kriegerin oder ein Krieger? Ein Held oder eine Heldin? Ein Ritter oder Prinz? Eine Prinzessin? Eine Seejungfrau oder ein Einhorn? Oder etwas anderes? Vielleicht ist sie eine prächtige Blume? Oder ein Baum? Oder ein mächtiger Berg? Oder der Wind? Oder …? Wie fühlt es sich an, eine wunderschöne Blume zu sein? Ein stolzes Einhorn? Ein furchtloser Ritter? Eine gnädige Prinzessin? Oder …?

Kannst du dir vorstellen, wie diese Figur ihre eigene Energie spürt? Durch ihre Bewegungen? Ihre Taten? Ihre Gefühle, so etwas wie Glück? Oder durch die Dinge, die sie denkt und fühlt oder ahnt?

Stell dir vor, du kannst oder könntest diese Energie in dir auch so fühlen, so sehr gesund bist oder wärst du! Ja, bist du doch so gesund wie diese deine Heldenfigur?

3.4.4 Vorstellung zur Gesundheit

Wenn du diese Übung ausprobieren möchtest, nimm dir eine 3-bis-5-minütige Sanduhr. Stell die Sanduhr auf den Kopf und kurz bevor du auf deine Vorstellungsreise gehst, machst du die Magic-Finger-Trick-Atemübung, die du bereits gelernt hast (Abschn. 2.3.2), mindestens so lange, bis der Sand einmal durch die Sanduhr durchgelaufen ist.

Hinweis Der grauschattierte Text unten kennzeichnet den Kernteil dieser Übung. Die nichtschattierten Textblöcke ermöglichen den Ein- oder Ausstieg zu der vorliegenden Gesamtübung.

Lass dir die folgende Geschichte von einem dir lieben Menschen vorlesen oder lies sie dir selbst vor, langsam und besinnlich. Du kannst dich auch mit dem Handy aufnehmen und nachher das Ganze in aller Ruhe abspielen und es dir anhören, sooft du möchtest. Während du zuhörst, kannst du dir tagtraumartig mit deiner Fantasie … mit deiner Vorstellungskraft … die Situationen bildlich ausmalen …

„Mach es dir bequem und begebe dich an deinen persönlichen Wohlfühl- und Kraftort, wie du ihn von der ersten Übung kennst, und erspüre ihn mithilfe deiner Sinne. Mach dich dort präsent: Wohlwollen, Mitgefühl und Neugier demjenigen Ding gegenüber, das du gerade jetzt beobachtest. Jetzt kannst du dich nochmals mit der 4-6-Atmung vielleicht noch tiefer entspannen: ‚eintausend – zweitausend –dreitausend – viertausend' bei der Einatmung und ‚eintausend – zweitausend – dreitausend –viertausend – fünftausend – sechstausend' bei der Ausatmung, während du dich bei der Ausatmung so schön schwer machst, wie du kannst … gut! Und du wiederholst diese Ein- und Ausatmung, bis ein ganz wohltuendes, wohliges Wohlgefühl dich überkommt … gut!

Und jetzt bist du tief entspannt … so … wie du es von der ersten Übung schon kennst … vielleicht sogar noch tiefer … gut!"

Kernteil der Übung „Vorstellung zur Gesundheit"

„Stell dir vor, dass du ganz glücklich und gesund bist, so wie deine Helden- oder Filmfigur … die Prinzessin … oder der Ritter … die Blume … oder die Eiche … das Einhorn … der Löwe … oder der Sportler … oder die Sportlerin …

Fühle in dich hinein … Wo in deinem Körper erlebst du dein Helden-Sein … dein Prinzessin-Sein … dein Ritter-Sein … dein Blume-Sein … dein Garten-Sein … dein Eiche-Sein … dein Einhorn-Sein … dein Löwe-Sein … oder dein Sportler-Sein?
Wie fühlst du dich?

Wie und wo erlebst du dieses Gefühl der Gesundheit … wie eine Wärme im Bauch oder ein vibrierendes Gefühl in den Gliedern oder sonst irgendwie irgendwo im Körper?

Rufe das Bild, die Düfte, den Geschmack, die Melodie oder den Rhythmus, die Bewegung oder einfach das körperlichen Gefühl der Gesundheit auf … so …
Tauche in das wunderbare Gefühl der Gesundheit ein und verstärke es …

Wenn du möchtest, kannst du die eine oder die andere Hand auf den Körperteil legen, wo du die Quelle deiner Gesundheit, deiner Energie, deines Glücks spürst, und dich dort sanft streicheln oder klopfen, bis das Gefühl in jede einzelne Zelle deines Körpers fließt und dein ganzes Wesen mit Freude, Zuversicht, Vertrauen und Mut füllt!

Du darfst so gesund sein und gesund bleiben … wie deine Heldenfigur, du gestattest dir Gesundheit … du bist es dir wert und gönnst dir vom ganzen Herzen diese deine Gesundheit und du bist dankbar für jede Besserung und dafür, dass du so gesund bist, wie du eben gerade jetzt bist, und dass du immer noch gesünder wirst …"

„Irgendwann wirst du merken, dass die Zeit gekommen ist und du in den Alltag zurückkehren möchtest.

Dann kannst du einfach dreimal t-i-e-f ein- und ausatmen – ohne auf ‚4-6‘ zu zählen! … Deine Augen öffnen, dich langsam aufsetzen und aufstehen … alle Viere von dir strecken und dich recken … und nun ausgeruht und voller Gesundheit in den weiteren Tag hinausgehen …

Putzmunter bist du wieder … hier und jetzt … voller Energie und Freude am Leben … motiviert und bereit, das nächstliegende Tun voller Zuversicht, Vertrauen und Mut anzupacken!"

Du hast jetzt 2 Bilder zur Selbstheilung erfunden und erlebt:

1. Wohlfühl- und Kraftort,
2. Gesundheit.

Neu hinzugekommen Ein Bild der Gesundheit – eine Heldenfigur oder was auch immer – hat dir die Wirkung deiner Gesundheit nach und nach mit einer Wärme im Bauch oder einem vibrierenden Gefühl in den Gliedern oder sonst irgendwie im Körper angekündigt. Dies ist eine glaubwürdige und überzeugende Aktivierung der körpereigenen Ressourcen zur Selbstheilung!

3.4.5 Die Gesundheit darstellen

Wenn du eine für dich passende Vorstellung von der Gesundheit gefunden hast, kannst du ihr vielleicht einen Namen geben und eine Skizze oder eine Farbzeichnung von ihr machen oder sie mit Musik, Gesang oder mit einem Tanz darstellen oder sie basteln, z. B. mit Papier, Karton, Holz, Ton oder Metall.

Wenn du ein Schneckenhaus wie in Abb. 2.1 gezeichnet hast, kannst du im zweiten Raum eine Beschreibung oder eine Skizze oder ein Bild der Gesundheit machen.

Bewahre bitte das Blatt gut auf, da du es für die ganze Selbstheilungsgeschichte gebrauchen wirst!

3.5 Wissenschaftlich-medizinischer Hintergrund zum Element „Gesundheit"

3.5.1 Positives Denken

Die Forschung zu positivem Denken, positiven Illusionen und positivem Selbstwert zeigt – vermutlich im Zusammenhang mit der

Entspannungsreaktion – eine günstige (hemmende) Wirkung auf den Krankheitsverlauf: signifikante Erhöhung der T-Zellen und eine Reduktion der Angst bei der Nachuntersuchung einen Monat später (Peseschkian 2004; Taylor et al. 2000; Taylor 1993). In der Tat sind praktisch alle komplementären und alternativen Behandlungsformen (KAM; „complementary and alternative medicine" [CAM]) einschließlich Hypnose hilfreich, Lebensqualität und Prognose der Betroffenen zu verbessern (Duggan et al. 2001).

Fazit Positives Denken (Placebo-Effekt) fördert die Gesundung.

3.5.2   Ein gesundes Selbstbild fördert einen gesunden Körper

Eine gesunde Geisteshaltung (engl.: „mindset") führt zu einem gesunden Körper. Es ist fast, als wenn der Körper uns zuhörte, wenn wir sagen: *„Ich lebe gesund!"*, und entsprechend reagierte. Und umgekehrt: Wer nur glaubt, dass er zu wenig gesund lebt, schadet sich.

Wer denkt, sein Lebensstil sei im Vergleich zu Gleichaltrigen weniger gesund, hat ein höheres Risiko, vorzeitig zu sterben. Und dieses stimmt auch nach Berücksichtigung der tatsächlichen körperlichen Aktivität und anderer bekannter Determinanten der Sterblichkeit (Zahrt und Crum 2017).

Fazit Mehr positives Denken (Placebo-Effekt) und weniger negatives Denken (Nocebo-Effekt) fördert die Gesundheit allgemein.

3.5.3   Selbstbeurteilung der Gesundheit und Mortalität

Es gibt Menschen, die sich in der Regel über Jahre hinweg als gesund erleben, auch wenn sie eine Erkältung oder Grippe oder etwas Ähnliches haben. Und es gibt einen anderen Typ von Mensch, der sich fast immer mehr oder weniger als krank erlebt, auch wenn ihn sein Arzt nach einer gründlichen Untersuchung als „völlig gesund" bezeichnet. Nichtsdestotrotz lebt es sich umso besser, je beständiger wir uns einbilden, dass wir gesund sind.

Die Selbstbeurteilung der Gesundheit (SRH; „self-rated health") mithilfe der Kategorien *sehr gut, gut, es geht, schlecht, sehr schlecht* ist ein starkes überzeugungsabhängiges prognostisches Merkmal der eigenen Mortalität über einen Zeitraum von über 30 Jahren (Bopp et al. 2012). Der Sterberisiko-Faktor zwischen den Gruppen von Probanden, die ihre Gesundheit durchschnittlich als *sehr schlecht* bzw. *sehr gut* beurteilt hatten, beträgt 3,3 bei Männern und 1,9 bei Frauen. Mit anderen Worten: Für jeden Mann der Gruppe *sehr gut*, der während der Studie gestorben ist, sind 3,3 Männer der Gruppe *sehr schlecht* gestorben; für jede Frau der Gruppe *sehr gut*, die während der Studie gestorben ist, sind 1,9 Frauen der Gruppe *sehr schlecht* gestorben.

Bei der SRH wurden folgende Faktoren bereits berücksichtigt: ungünstiges Gesundheitsverhalten, soziale Benachteiligung, fragile Gesundheit, Erkrankung schon vorhanden. Der Zusammenhang zwischen der Selbstbeurteilung der Gesundheit und der eigenen Mortalität ist in hohem Maße unabhängig von diesen Faktoren und bleibt signifikant über mehrere Jahrzehnte.

Die SRH bietet eine relevante und anhaltende Information zur Gesundheit, die besser als die klassischen Risikofaktoren oder Krankheitsverläufe abschneidet, wobei den gesundheitsförderlichen Signalwegen eine größere Bedeutung zukommt als den krankheitsförderlichen, d. h. Zuversicht und gesundheitsförderndes Denken sind insgesamt hilfreicher als hypochondrisches Denken schädlich ist.

Fazit Eine optimistische Selbsteinschätzung der Gesundheit fördert einen gesunden Körper.

Literatur

Antonovsky A (1979) The salutogenetic model of health. In: Antonovsky A (Hrsg) Health, stress and coping: new perspectives on mental and physical well-being. Jossey-Base, San Francisco, S 182–197

Bopp M, Braun J, Gutzwiller F, Faeh D (2012) Health risk or resource? Gradual and independent association between self-rated health and mortality persists over 30 years. PLoS One 7(2):e30795

Duggan J, Peterson WS, Schultz M et al (2001) Use of complementary and alternative therapies in HIV-infected patients. AIDS Patient Care STDS 15(3):159–167

Peseschkian H (2004) Salutogenetische Psychotherapie: Ressourcenorientiertes Vorgehen aus der Sicht der Positiven Psychotherapie. Psychotherapie Forum 12:16–25

Schmid GB (2009) Tod durch Vorstellungskraft: Das Geheimnis psychogener Todesfälle, 2. Aufl. Springer, Wien

Taylor SE (1993) Positive illusions and affect regulation. In: Wegner DM, Pennebaker JW (Hrsg) Handbook of mental control. Prentice-Hall, Englewood Cliffs, S 325–343

Taylor SE, Kemeny ME, Reed GM et al (2000) Psychological resources, positive illusions, and health. Am Psychol 55(1):99–109

Zahrt OH, Crum AJ (2017) Perceived physical activity and mortality: evidence from three nationally representative U.S. samples. Health Psychol 36(11):1017–1025

4

SDE-3: Krankheit entmystifizieren, akzeptieren und weniger relevant machen
Bedeutung der Nocebo-Entwertung

Zusammenfassung

In diesem Kapitel wird die Krankheit realistisch angeschaut – geradeaus ins Gesicht, sozusagen von Auge zu Auge –, dissoziiert, d. h. abgespalten, und mit Zuversicht, Vertrauen und Mut nur als Teil des Gesamtproblems Selbstheilung verstanden und erlebt. Sie lernen, die Krankheit zu entmystifizieren, sie weniger wichtig, weniger bedeutsam als Ihre Gesundheit zu machen: den Nocebo-Effekt zu reduzieren bis hin zu eliminieren. Dieses unterscheidet die Methode der sechs dramaturgischen Elemente (SDE-Methode) maßgebend von den meisten anderen geführten Vorstellungsmethoden, die in der Regel ausschließlich ressourcenorientiert arbeiten und den Gegenspieler zur Gesundheit, die Krankheit, wenn überhaupt, höchstens indirekt einbeziehen.

Bislang haben Sie 2 dramaturgische Elemente zur Verfügung:

1. Präsenz und Entspannung an Ihrem Wohlfühl- und Kraftort über die 4-6-Atemtechnik;
2. Vorstellung der Gesundheit: eine fantasievolle, möglichst mit allen Sinnen erfahrbare persönliche Vorstellung von Gesundheit, die Sie sich von Herzen gönnen und für die Sie dankbar sind.

In diesem Kapitel werden wir das dritte dramaturgische Element aufbauen: die Krankheit.

Grundlage

Die Krankheit mit ihren verschiedenen Facetten als Tatsache zu akzeptieren, Selbstbehauptung und Mut, den Kampf mit dem Gegner aufzunehmen,

© Springer-Verlag GmbH Deutschland, ein Teil von Springer Nature 2019

G. B. Schmid, *Selbstheilung stärken*, https://doi.org/10.1007/978-3-662-57674-8_4

reduzieren den Nocebo-Effekt und führen zu einem besseren Verständnis des Gesundungprozesses (Verstehbarkeit nach Antonovsky [1967, 1979]).

Primum nihil nocere, secundum cavere, tertium sanare – erstens nicht schaden, zweitens vorsichtig sein, drittens heilen. (Vermutlich Hippokrates von Kos)

Kontrapunkt
Die Krankheit verdrängen, schönreden oder ihr gar Macht geben, macht kränker.

Ziele
- Entmystifizierung der Krankheit!
- Den Krankheitszustand und seine Symptome zur Kenntnis nehmen!
- Die Krankheit als Gegner respektieren, aber nicht fürchten!
- Eine Metapher für die Krankheit zu finden, die es Ihnen ermöglicht, sich die Krankheit mit möglichst vielen Sinneswahrnehmungen als besiegbar vorzustellen (Objektivierung der Krankheit)!
- Die Krankheit weniger bedeutsam als die Gesundheit machen!

4.1   Basisvorstellungen

Zu dem dritten dramaturgischen Element der Sechs-dramaturgische-Elemente-Methode (SDE-Methode) gehören folgende Basisvorstellungen:

- *„Wie sieht meine Krankheit bzw. wie sehen meine Symptome aus (im Sinne einer Metapher): Farbe, Form, Oberfläche, Ton, Struktur, Härte etc.?"*
- *„Ich stelle mir die Krankheit im Sinne einer Metapher mit allen Sinnesqualitäten vor!"*
- *„Ich stelle mir die Schwächen und Dummheiten der Krankheit vor!"*
- *„Ich bin bereit, meinen Gegenspieler samt seinen Stärken und Schwächen kennenzulernen, um ihn soweit wie möglich zu durchschauen und ihn auf jeden Fall endgültig zu überwinden!"*
- *„Die Krankeit ist viel weniger wichtig, weniger bedeutsam als meine Gesundheit!"*

4.2 Was ist „Krankheit"?

Die Fachliteratur liefert Hinweise dafür (Schmid 2010), dass insbesondere gravierende Krankheiten wie z. B. Krebs entmystifiziert werden müssen, dass man sich vorstellen sollte, wie die Selbstheilungskräfte eine solche Krankheit besiegen und das Übel endgültig aus dem Körper bzw. aus dem Geist verbannen, sodass die Gesundheit wiederhergestellt wird. Aber wie können wir eine Krankheit – egal, welche, d. h. jede Krankheit – allgemein und wertfrei verstehen: ihr Entstehen, Bestehen und Vergehen?

Jeder Krankheit – egal, ob die Ursache bekannt ist (z. B. eine Verletzung, Erreger, Gene) oder ob es sich um eine Krebserkrankung oder funktionelle Störung unbekannter Ursache handelt – wohnt immer eine Dynamik inne. Krankheiten als dynamisch zu betrachten, heißt auch, sie 1. als angemessene Reaktionen auf eine Störung und 2. als veränderbare, anpassungsfähige Zustände des Organismus zu verstehen.

Verstehbarkeit ist ein wesentliches Element des Kohärenzgefühls nach Antonovsky (1967, 1979). Dabei helfen folgende Kriterien, Krankheit zu verstehen:

Sich vorstellen, wie Krankheit – ob schon vorhanden oder nur drohend – aussieht, duftet, sich anhört (akzeptieren und beschreiben)
Falls Sie augenblicklich an einer Krankheit oder an Schmerzen leiden, wie stellen Sie sich diese vor: wie eine Truppe von feindlichen Soldaten; wie einen Schwarm von teuflischen, krankmachenden Dämonen; wie eine Naturkatastrophe oder Unwetter oder wie etwas ganz anderes?

Krankheit entmystifizieren
Stellen Sie sich vor, dass diese Krankheits- oder Schmerzagenten – wie auch immer Sie sich diese vorstellen – menschliche Dimensionen haben, sodass Sie sich von der Krankeit aus eigener Kraft erlösen oder die Krankheit einfach von sich fernhalten können.

Falls Sie nun krank sind: Können Sie die Krankheit samt Ihren Ursachen als dumm, schwach, verletzlich, überwindbar und vernichtbar erleben, ja sogar als irrelevant im Vergleich zu Ihrer Gesundheit?

Sich die Schwächen der Krankheit vorstellen und stattdessen denken …

⊚ *„Ich habe die Krankheit und meine Genesung selbst unter Kontrolle! So bin ich klüger und stärker als die Krankheit und ihre Erreger!"*

- *„Ich öffne mich geistig und seelisch wie ein Kelch, lade die Gesundheit wie einen guten Freund ein und warte geduldig auf ihren wohlverdienten Besuch während meine Selbstheilungskräfte langsam, aber sicher wirksam gegen sämtliche – vorhandene oder drohende – Krankheiten arbeiten und den Weg freimachen für den Besuch meiner Gesundheit. "*

4.3   Wie kann ich die Krankheit irrelevant machen? Achtung vor dem Nocebo-Effekt!

Stellen Sie sich vor: Sie wollen gerade jetzt eine wichtige Diskussion mit jemandem beginnen und der Nachbar fängt an, den Rasen zu mähen. Sie könnten das Ärgernis:

- verschönern und sagen: „Wie schön, endlich wird es nebenan wieder gepflegt aussehen!" oder
- verleugnen im Sinne von „Welcher Rasenmäher?" oder
- verdrängen wie „Ach was, der hört bald auf!" oder
- ignorieren mit einem Satz wie „Komm, reden wir einfach …".

Schließlich können Sie auch akzeptieren, dass es ist, wie es ist, und das Beste daraus machen, indem Sie das Nächstliegende tun: Sie schließen das Fenster, reden etwas lauter, rücken am Tisch etwas näher zusammen und fokussieren Ihre erwartungsvolle Aufmerksamkeit auf das Gesprochene, während der Rasenmäher im Hintergrund seine Arbeit macht. Sie machen das Positive wichtiger/relevanter als das Negative.

In Abhängigkeit von Ihrer Persönlichkeitskonstitution wird der Aggression gegen solch eine den Rasen mähende Person oder gegen eine Krankheit bzw. der Angst vor ihr ein größerer oder kleinerer Platz in der Dramaturgie der Selbstheilungsgeschichte eingeräumt. Grundsätzlich bedarf es einer gesunden Selbstbehauptung, einer gewissen Aggression im Sinne von Widerstand und Kampf gegen die Krankheit, wie z. B. gegen die Krebszellen. Es stellt sich die Frage, wie die Aggression im konkreten Fall am besten eingesetzt wird.

4.3.1   Aggression und Schuld

Als eine Möglichkeit, mit der Agression umzugehen, erzähle ich hier gerne vom Umgang der Senoi-Indianer mit dem bösen Monster in ihren Träumen

(Garfield 1974). Die Senoi erleben ihre Träume in der Regel als sog. luzide Träume, wobei der Träumer während des Träumens weiß, dass er gerade träumt und den Traum steuern kann, ähnlich wie wir unsere Wacherlebnisse auch mehr oder weniger steuern können. (Ob diese Fähigkeit, luzid träumen zu können, eine genetische Veranlagung des Senoi-Volkes ist oder eher mit den lokalen Bedingungen wie z. B. Ernährung zusammenhängt, ist mir nicht bekannt.) So bringen die Stammesältesten ihren Kindern bei, dem sie im Traum verfolgenden und bedrohenden Gegenspieler gegenüberzutreten und ihn zu fragen: *„Was willst du von mir, du böses Monster?"* oder *„Warum bist du so böse auf mich, du großer, menschenfressender Bär?"*, statt vor ihm zu fliehen, ihn zu töten oder gar sich einfach aus dem Albtraum zu wecken. In der Regel verwandelt sich das Monster in ein sog. Hilfstier oder Krafttier. Wenn nicht, wird es womöglich immer wieder während des Schlafs in Erscheinung treten.

Für das Bild von Krankheit heißt das, dass die Krankheit aktiv angegangen und hinterfragt werden sollte. Selbstverständlich ist darauf zu achten, Schuldfragen zu vermeiden, die solchen Fragen wie *„Was habe ich falsch gemacht, dass ich diese Krankheit bekommen habe?"* innewohnen. Den Zusammenhang zwischen Schuldgefühlen und Krankheit habe ich bereits ausführlich an anderer Stelle diskutiert (Schmid 2015).

Nach meiner Erfahrung ist der Umgang mit dem dritten dramaturgischen Element „Bild der Krankheit" am schwierigsten. Häufig sind mein Patient und ich Wochen, wenn nicht Monate damit beschäftigt, die Krankheit und ihre bedrohlichen Symptome realistisch darzustellen. Viele Patienten haben große Angst, sich genauer mit der Krankheit und ihrer Bedeutung für ihr Leben zu beschäftigen, da sie befürchten, dass die Krankheit dadurch noch mehr heraufbeschworen wird und sich verschlimmert. Ich verstehe diese Sorge als eine Art „Voodoo-Aspekt". Dieser Voodoo-Aspekt ist besonders stark bei Krebserkrankungen. Es ist jedoch notwendig, diese Sorge zu überwinden, um sich ein Bild von der Krankheit machen zu können.

4.3.2 Der Nocebo-Effekt

Jeder Mensch kennt den Vorführeffekt, d. h. ich werde von anderen beobachtet, oder den Beobachtereffekt, der einschließt, dass ich mich selbst beobachte. Wissenschaftlich werden beide Situationen als „Hawthorne-Effekt" bezeichnet. Wir ändern unser Empfinden oder unser Verhalten, alsbald wir uns selbst wertend kontrollieren bzw. wissen, dass wir von anderen beobachtet werden. Je nachdem, ob sich diese Änderung für uns persönlich positiv oder negativ auswirkt, spricht man von Placebo-Effekt bzw. Nocebo-Effekt (Kennedy 1961; siehe auch Hahn 1985, 1997; Hahn und Kleinman 1983; Schmid 2009). Unsere Erwartungshaltung kann unser Empfinden und Verhalten in beide Richtungen verstärken; und die Erwartung dieser Symptomveränderungen induziert eine bestimmte Gehirnaktivität, die die Wahrnehmung dieser Symptome wiederum begünstigt im Sinne einer sog. Placebo- oder Nocebo-Antwort (Rief et al. 2008; Schröder 2017).

- Wenn Patienten glauben, eine Therapie sei teuer, haben sie mehr Erwartungen an das Medikament: und zwar bezüglich eines besseren Heilungsverlaufs, aber auch bezüglich der Nebenwirkungen, wie z. B. Schmerzen (Tinnermann et al. 2017).
- In einer Studie zu einem Brechmittel reagierten 80 % der Patienten, die zu der Placebo-Gruppe gehörten, ebenfalls mit Erbrechen, allein, weil sie den Brechreiz erwartet hatten (Kennedy 1961).
- Wenn Krebspatienten glaubten, ein neues Medikament zu erhalten, entwickelten 71 % von ihnen mindestens zwei neue Symptome, auch wenn sie Teil der Placebo-Gruppe waren (DFG-Forschergruppe 2018).
- Frauen, die glaubten, dass sie anfällig für Herzerkrankungen seien, starben 3,7-mal häufiger an Herzinfarkt und plötzlichem Herztod als Frauen ohne eine solche Angst (Eaker et al. 1992).

Ein tödlicher Nocebo-Effekt kann jeden modernen Mensch treffen, wie das folgende Beispiel zeigt (Berndt 2013; siehe auch Heier 2013):

Das kann dramatische Ausmaße annehmen – wie bei dem 26-jährigen Studenten aus Mississippi, der seinen Lebensmut verloren hatte. Als er sich selbst töten wollte, nahm der junge Mann gerade an einer klinischen Studie teil, in der ein neues, hochwirksames Medikament getestet wurde. Wiederholt hatten die Studienleiter zum vorsichtigen Umgang damit gemahnt. So schluckte der Student alle 29 Kapseln, die er besaß, auf einmal. Halb tot fand man ihn. Obwohl ihm sofort der Magen ausgepumpt wurde, wollten seine Lebensgeister nicht zurückkehren. Was für mörderische Tabletten hatte er nur genommen? Als die Ärzte von dem Testmedikament erfuhren, baten sie die Firma, die die klinische Studie durchführte, den Code zu entschlüsseln. Da zeigte sich: Der Student war in der Placebogruppe gewesen. Alles, was seine Kapseln enthielten, waren Stärke und Traubenzucker. Als er das erfuhr, besserte sich sein Zustand rapide (Berndt 2013).

Der Nocebo-Effekt kann sogar wirkungsvoll von seinem Kontrapunkt, dem Placebo-Effekt, reduziert oder gar neutralisiert werden. Zum Beispiel:

Es wird oft angenommen, dass Betablocker, z. B. Metoprolol, eine erektile Dysfunktion (ED) bei Männern induzieren. In der Tat stieg die erektile Dysfunktion bei Männer um einen Faktor von 2 von ca. 7,5 % auf über ca. 15 % und bis ca. 30 %, je nachdem, ob sie

- *keine* Information über die Wirksubstanz (Betablocker) und *keine* Information über ihre Nebenwirkungen,
- *nur* Information über die Wirksubstanz, aber *keine* über ihre Nebenwirkungen oder
- *sowohl* Information über die Wirksubstanz *als auch* Information über die möglichen Nebenwirkungen

erhalten hatten. In derselben Studie war ein Placebo genauso wirksam gegen erektile Dysfunktion wie das Medikament „Tadalafil", das erwiesenermaßen den Blutfluss zu bestimmten Bereichen des Körpers erhöht und zur Behandlung von erektiler Dysfunktion eingesetzt wird (Cocco 2009; siehe auch de Araujo et al. 2009). Ähnlich verblüffende Resultate wurden schon in einer früheren Studie gefunden (Silvestri et al. 2003).

Fazit Die Erwartung manipuliert das autonome Nervensystem sowie auch das Immunsystem und macht anfällig für Krankheiten; insbesondere ängstliche Erwartung kann Herz und Kreislauf manipulieren und zu akutbedrohlichen Zuständen führen.

Löschung von negativen Körperreaktionen

Als er Anfang der 1970er-Jahre zum ersten Mal Sauce béarnaise gegessen hatte, plagten den amerikanischen Psychologen Martin Seligman (*1942) Übelkeit und Durchfall. Daraufhin entwickelte er einen spontanen und andauernden Ekel gegen die feine Tunke –, obwohl sich später herausstellte, dass sie einwandfrei gewesen war und er sich wohl einen Magen-Darm-Virus eingefangen hatte. Diese übelkeitsbedingte Aversion gegen ein bestimmtes Nahrungsmittel, die eigentlich eine andere Ursache hat, nennen Psychologen seither Sauce-béarnaise-Syndrom (Seligman 1983). Dieses Syndrom kann auch als Resultat eines quasi traumatischen Erlebnisses verstanden werden. Daher stammt die Einsicht, dass Krankheitsbilder Patienten konditionieren können, unter bestimmten Rahmenbedingungen spezifische Beschwerden zu präsentieren und dass diese negativ konditionierten Körperreaktionen wieder „dekonditioniert", d. h. gelöscht werden können, z. B. Blähungen vor dem Essen bei Patienten mit Reizdarmsyndrom (Abschn. 8.6: „Der Kugelfisch" – Blähungen).

Mortalität und die Selbstbeurteilung des biologisch gefühlten Alters
Die Selbstbeurteilung des Alters hat eine signifikante und messbare Wirkung
auf die Mortalität. Das subjektive Alter – „Wie alt fühlen Sie sich?" – bildet
objektive Beurteilungen der Gesundheit, körperliche Einschränkungen und
leibliches Wohlsein ab. Menschen, die sich jünger als ihr biologisches Alter
fühlen, leben länger (Rippon und Steptoe 2014; Rippon et al. 2014).

- Rippon und Steptoe (2014) fragten 6489 Leute über 52 Jahre, ob sie
  sich jünger oder älter fühlten, als sie tatsächlich waren. Die Studie star-
  tete 2004 und dauerte über 8 Jahre. Fast 70 % der Befragten fühlten sich
  mindestens 3 Jahre jünger, als ihrem Pass zu entnehmen war. Circa 25 %
  fühlten sich ihrem Alter entsprechend und knappe 5 % ein oder mehrere
  Jahre älter.
- Von den Teilnehmern starben rund 20 % (1298) im Verlauf der Studie.

  - Diejenigen, die sich jünger fühlten, machten nur 1/7 (185 = 14 %) der
    Toten aus. (Erwartet wäre 70 % der Toten = 909.)
  - Das Todesrisiko während der Studie war für Menschen, die sich ihrem
    Alter entsprechend oder älter fühlten, um mehr als 40 % höher als bei
    denen, die sich jünger eingeschätzt hatten.

Fazit Eine optimistische Selbsteinschätzung des biologischen Alters verlangsamt den biologischen Alterungsprozess.

Die Schwächung des Nocebo-Effekts, hier durch das dritte dramaturgische Element, ist fast wichtiger als die Stärkung des Placebo-Effekts
durch das vierte dramaturgische Element (Kap. 5; siehe auch Abschn. 3.5.3;
Schmid 2013). Auf jeden Fall sollte der Patient die Krankheit als Gegner
respektieren.

In diesem Zusammenhang nenne ich häufiger das Beispiel eines
Fußgängers, der eine Straße überqueren will: Er steht am Straßenrand
und wartet geduldig, bis eine Lücke im Verkehr ihm die Überquerung
ermöglicht; er zittert nicht vor Angst, dass ein Auto von der Straße
abkommt und ihn zielsicher auf dem Fußgängerweg überfährt, oder dass
ein Auto beschleunigen wird, um ihn auf der Straße zu treffen, wenn er
überquert; nein, er hat einfach Respekt vor der Gefahr, die mit dieser
Situation einhergeht. Genau in diesem Sinne gilt es, Respekt vor jeder
Krankheit zu haben, ohne dauernd zu denken, dass die Krankheit einen
nur vernichten will.

Für weitergehende Informationen zum Umgang mit schwerwiegenden Krankheiten, wie z. B. einer Krebserkrankung oder multipler Sklerose (MS), verweise ich auf folgende Beiträge: Schmid (2010, 2015, 2017).

4.4   3. Anleitung: Krankheit

Dies ist die 3. von insgesamt 6 Anleitungen, mit deren Hilfe Sie sich selbst samt Ihrem „inneren Kind" das Thema „Selbstheilung" kinderleicht beibringen können.

Inzwischen haben Sie schon 3 Sachen gelernt:

1. Sich eine wunderschöne Vorstellung zum Thema „Selbstheilung" zu machen!
2. Sich mit der 4-6-Atmung und einer fantasievollen Vorstellung von einem Wohlfühl- und Kraftort präsent zu machen und sich super zu entspannen!
3. Sich Ihre Gesundheit gut vorzustellen und diese in Ihrem Körper und Geist mit allen Sinnen zu erleben! Und Sie gestatten sich Gesundheit: Sie sind es sich wert, gesund zu sein und gesund zu bleiben, und sind dafür dankbar!

Und wieder gehen wir zur familiär-freundschaftlichen Du-Form über:

Du weißt, was es heißt, präsent und entspannt zu sein! Und du kennst inzwischen deinen Wohlfühl- und Kraftort und du kannst deine Entspannung mithilfe der 4-6-Atemtechnik an diesem Ort aktivieren. Dort hast du ein Gefühl für die Entspannung in deinem Körper und in deinem Geist, für deine innere Ruhe und dein Wohlsein und deinen Mut.

Du weißt auch, was es heißt, gesund zu sein! Du hast ein Gefühl für die Energie in deinem Körper, für deine Kraft und Gesundheit. Ein Glücksgefühl. Und du weißt inzwischen, wie die Gesundheit für dich aussieht, wie sie sich für dich anhört, wie sie duftet und schmeckt, wie sie sich für dich anfühlt … Und du darfst gesund sein und gesund bleiben und du bist dafür dankbar.

Jetzt wirst du lernen, eine Vorstellung für all das aufzubauen, was dir Angst oder dich krank oder dir Schmerzen macht, sodass du mit jeder Krankheit besser umgehen kannst und es dir mit der Zeit wieder gut oder sogar noch besser gehen wird; du wirst lernen, Krankheit zu entmystifizieren und viel weniger wichtig, weniger bedeutsam als deine Gesundheit zu nehmen.

Sicher erinnerst du dich an eine Krankheit, eine Erkältung oder eine Grippe oder eine Kinderkrankheit oder eine Wunde oder einen gebrochenen Knochen, etwas, das dir wehgetan hatte oder das dich schwach und krank machte oder vielleicht wie verrückt hier oder dort am Körper juckte. Aber jetzt sind die Beschwerden weg! Irgendwie hat dein Organismus im Zusammenhang mit deiner damaligen medizinischen Behandlung gewusst, was er tun soll, um dich zu heilen: Jede Heilung ist letztendlich eine Selbstheilung! Wenn du vielleicht jetzt wieder krank bist oder irgendwann wieder einmal krank sein solltest, kannst du dir die Fragen, die im folgenden Abschnitt beschrieben werden, vergegenwärtigen.

4.4.1 Beispiele für Fragen zur Krankheit

- Wo spürst du Krankheit in deinem Körper?
- Welche Körperempfindungen nimmst du dabei wahr?
- Wo ist diese Belastung, die Schwäche, der Schmerz, das Jucken in deinem Körper?
- Welche Gedanken, Gefühle, Körperwahrnehmungen, Erinnerungen oder Vorstellungen kommen hoch?
- Was passiert jetzt?
- Wo ist die Belastung in deinem Körper jetzt?

Gib dir Zeit und wiederhole dann die Fragen. Horche in dich hinein und vielleicht steigert sich das Krankheitsgefühl oder die Belastung in deinem Körper – wenn du krank bist. Du kannst die Wiederholung mehrmals machen, bis du ein vollumfängliches Gefühl für die Krankheit hast.

Auf diese Art und Weise etablierst du den Kontakt mit dem Gefühl für die Krankheit bzw. mit der Belastung.

4.4.2 Die Krankheit beschreiben

Wenn sich die Belastung nicht mehr ändert, versuche dir eine Vorstellung von der Krankheit zu machen:

- Wie sieht sie aus, z. B. wie eine … ? Farbe: eher rötlich oder bläulich? Eine Form: eher eckig, kantig? Ist sie groß oder klein? Woran erinnert sie dich?
- Wie riecht sie? Stinkt sie?

- Verspürst du einen besonderen Geschmack? Vielleicht eklig, säuerlich oder bitter?
- Wie hört sie sich an? Hat sie einen Rhythmus, eine Melodie oder kracht, rauscht und lärmt sie?
- Kannst du die Krankheit singen oder eher schreien?
- Wie fühlt sie sich an? Wo hat sie sich in deinem Körper versteckt?
- Was tut sie? Ist sie böse? Kannst du mit der Krankheit tanzen oder eher mit ihr kämpfen?
- Ekelt sie dich? Ärgert sie dich? Macht sie dir Angst? Nimmt sie dir Energie? Macht sie dich traurig?
- Ist die Krankheit etwas wie eine Hexe oder ein Teufel? ... Ein Wurm oder ein Käfer? ... Eine Fantasiepflanze? ... Ein dunkler Wald? ... Ein böses Tier oder ein Monster? ... Ein Rudel Bestien oder ein Schwarm Haifische? ... Eine Bande böser Menschen? ... Ein Vulkan? ... Ein trüber Teich, ein unruhiger See oder ein bedrohliches Meer? ... Ein Sturm? ... Oder ...?

4.4.3 Die Krankheit als besiegbar erleben

Kennst du das Märchen von Rotkäppchen und dem bösen Wolf? Obwohl der Wolf viel stärker als das süße Mädchen war, konnte er von ihr am Schluss mithilfe eines mutigen Jägers überlistet und besiegt werden. Egal, wie böse oder mächtig eine Bedrohung ist, ein Feind oder ein Monster oder eine Figur aus einem Märchen oder einem Comicheft oder irgendetwas, das uns etwas Böses antut oder antun will, das Problem hat Schwächen, sodass es immer eine Lösung gibt, die noch stärker ist. Eine Rettung ist immer möglich, aber manchmal muss man lange suchen, bis man den Ausweg findet und weiß, wie man das Problem und seine Schwächen am besten angehen soll.

Das Märchen vom Bären mit dem Totenbuch (Quelle unbekannt)
Einst lebte in einem Zauberwald ein großer Bär und alle Tiere hatten schreckliche Angst, ja Todesangst vor ihm. Schon wenn sie sich nur vorstellten, das Ungeheuer – der Bär – könnte in der Nähe lauern, setzte ihr Verstand aus, sodass ihr logisches Denken fast erstarb: Sobald eines von ihnen nur befürchtete, der Bär könnte es vielleicht ansprechen, veränderte sich seine Wahrnehmung und es fiel spontan in Trance. Alles, was das Tier um sich herum sah, hörte, fühlte, schmeckte und roch, erlebte es zugleich als innere Horrorbilder, noch intensiver und bedrohlicher als im allerschlimmsten Albtraum. Und wenn es

dann tatsächlich und ganz real dem Bären begegnete, wurde es von allen anderen Tieren im Wald, die davon wussten, auch von seinen besten Freunden und Familienmitgliedern, schon als tot betrachtet und alleingelassen.

Die Angst vor dem Bären gründete aber nicht darauf, dass er besonders stark oder klug gewesen wäre, nein. Eigentlich war er, groß und schwer, eher langsam und im Hirn etwas unterbelichtet. Gemein war er auch nicht besonders. Und trotzdem ging die Mär: Wenn ein Tier nicht aufpasste, könnte es eines Tages schon sterben, wenn es dem Bären aus Versehen begegnete. Wenn die Tiere nur gewusst hätten, wie oft der Bär knapp an ihnen vorbeigelaufen war und „Guten Tag!" gesagt hatte, ohne dass das Geringste dabei passiert war! Er wollte ja gar niemandem ein Haar krümmen, geschweige denn irgendwen fressen. Er war einfach groß und tollpatschig und trampelte wahllos herum auf der Suche nach Honig.

Nein, die Furcht vor dem Bären war eigentlich nur deswegen so enorm, weil er stets ein großes schwarzes Buch bei sich trug, das mit magischen Verzierungen, abergläubischen Zauberformeln, geheimnisvollen Schriftzeichen und beängstigenden Bildern versehen war.

Es kursierte das Gerücht, dass in jenem Buch die Namen der nächstens dem Tode geweihten Tiere eingetragen wären …

Eines Tages traf der Bär auf seinen Streifzügen einen schlafenden Spatz an und weckte den ahnungslosen Vogel plötzlich und unerwartet mit einem donnernden „Guten Tag, Herr Spatz!" Verdutzt und erschrocken sah der Spatz den furchteinflößenden Bären mit weit aufgerissenen Augen an und fragte verlegen:

„Äh mmh, guten Tag, Herr Bär …, äh mmh, du-u, lieber Bär, tja, ich meine … man sagt von dir ja …, dass du immer so ein schönes großes Buch bei dir trägst … und … tja … ich meine … ob du eventuell weißt … tja, ob du so lieb sein könntest und da drin nachsehen … ob nicht vielleicht mein Name da drin steht … du, großer, lieber Bär, du …?"

Der Bär, der sich längst damit abgefunden hatte, dass alle Tiere des Waldes vor ihm Angst hatten, ignorierte die Verlegenheit des zitternden Spatzes, schaute ernsthaft in sein Totenbuch und antwortete gemächlich mit einem Schmunzeln im Gesicht:

„Hmmm … lass mich mal schauen … hmmm … A … B … C … ach ja, hier hinten … bei S … ‚Spatz, kleiner' steht schon hier drin!"

Kaum blickte er vom Buch auf, um dem Spatz wieder in die Augen zu schauen, musste er feststellen, dass der kleine Vogel schon tot auf dem Boden lag!

Die Zeit verging und eines Tages traf der Bär einen ahnungslosen Fuchs und weckte ihn plötzlich und völlig unerwartet aus einem wunderschönen Tagtraum mit einem donnernden „Guten Tag, Herr Fuchs!" Erschreckt, verdutzt und verwirrt sah der Fuchs den furchteinflößenden Bären mit groß aufgerissenen Augen an und fragte verlegen:

„Äh mmh, guten Tag, Herr Bär … äh mmh, du-u, lieber Bär, … naja, ich meine … man sagt von dir ja …, dass du immer so ein schönes großes Buch bei dir hast … und … naja … ich meine … ob du eventuell weißt … naja, ob du so lieb sein und nachsehen könntest … ob vielleicht mein Name nicht auch da drin steht … du, großer, lieber Bär, du …?"

Der Bär, der sich wie gesagt längst damit abgefunden hatte, dass alle Tiere des Waldes sich vor ihm fürchteten, ignorierte die Verlegenheit des zitternden Fuchses, schaute ernsthaft in sein Totenbuch und antwortete gemächlich mit einem Schmunzeln im Gesicht:

„Hmmm … lass mich mal sehen … hmmm … Z … Y … X … ach nein … doch ja, hier vorne … bei F … ,der kluge Fuchs' steht schon hier drin!"

Kaum hatte er sich umgedreht, um dem Fuchs wieder in die Augen zu schauen, musste der Bär feststellen, dass der überaus kluge Fuchs sich schon längst aus dem Staub gemacht hatte! Von da an ward er im magischen Wald nie wieder gesehen …

Nun verging, wie überall, auch im Zauberwald die Zeit, bis eines schönen Tages der Bär eine ahnungslose Wildkatze plötzlich und unerwartet beim Jagen mit einem donnernden „Guten Tag, große Katze!" überraschte. Irritiert durch die Ablenkung und den unhöflichen Auftritt sah die Wildkatze den tollpatschigen, einfältigen Bären mit großen Augen an und fragte etwas ungeduldig:

„Guten Tag, Herr Bär … was machen Sie denn hier in diesem Teil meines Jagdreviers? Aber egal … wenn Sie schon mal da sind, habe ich eine Frage! Man sagt von Ihnen, dass Sie immer so ein schönes, großes Buch mit sich herumtragen, in dem die Namen der demnächst sterbenden Tiere eingetragen sind. Wenn das wirklich stimmt, dann bitte ich Sie, dass Sie mal ganz genau nachschauen, ob vielleicht mein Name dabei ist. Und bitte, nicht den ganzen Tag mit der Übung verbringen, ich habe noch einiges zu erledigen und war zudem auf Ihren Besuch gar nicht vorbereitet! Also, wie steht es denn nun mit dem Eintrag?"

Der Bär, der sich längst mit der Angst der Tiere vor ihm abgefunden hatte, war vom frechen, selbstbewussten Auftritt der Wildkatze überrascht, ignorierte die Hochnäsigkeit der anspruchsvollen Wildkatze, schaute ernsthaft in sein Totenbuch und antwortete gemächlich mit einem Schmunzeln im Gesicht:

„Hmmm … lass mich mal sehen … hmmm … A … B … C … D … ach, nein, lieber von hinten … Z … Y … X … W … ach was … Wie heißt du schon wieder … ,Manul' oder ,Pallaskatze'? Oder einfach ,Hauskatze'? … Hmmh … also, dann vielleicht doch bei W … ah … ja … Heureka! … Da stehst du doch drin bei W … ,die freche Wildkatze' steht hier schon ganz groß und in fetten Lettern!"

Voller Schadenfreude grinste der dicke Bär und brüllte sein Urteil laut hörbar für alle in die Gegend. Aber noch bevor er der frechen Wildkatze wieder in die Augen schauen konnte, fauchte diese ihn an und entgegnete selbstbewusst:

„Also dann, hopp-hopp, du Idiot, streich den Namen kräftig und deutlich durch und verschwinde endlich!"

Falls du nochmals krank wirst oder jetzt sogar krank bist, wie stellst du dir die Schwächen deiner Krankheit vor?

4.4.4 Vorstellung der Krankheit

Wenn du diese Übung ausprobieren möchtest, nimm dir eine 3-bis-5-minütige Sanduhr. Stell die Sanduhr auf den Kopf und kurz bevor du auf deine Vorstellungsreise gehst, machst du die Magic-Finger-Trick-Atemübung, die du bereits gelernt hast (Abschn. 2.3.2), mindestens so lange, bis der Sand einmal durch die Sanduhr durchgelaufen ist.

Hinweis Der grauschattierte Text kennzeichnet den Kernteil dieser Übung. Die nichtschattierten Textblöcke ermöglichen den Ein- oder Ausstieg zu der vorliegenden Gesamtübung.

Lass dir die folgende Geschichte von einem dir lieben Menschen vorlesen oder lies sie dir selbst vor, langsam und besinnlich. Du kannst dich auch mit dem Handy aufnehmen und nachher das Ganze in aller Ruhe abspielen und es dir anhören, sooft du möchtest. Während du zuhörst, kannst du dir tagtraumartig mit deiner Fantasie … mit deiner Vorstellungskraft … die Situationen bildlich ausmalen …

„Mach es dir bequem und begebe dich an deinen persönlichen Wohlfühl- und Kraftort, den du von der ersten Übung schon kennst, und tauche mithilfe deiner Vorstellungskraft und allen deinen Sinneskanälen ein. Mach dich dort präsent: Wohlwollen, Mitgefühl und Neugier demjenigen Ding gegenüber, das du gerade jetzt beobachtest. Jetzt ist die Zeit, dich mit der 4-6-Atmung weiter zu entspannen: ‚eintausend – zweitausend – dreitausend – viertausend' bei der Einatmung und ‚eintausend – zweitausend – dreitausend – viertausend – fünftausend – sechstausend' bei der Ausatmung, während du dich bei der Ausatmung so schön schwer machst, wie du kannst … gut! Und dieses kannst du noch ein paar Mal wiederholen, bis ein wohltuendes, wohliges Wohlgefühl dich überkommt … gut!

Und jetzt kannst du das Bild, die Düfte, den Geschmack, die Melodie oder den Rhythmus, die Bewegung oder einfach das körperliche Gefühl der Gesundheit aufrufen … so … wie du es von der zweiten Übung schon kennst … deine persönliche Metapher für die Gesundheit als eine spürbare Selbstsuggestion erleben … gut! Und du bist es dir wert, gesund zu sein und gesund zu bleiben und bist von Herzen dankbar für die Gesundheit, die du hast!"

Kernteil der Übung „Vorstellung der Krankheit"

„Wie geht es dir gerade jetzt ... in deinem Körper ... in deinem Geist, wenn du hier in aller Ruhe sitzt oder liegst? Tauche in dich hinein. Wo spürst du irgendetwas Unangenehmes, Schmerzhaftes, Krankes? Falls du dich gut fühlst, genieße das Bild ... die Farben und Formen ... die Düfte ... die Naturgeräusche, Melodien und Rhythmen ... den Geschmack ... die Bewegungen der Gesundheit, wie du sie in der letzten Übung kennengelernt hast ... und jetzt denke an den Befund, den du bekommen hast, an die Beschwerden, die du in der Vergangenheit hattest.

Falls dich etwas stört ... tauche tief in dich hinein ... Wo im Körper ... wo im Geist spürst du es? ... Kannst du die eine oder die andere Hand darauf legen ... Oder ist das Problem ein Gefühl, das du überall im ganzen Körper spürst? ...

Wenn du Beschwerden verspürst oder du durch den Befund die durchgemachten Beschwerden vergegenwärtigst, schau genau hin, wo und wie und in welchem Umfang das Bild von deiner Gesundheit beeinträchtigt wird. Wie stellst du dir die Krankheit plastisch vor ... mit allen deinen Sinneswahrnehmungen!

Schaue das Problem einfach an ... geradeaus ins Gesicht ... von Auge zu Auge ... Wie stört die Krankheit dein Helden-Sein ... dein Prinzessinnen-Sein ... dein Ritter-Sein ... dein Blume-Sein ... dein Eiche-Sein ... dein Einhorn-Sein ... dein Löwe-Sein ... oder was auch immer du dir als das Sein deiner Energie, deiner Freude und deiner Gesundheit vorstellst ...

Wo und in welcher Intensität macht diese Krankheit die Gesundheit dunkler oder schmutziger? ... Wie verändert diese Krankheit die Düfte? ... Hat das Problem – diese Krankheit – selbst einen Duft? ... Einen Gestank? ... Einen ekligen Geschmack? ... Wie tönt das Problem – diese Krankheit – ... wie ein Rauschen oder ein Getöse? ... Streitet diese Krankheit mit dir ... Macht sie dir Angst?

Jede Krankheit ist schwächer als deine Gesundheit ... Krankheit ist besiegbar ... Vielleicht kannst du dir vorstellen, wo diese Krankheit verletzlich ist ... wo und welche Schwachpunkte sie hat ... wie du sie überwinden können wirst?

Wo ist noch Gesundheit?

Du gestattest dir Gesundheit ... du darfst gesund sein und gesund bleiben, du bist es dir wert und gönnst dir vom ganzen Herzen diese deine Gesundheit und du bist dankbar für jede Besserung und dafür, dass du so gesund bist, wie du eben gerade jetzt bist und dazu immer noch gesünder wirst. Und die Krankheit an sich erlebst du viel weniger wichtig, weniger bedeutsam, als die Gesundheit es ist."

„Irgendwann wirst du merken, dass die Zeit gekommen ist und du in den Alltag zurückkehren möchtest.

Dann kannst du einfach dreimal t-i-e-f ein- und ausatmen – ohne auf ‚4-6' zu zählen! –, deine Augen wieder aufmachen, langsam aufsitzen und aufstehen ... alle Viere von dir strecken und dich recken und ... nun voller Kraft gegen die Krankheit in den weiteren Tag hinausgehen ...

Putzmunter bist du wieder ... hier und jetzt ... voller Energie und Freude am Leben ... motiviert und bereit, das nächstliegende Tun mit Zuversicht, Vertrauen und Mut anzupacken!"

Du hast jetzt 3 Bilder zur Selbstheilung erfunden und erlebt:

1. Wohlfühlort,
2. Gesundheit,
3. Krankheit und die durch die Krankheit beeinträchtigte Gesundheit.

Neu hinzugekommen Ein Bild der Krankheit und der durch die Krankheit beeinträchtigten Gesundheit, das gleichzeitig die Schwächen und die Besiegbarkeit der Krankheit glaubwürdig und überzeugend macht. So wird die Krankheit weniger bedeutsam als die Gesundheit erlebt (Entmystifizierung der Krankheit und Verringerung des Nocebo-Effekts).

4.4.5 Die Krankheit darstellen

Wenn du eine gute Vorstellung von der Krankheit bekommen hast, kannst du ihr vielleicht einen Namen geben und eine Skizze oder eine Farbzeichnung von ihr machen oder sie mit Musik, Gesang oder mit einem Tanz darstellen oder sie basteln, z. B. mit Papier, Karton, Holz, Ton oder Metall.

Im dritten Raum des Schneckenhauses (Abb. 2.1) kannst du eine Beschreibung oder eine Skizze oder ein Bild der Krankheit machen.

Bewahre bitte das Blatt gut auf, da du es für die ganze Selbstheilungsgeschichte brauchen wirst!

4.5 Wissenschaftlich-medizinischer Hintergrund zum Element „Krankheit"

4.5.1 Dynamische Krankheiten

Die psychobiologischen Systeme im Organismus jedes Lebewesens befinden sich in dauernder dynamischer Anpassung an ihre physikalische und psychosoziale Umwelt. Sie regulieren ihre Aktivität durch eine Vielzahl von informationsverarbeitenden Rückkopplungsmechanismen (Besedovsky und Rey 2007). Viele als Krankheit empfundene Zustände entstehen durch Störung dieser Regulation ohne eine Verletzung, ohne einen eindeutigen biologischen Erreger oder ohne einen psychologischen Grund, also ohne erkennbaren Grund. Solch eine körperliche oder geistige Störung nennt man eine dynamische Krankheit (Belair et al. 1995; Glass 2015; Glass und Mackey 1988; Mackey und Milton 1987; siehe auch an der Heiden 2006; Beuter und Vasilakos 1995; Guevara et al. 1983; Mackey und Glass 1977; Mackey und an der Heiden 1982; Pezard et al. 1996; Whitelaw et al. 1995). Man kann dynamische Krankheiten formal wie folgt definieren:

[...] Pathologien, die charakterisiert sind durch die Operation eines im wesentlichen intakten Kontrollsystems in einem Gebiet der physiologischen Parameter, das pathologisches Verhalten hervorbringt (Mackey 1977, zit. nach an der Heiden 1998, S. 243).

Im Allgemeinen lässt sich eine dynamische Krankheit bei sämtlichen pathogenetisch und ätiologisch unklaren syndromalen Beschwerdebildern ohne nachweisbare organische Grundlage (sog. PÄUSNONOG) vermuten.

Wie auch viele körperliche Krankheiten kann man schwere psychische Krankheiten wie Schizophrenie (Schmid 1991, 1994, 1997a, b, 1998a, b; Schmid et al. 2010; Dünki und Schmid 1998; Schmid und Dünki 1996; Schmid und Koukkou 1997) oder bipolare Störungen (Pezard et al. 1996) als dynamische Krankheiten verstehen, die gewissermaßen aus sich selbst heraus entstehen (siehe z. B. Mackey und Milton 1987, Tab. 1, S. 17).

Schizophrenie

Die Schizophrenie ist eine schwerwiegende Beeinträchtigung und Spaltung von mindestens zwei der vier psychologischen Funktionen: das ichhafte Denken, das Fühlen, die Sinneswahrnehmung und die Intuition. Diese Spaltung geht vielmals einher mit Zerfahrenheit im Denken und Realitätsverlust (= Psychose), oft in Zusammenhang bzw. verstärkt durch Halluzinationen, und Wahn.

Die Schizophrenie kann zugleich im Rahmen der

- kognitiven Psychologie als Ich-Störung,
- Tiefenpsychologie als ein pathologischer Komplex,
- Chaostheorie als ein pathologischer Attraktor,
- Neuropsychologie als limbischer Autismus (Schmid et al. 2010, 2015) in der Konnektivität der neuronalen Netzwerke bei an einer Schizophrenie leidenden Menschen (Sporns et al. 2000; Tononi und Edelmann 2000)

verstanden werden. Darin zeigt sich die mehrere Disziplinen übergreifende Komplexität des Problems der Krankheit Schizophrenie.

Die Idee der dynamischen Krankheiten wird in der somatischen Schulmedizin (siehe z. B. Mackey und Milton 1987; Belair et al. 1995; Glass 2015) und in der psychiatrischen Schulmedizin wie auch in der Komplementär- und Alternativmedizin (KAM, „complementary and alternative medicine" [CAM]; Gruber 2001) diskutiert.

Jede Krankheit oder Verletzung kann mehr oder weniger aus Störungen oder Überforderung dynamischer Anpassungsleistungen an Veränderungen im Körperinnern oder in der Umwelt resultieren. Sogar ein Skiunfall kann als eine „Störung der dynamischen Anpassungsleistung an Umweltveränderungen" verstanden werden.

Jede Krankheit ist mehr oder weniger selbstorganisierend, d. h. eine Krankheit entwickelt sich nach und nach aus einem Komplex von ineinander übergreifenden soziopsychologischen und physiologischen Rückkopplungsmechanismen, bis der Verlauf schließlich in ein stabiles Zustandsmuster mündet.

Das Gleiche gilt selbstverständlich auch für sämtliche Genesungsprozesse. Man muss davon ausgehen, dass eine entsprechende Selbstorganisation von Körper-Geist-Regelkreisen prinzipiell jeder Selbstheilung unterliegt. Und jede Heilung ist letztendlich immer eine Selbstheilung.

Solche Regelkreise sind stets, also ob krank oder gesund, selbstorganisierend. Sie funktionieren mehr oder weniger unbewusst nach eigenen intrinsischen Regeln, was neben Schmerz- und Immunreaktionen auch der bewussten und unbewussten Wahrnehmung eine Art eigenes Denken oder Intelligenz (engl.: „mind") verleiht. Diese Intelligenz unterliegt offensichtlich keiner bewussten Kontrollleistung, und der Mensch benötigt sie, um seine körperliche und geistige Orientierung und weitere Funktionen zu ordnen und aufrechtzuerhalten.

Diese Intelligenz dient der Wahrnehmung von Abweichungen innerhalb und zwischen den verschiedenen Regelkreisen der psychophysiologischen Symbiose mit und in Abgrenzung von der Umwelt; gleichzeitig soll sie gegenregulieren, um die individuelle Systemordnung wiederherzustellen.

Wir können mittels Vorstellungskraft mit dieser Intelligenz Kontakt aufnehmen und in Dialog treten. Als System im Vorstellungsmodus ist der Organismus in der Lage, während der Meditation oder Trance seine innere Welt zu erkunden und sich mit heilsamen Vorstellungen selbst zu therapieren.

Bei Krankheit ist es Ihre Aufgabe, sich selbst zu helfen, indem Sie versuchen, die gesunde Gestalt hinter den gestörten Vorstellungen von sich selbst zu erkennen und wiederzufinden.

Sinn und Zweck der geführten Imagination im Rahmen der SDE-Methode ist es nun,

○ mit diesem Steuerungsmechanismus in Kontakt zu treten,
○ günstige Bedingungen zu schaffen für die Implementierung und Aufrechterhaltung einer optimal heilsamen Orchestrierung jener dynamischen Kontrollzyklen bzw. Regelkreise, die neben Schmerzempfinden und Immunkräften auch die subjektive und sinnesbezogene Wahrnehmung der Innen- und Umwelt betreffen,
○ ein heilsames Wechselspiel zwischen den genannten Zyklen zu optimieren.

4.5.2 Akzeptanz/Irrelevanz

Jede Erkrankung, jede Beschwerde, jedes Symptom hat für den Betroffenen eine persönliche Bedeutung – einen individuellen Sinn, der von „sinnlos" bis „eine persönliche, spirituelle Mitteilung" reicht und von Person zu Person sehr verschieden sein kann: eine persönliche Relevanz. Die Bedeutsamkeit misst gewissermaßen den Grad der Beeinträchtigung, die das Individuum durch die Krankheit erlebt, und wie es deren Auswirkungen beurteilt.

Zum Beispiel weiß man seit Langem, wie schwierig es ist, das subjektive Erlebnis eines Schmerzes zu quantifizieren (Engel 1959; Beecher 1965; Hadjistavropoulos et al. 2011; Lewis 2013). Beim selben Schweregrad fühlt sich eine Person gezwungen, z. B. eine Arbeit oder eine Freizeitaktivität aufzugeben, und eine andere Person nicht. Die ihre Arbeit bzw. Freizeitaktivität aufgebende Person misst der Krankheit mehr Bedeutung bei, als die andere Person dies tut. Darüber hinaus freut sich die eine Person vielleicht gar, wegen der Schmerzen nicht arbeiten zu müssen, während sich die andere im selben Maße ärgert, dass sie wegen des Schmerzes nicht arbeiten kann.

Nach etwas mehr als 25 Jahren persönlicher und beruflicher Erfahrung mit Menschen, die unter den verschiedensten Krankheiten leiden – akute und chronische Schmerzen, amyotrophe Lateralsklerose (ALS), Krebs, Morbus Crohn, multiple Sklerose, Myasthenia gravis (MG), Neurodermitis, Morbus Parkinson, Psoriasis, Reizdarm u. a. m. – habe ich beobachtet, dass die Personen, die einen gesunden, ressourcenorientierten, emotionellen Abstand zu ihrem Problem einnehmen, die Beeinträchtigung und Tragweite des Problems positivieren, d. h. die Schwere der Krankheit zur Kenntnis nehmen und akzeptieren, ohne den Schweregrad zu verdrängen oder zu verschönern, in der Regel eher erfreuliche Verläufe verzeichnen. Diese Menschen haben anscheinend die Fähigkeit zu leiden, ohne sich zu bemitleiden, die Gabe, sozusagen nebenbei oder gar anmutig zu leiden, wenn ich das so ausdrücken darf. „Contain the pain!", könnte man hier auf Englisch sagen. Die Krankheit steht im Mittelpunkt des Lebens und dabei haben die Erfolgreichen gelernt, von der Krankheit und ihrer Ursache mithilfe von inneren Bildern oder medizinischer Hypnose emotionelle Distanz zu nehmen, die Krankheit von sich selbst zu dissoziieren und psychobiologisch in Griff zu bekommen, statt sich von der Krankheit beherrschen zu lassen.

Ein gutes Beispiel wie hilfreich es sein kann, sich auf die positiven Aspekte zu konzentrieren, finden wir insbesondere beim Sport. Ein guter Sportler darf nicht denken: „Oh je, wahrscheinlich werde ich das Spiel verlieren!", um sich vor einer möglichen Enttäuschung zu schützen. Er muss positiv bleiben, gleichzeitig seine Schwächen und Fehler eingestehen und aus ihnen lernen, um das nächste Mal noch besser zu sein! Am wichtigsten, am relevantesten bleiben aber immer seine Stärken und seine Erfolge. Als Paradebeispiel denke ich hier an den Schweizer Tennisstar Roger Federer. Kritiker wollten ihn seit dem Frühling 2010 immer wieder abschreiben, als er Spiele zu verlieren begann, die er vorher nicht verloren hatte. Nachdem er 2016 im Halbfinale in Wimbledon verloren hatte, brach er die Saison ab, zog sich ein halbes Jahr zurück und erfand sich neu:

Federer selber nahm die Niederlagen zumindest äußerlich gelassen hin. Schließlich fehlte ja nicht viel. Ein Final ist immer noch ein Final, und dass er diesen erreicht hatte, wertete er als Zeichen, weiterhin fähig zu sein, große Spiele zu gewinnen. Sein Coach Severin Lüthi hat mehr als einmal gesagt, er kenne keinen anderen Menschen, der es besser verstehe, sich auf die positiven Aspekte zu konzentrieren und alles andere auszublenden (Germann 2018).

Häufig hilft hier eine Aufgabe, eine „Mission", die man im Leben durchzuführen hat, wie z. B. bei dem britischen Physiker Stephen William Hawking (1942–2018), der an einer ALS erkrankte und der dank der Fortschritte in der Informationstechnologie trotz Verschlimmerung seiner Krankheit weiterhin Bücher schreiben konnte. Auch Spiritualität, Familienverbundenheit o. a. psychosoziale Zugehörigkeiten und Beziehungen können die Selbstheilung stärken (O'Hara 2002; Bussing et al. 2005a, b, c). Im Fall der helfenden Religiosität – z. B. Coruh et al. 2005; Gebauer et al. 2012 – ist es m. E. weniger der Glaube an Gott, sondern mehr der fehlende Glaube an die Krankheit, der den Heilungsprozess fördert.

Bei der Anwendung der SDE-Methode wird jede Übung für Sie ein Erfolg, egal, wie sie augenblicklich ausgeht, weil Sie mit ihr lernen können, die Beschwerden während der Übung nach und nach zu verringern und dieser Linderung mehr Wichtigkeit beizumessen als dem Fortbestehen der Beschwerden. So werden Sie merken, dass Sie gesünder werden – egal, was zwischendurch kommt oder wie lange es braucht. Selbstverständlich steht hier Bescheidenheit an erster Stelle, da wir mit der Vorstellungskraft viel mehr machen können, als wir denken, aber in der Regel doch einiges weniger, als wir möchten.

So geht es bis zur erhofften Ausheilung auch bei chronischen Krankheiten weiter: Sie spüren die Beschwerden und setzen die Selbstheilungsgeschichte ein, verbessern sie gegebenenfalls. Dadurch werden Sie mit der Zeit besser. Wir gewinnen durch Üben an Erfahrung und an innerer Sicherheit, etwas Richtiges und Wirksames zu tun. Wir wissen von uns: *„Ich bin richtig und wirksam"* und gewinnen an Vertrauen in uns selbst. Unser Körper sagt es uns vor: weniger Beschwerden bedeutet *„Richtig gemacht!"*. Fortbestehende oder verschlimmernde Beschwerden bedeuten *„Hier ist noch eine Baustelle!"* Auf diese Weise finden Sie Ihre ganz eigenen krankmachenden Faktoren heraus und bauen sie schrittweise ab. Auch eine mit scheinbarer Sicherheit tödlich verlaufende Krankheit kann auf diese Art zuversichtlich angepackt werden.

Leider kenne ich keine systematische Studie, wie sich die Akzeptanz bzw. die Fähigkeit, sich von einer Krankheit nicht beherrschen zu lassen, auf die Stärkung der Selbstheilung auswirkt.

4.5.3 Entmystifizierung

Die Fachliteratur liefert Hinweise dafür (Schmid 2010), dass insbesondere gravierende Krankheiten wie z. B. Krebs entmystifiziert werden müssen, dass man sich vorstellen sollte, wie die Selbstheilungskräfte eine solche Krankheit besiegen, wie die Gesundheit bzw. der Realitätsbezug wiederhergestellt und wie das Übel endgültig aus dem Körper bzw. aus dem Geist verbannt wird.

Literatur

Antonovsky A (1967) Social class, life expectancy and overall mortality. Milbank Mem Fund Q 45(2):31–73

Antonovsky A (1979) The salutogenetic model of health. In: Antonovsky A (Hrsg) Health, stress and coping: new perspectives on mental and physical well-being. Jossey-Base, San Francisco, S 182–197

de Araujo AC, da Silva FG, Salvi F et al (2009) The management of erectile dysfunction with placebo only: does it work? J Sex Med 6(12):3440–3448

Beecher HK (1965) Quantification of the subjective pain experience. Proc Annu Meet Am Psychopathol Assoc 53:111–128

Belair J, Glass L, an der Heiden U, Milton J (1995) Dynamical disease: identification, temporal aspects and treatment strategies of human illness. Chaos 5(1):1–7

Berndt C (2013) Das kann nicht gut gehen: immer wieder sterben Menschen, weil sie fest an das Ende ihres Lebens glauben. Der Seelentod ist ein unterschätztes Phänomen. Süddeutsche Zeitung (SZ Wochenende), 17. August, V2/4

Besedovsky HO, Rey AD (2007) Physiology of psychoneuroimmunology: a personal view. Brain Behav Immun 21(1):34–44

Beuter A, Vasilakos K (1995) Tremor: is Parkinson's disease a dynamical disease? Chaos 5(1):35–42

Bussing A, Matthiessen PF, Ostermann T (2005a) Engagement of patients in religious and spiritual practices: confirmatory results with the SpREUK-P 1.1 questionnaire as a tool of quality of life research. Health Qual Life Outcomes 3:53

Bussing A, Ostermann T, Matthiessen PF (2005b) Role of religion and spirituality in medical patients: confirmatory results with the SpREUK questionnaire. Health Qual Life Outcomes 3:10

Bussing A, Ostermann T, Matthiessen PF (2005c) Search for meaningful support and the meaning of illness in German cancer patients. Anticancer Res 25(2B):1449–1455

Cocco G (2009) Erectile dysfunction after therapy with metoprolol: the Hawthorne effect. Cardiology 112(3):174–177

Coruh B, Ayele H, Pugh M, Mulligan T (2005) Does religious activity improve health outcomes? A critical review of the recent literature. Explore (NY) 1(3):186–191

DFG-Forschergruppe (2018) Placeboforschung. Die DFG-Forschergruppe. http:// placeboforschung.de. Zugegriffen: 28. Mai 2018

Dünki RM, Schmid GB (1998) Unfolding dimension and the search for functional markers in the human electroencephalogram. Phys Rev E 57(2):1–8

Eaker ED, Pinsky J, Castelli WP (1992) Myocardial infarction and coronary death among women: psychosocial predictors from a 20-year follow-up of women in the Framingham Study. Am J Epidemiol 135(8):854–864

Engel GL (1959) Psychogenic pain and pain-prone patient. Am J Med 26(6):899–918

Garfield PL (1974) Creative dreaming. Ballantine Books, New York

Gebauer JE, Sedikides C, Neberich W (2012) Religiosity, social self-esteem, and psychological adjustment: on the cross-cultural specificity of the psychological benefits of religiosity. Psychol Sci 23(2):158–160

Germann D (2018) Roger, verzeih. NZZ am Sonntag, 18. Februar

Glass L (2015) Dynamical disease: challenges for nonlinear dynamics and medicine. Chaos 25(9):097603

Glass L, Mackey MC (1988) From clocks to chaos: the rhythms of life. Princeton Univ Press, Princeton

Gruber U (2001) Naturheilkunde. Von Akupunktur bis Zilgrei – 60 Methoden im Vergleich. Jean Frey AG, Zürich

Guevara MR, Glass L, Mackey MC, Shrier A (1983) Chaos in neurobiology. IEEE Trans Syst Man Cybern 13(5):790–798

Hadjistavropoulos T, Craig KD, Duck S et al (2011) A biopsychosocial formulation of pain communication. Psychol Bull 137(6):910–939

Hahn RA (1985) A sociocultural model of illness and healing. In: White L, Tursky B (Hrsg) Placebo: theory, research and mechanisms. Guilford Press, New York, S 167–195

Hahn RA (1997) The nocebo phenomenon: concept, evidence, and implications for public health. Prev Med 26(5 Pt 1):607–611

Hahn RA, Kleinman A (1983) Belief as pathogen, belief as medicine: „voodoo death" and the placebo phenomenon in anthropological perspective. Med Anthropol Quart 14(4):3, 16–19

Heiden U an der (1998) [Mathematical principles of medicine] Med Klin (Munich) 93(9):557–564

Heiden U an der (2006) Schizophrenia as a dynamical disease. Pharmacopsychiatry 39(1):36–42

Heier M (2013) Nocebo: Wer's glaubt wird krank. Gesund trotz Gentests, Beipackzetteln und Röntgenbildern (3. Aufl). Hirzel, Stuttgart

Kennedy WP (1961) The nocebo reaction. Med. World 95:203–205

Lewis S (2013) Pain: a phantom experience. Nat Rev Neurosci 14(5):306

Mackey MC, Glass L (1977) Oscillation and chaos in physiological control systems. Science 197:287–289

Mackey MC, Heiden U an der (1982) Dynamical diseases and bifurcations: understanding functional disorders in physiological systems. Funkt Biol Med 1:156–164

Mackey MC, Milton JG (1987) Dynamical diseases. Ann NY Acad Sci 504:16–32

O'Hara DP (2002) Is there a role for prayer and spirituality in health care? Med Clin North Am 86(1):33–46

Pezard L, Nandrino JL, Renault B et al (1996) Depression as a dynamical disease. Biol Psychiatry 39(12):991–999

Rief W, Hofmann SG, Nestoriuc Y (2008) The power of expectation – understanding the placebo and nocebo phenomenon. Soc Personal Psychol Compass 2(4): 1624–1637

Rippon I, Steptoe A (2014) Feeling old vs being old: associations between self-perceived age and mortality. JAMA Int Med 175(2):307–309

Rippon I, Kneale D, de Oliveira C et al (2014) Perceived age discrimination in older adults. Age Ageing 43(3):379–386

Schmid GB (1991) Chaos theory and schizophrenia: elementary aspects. Psychopath 24(4):185–198

Schmid GB (1994) Chaostheorie und Prognose: Ein Plädoyer für eine neue prognostische Methode. Vortrag bei der 4. Herbstakademie „Selbstorganisation in Psychologie und Psychiatrie", 04.10–07.10.1994, Universität Münster

Schmid GB (1997a) Chaostheoretische Betrachtungen zu Psychiatrie, Psychologie und Psychotherapie. Teil 1: Die sechs Grundeigenschaften des Chaos und eine Prozess-Orientierte Psychiatrie (POPSY). Forsch Komplementmed [Res Complement Med] 4(3):146–163

Schmid GB (1997b) Chaostheoretische Betrachtungen zu Psychiatrie, Psychologie und Psychotherapie. Teil 2: Neue Hypothese zur Natur der Psychose. Forsch Komplementmed [Complement Med Res] 4(4):194–208

Schmid GB (1998a) Psychosis, chaos and the binding problem. Vortrag bei der Tucson III Toward a Science of Consciousness Conference, 27.04.–02.05.1998, Tucson, Arizona

Schmid GB (1998b) The six fundamental characteristics of chaos and their clinical relevance to psychiatry: a new hypothesis for the origin of psychosis. In: Orsucci F (Hrsg) The complex matters of mind (Bd 6). World Scientific, Singapore, S 141–181

Schmid GB (2009) Tod durch Vorstellungskraft: das Geheimnis psychogener Todesfälle, 2. Aufl. Springer, Wien

Schmid GB (2010) Selbstheilung durch Vorstellungskraft. Springer, Wien

Schmid GB (2013) Bewusstseinsmedizin: Psychogene Heilung durch Vorstellungskraft. Suggestionen: Forum der Deutschen Gesellschaft für Hypnose und Hypnotherapie e. V – DGH Ausgabe 2013:6–40

Schmid GB (2015) Und der Medizinmann sprach: „Du musst sterben … !", also musst du? Wirkung der Vorstellungskraft auf Heilung, Krankheit und Tod. In: Muffler E (Hrsg) Kommunikation in der Psychoonkologie. Der hypnosystemische Ansatz. Carl-Auer, Heidelberg, S 179–217

Schmid GB (2017) Stärkung der Selbstheilung. In: Brähler E, Eichenberg C, Hoefert H-W (Hrsg) Selbstbehandlung und Selbstmedikation – medizinische und psychologische Aspekte. Hogrefe, Göttingen, S 189–202

Schmid GB, Dünki RM (1996) Indications of nonlinearity, intraindividual specificity and stability of human EEG. The unfolding dimension. Physica D 93:165–190

Schmid GB, Koukkou M (1997) Die dimensionale Komplexität des EEG in psychotischen und remittierten Zuständen. In: Schiepek GT, Schacher W (Hrsg) Selbstorganisation in Psychologie und Psychiatrie. Vieweg, Braunschweig, S 151–170

Schmid GB, Benz M, Seifritz E, Vollenweider FX (2010) Disrupted cortical-subcortical connectivity in unmedicated first-episode schizophrenia (a new approach to schizophrenia: limbic autism). Vortrag beim „Tag der Forschung" an der PUK, 02.12.2010, Psychiatrische Universitätsklinik Zürich

Schmid GB, Ito K, Eisenhut R (2015) Fantasietherapie: die Realität in der Fantasie wiederfinden. Springer, Heidelberg

Schröder H (2017) Placebo und Nocebo, Salutogenese bei Krebs. Auditorium Netzwerk, Hamburg

Seligman MEP (1983) Erlernte Hilflosigkeit, 2. Aufl. Urban & Schwarzenberg, München

Silvestri A, Galetta P, Cerquetani E et al (2003) Report of erectile dysfunction after therapy with beta-blockers is related to patient knowledge of side effects and is reversed by placebo. Eur Heart J 24(21):1928–1932

Sporns O, Tononi G, Edelman GM (2000) Connectivity and complexity: the relationship between neuroanatomy and brain dynamics. Neural Netw 13(8–9):909–922

Tinnermann A, Geuter S, Sprenger C et al (2017) Interactions between brain and spinal cord mediate value effects in nocebo hyperalgesia. Science 358(6359):105–108

Tononi G, Edelman GM (2000) Schizophrenia and the mechanisms of conscious integration. Brain Res Brain Res Rev 31(2–3):391–400

Whitelaw WA, Derenne JP, Cabane J (1995) Hiccups as a dynamical disease. Chaos 5(1):14–17

5

SDE-4: Bündnis mit der üblichen medizinischen Behandlung

„Treatment as usual" (TAU) alsPlacebo-Potenzierung

Zusammenfassung

Die Vorstellungskraft kann die Wirksamkeit jedes Medikaments und jeder medizinischen Behandlung erhöhen. Dies nennt man den Placebo-Potenzierungseffekt. Durch die bewusste Unterstützung der angeborenen, unbewussten Fähigkeit, die Gesundheit und Selbstheilung fortlaufend im Bündnis mit der üblichen medizinischen Behandlung (engl.: TAU = „treatment as usual") weiterzuentwickeln, werden die positiven Wirkungen jedes Medikaments erhöht und der positive Verlauf jeder medizinischen Behandlung – einschließlich Operationen – unterstützt (Placebo-Potenzierung). Im Fall einer Krankheit wird man weniger Medikamente in jeweils einer kleineren Dosis mit weniger bis gar keinen Nebenwirkungen sowie einen besseren, erfolgreicheren Verlauf erzielen. Hier wirkt die Placebo-Potenzierung der üblichen medizinischen Behandlung zusammen mit der Schwächung des Nocebo-Effekts des dritten dramaturgischen Elements (SDE-3). Die allerwichtigste Arznei Ihres Mediziners oder Ihres Therapeuten ist Ihr Vertrauen in ihn. Häufig geht es lediglich darum, Ihnen Ihre Ängste zu nehmen und zu ermöglichen, sich angstfrei und hoffnungsvoll in die Behandlung zu begeben.

Bislang haben Sie 3 dramaturgische Elemente zur Verfügung:

1. Präsenz und Entspannung an Ihrem Wohlfühl- und Kraftort über die 4-6-Atemtechnik.
2. Vorstellung der Gesundheit: eine fantasievolle, persönliche Vorstellung von Gesundheit, die Sie sich von Herzen mit möglichst vielen Sinneswahrnehmungen geistig-seelisch gönnen und für die Sie dankbar sind.

© Springer-Verlag GmbH Deutschland, ein Teil von Springer Nature 2019
G. B. Schmid, *Selbstheilung stärken*, https://doi.org/10.1007/978-3-662-57674-8_5

3. Vorstellung der Krankheit: eine fantasievolle, persönliche Vorstellung von einer aktuellen oder befürchteten Krankheit, von der Sie sich befreien möchten, die Sie als dumm, schwach und verletzlich erleben und der Sie viel weniger Bedeutung als der Gesundheit zuschreiben.

Grundlage

Es ist eine wohlbekannte Tatsache, dass sogar die besterprobten schulmedizinischen Medikamente noch besser und zuverlässiger wirken, wenn der Patient sie voller Vertrauen einnimmt und/oder wenn der Arzt selbst von der Wirkung seiner verordneten Medikamente überzeugt ist. Eine gute therapeutische Beziehung, in der die nächsten Bezugspersonen (Familie, Arbeitgeber, Freunde etc.) und die „übliche medizinische Behandlung" berücksichtigt werden, vermittelt dem Patienten Zuversicht, Vertrauen, Hoffnung und Mut und traut ihm Gesundung zu. Eine zuverlässige therapeutische Beziehung wirkt wie ein heilsamer Katalysator zwischen der üblichen medizinischen Behandlung und den angeborenen Selbstheilungskräften. Wenn die verschiedenen Behandlungsbestandteile aufeinander abgestimmt werden, entsteht eine gesundheitsfördernde **Handhabbarkeit** aus der Lehre der Salutogenese von Aaron Antonovsky (1923–1994; [Antonovsky 1967, 1979]).

Kontrapunkt

Widerstand gegen die übliche medizinische Behandlung schwächt und verzögert sowohl die Wirkung der Behandlung als auch den Heilungsprozess.

Ziele

- Einen inneren Helfer als Stellvertreter für alles finden, was Sie von außen zu sich nehmen oder für die Gesundung mit sich machen lassen!
- Akzeptanz/Bündnis mit der üblichen Behandlung!

5.1 Basisvorstellungen

Zu dem vierten dramaturgischen Element der Sechs-dramaturgische-Elemente-Methode (SDE-Methode) gehören folgende Basisvorstellungen:

- *„Mein Arzt oder mein Therapeut ist mein Verbündeter und seine Hilfsmittel sind wirksam!"*
- *„Ich habe Vertrauen in die Behandlung und akzeptiere sie deshalb!"*

○ *„Gerne folge ich der Verordnung meines behandelnden Arztes, denn je gründlicher die Selbstheilung einsetzt, desto schneller wird der Arzt selbst auf die Idee kommen, seine Maßnahmen zu reduzieren."*

5.2   Was ist „die übliche medizinische Behandlung"?

Heutzutage gilt es, kritisch zu sein und alles zu hinterfragen. Mit anderen Worten: Ärzte sind auch Menschen und keine Götter. Grundbedingung für eine möglichst gute Aktivierung der Selbstheilungskräfte ist jedoch eine vorbehaltlose Akzeptanz der zur Genesung eingesetzten Elemente (Autorität, Objekt, Ort, Heilsbotschaft o. Ä.) und Rituale – sowie eine klare Idee davon, was der Kranke und/oder eine Drittperson tun muss, um den Heilungsprozess in Gang zu setzen. Dieses gilt natürlich nur, wenn der Arzt die richtigen Therapien verordnet. Zum Beispiel fördert es die Gesundung, wenn sich der Arzt dem Betroffenen gegenüber hoffnungsvoll über eine Diagnose *äußert*; ihm ein vielversprechendes Medikament *verordnet*; für ihn das bestmögliche Krankenhaus *sucht*; sich für den Patienten eine besondere Heilsbotschaft *vorstellt*, die ihm seine bevorstehende Erholung verkündet.

Wie können Sie ein Bündnis mit der üblichen medizinischen Behandlung (engl.: TAU = „treatment as usual") schließen?

Handhabbarkeit ist ein wesentliches Element des Kohärenzgefühls nach Antonovsky (1979). Dabei helfen folgende Kriterien, Krankheit als handhabbar zu erleben:

Eine geeignete Behandlung finden
An welche Medizin glauben Sie: Schulmedizin, Phytotherapie, Erfahrungsmedizin, Alternativmedizin, Komplementärmedizin, TCM (traditionelle chinesische Medizin), Homöopathie, Schamanismus, Geistheilung, Fernheilung oder etwas anderes?

Worauf vertrauen Sie genau bei dieser Art der Medizin? Stimmt für Sie der Mythos, der hinter dieser Richtung steht? Sind für Sie Behandlungen, Rituale und Medikamente, die Ihre bevorzugte medizinische Richtung anwendet, nachvollziehbar?

Diese Behandlung anwenden und mit der Vorstellung unterstützen
Können Sie sich vorstellen, wie die Rituale, die mythoskonform – von Ihrem Arzt oder Heiler und von Ihnen selbst – ausgeübt werden, arbeiten: die Medikamente, die Sie einnehmen, die Diät oder die Übungen, die Sie

befolgen, oder die Gebete, die Sie machen, um Ihre Gesundheit zu erhalten oder Sie von Ihrer Krankheit oder Ihren Schmerzen zu befreien?

Diese Behandlung bejahen und sich auf jeden Erfolg der Behandlung freuen

„Mein Arzt oder mein Therapeut ist mein Verbündeter und ich stelle mir vor, wie seine Behandlung mir hilft, gesund zu werden und gesund zu bleiben, und bin dankbar dafür!".

5.3   Die Macht des Placebo-Effekts

Während der Selbstheilungsarbeit sollten Sie die üblichen schulmedizinischen Maßnahmen (TAU), wie diese vom Arzt verordnet werden, weiterhin befolgen.

Medizinische Maßnahmen mögen immer wieder als Hilfsmittel notwendig sein, sie sind aber nie allein ausreichend: Keine Krankheit, keine Vergiftung, keine Verwundung kann je allein durch äußere Mittel geheilt werden. Andererseits sind die Selbstheilungskräfte selbst vielfach – insbesondere bei akuten Erkrankungen oder Verletzungen – überfordert und auf Hilfe von außen, wie z. B. Operationen, Antibiotika, Medikamente etc., angewiesen. Medizinische Maßnahmen sind also vielfach notwendig und gar lebensrettend, können aber allein, ohne die Selbstheilungskräfte des betreffenden Menschen, doch nie heilen. Dabei spielt die Vorstellungskraft eine wesentliche Rolle, die mithilfe der medizinischen Hypnose maßgeblich beeinflusst und gestärkt werden kann (Schmid 2010, 2014). Und je überzeugter Ihr Arzt oder Therapeut von seiner Methode, je glaubwürdiger Ihnen die übliche medizinische Behandlung, je entgegenkommender Ihre Haltung gegenüber Ihrem Arzt oder Ihrem Therapeuten und seiner Methode ist, desto wirksamer wird diese Behandlung sein: Die Medikamente und Behandlungen werden wirksamer, der Heilungsverlauf wird kürzer und Sie werden weniger Nebenwirkungen und Komplikationen erleiden. Diese Stärkung Ihrer Gesundung durch Ihr Bündnis mit der üblichen medizinischen Behandlung nennt man „Placebo-Potenzierung".

Hierzu ein Beispiel aus der Depressionsbehandlung. Die wesentliche Wirkung bestimmter Antidepressiva zeigte sich darin, dass die auf Antidepressiva ansprechenden Patienten (weit mehr als 30 %) denselben Verlauf des Abklingens der depressiven Symptome aufwiesen wie die Patienten, die auf Placebo ansprachen (ca. 30 %). Es gibt also hinsichtlich des

Besserungs*verlaufs* keine relevanten Unterschiede zwischen den Menschen, die auf Placebo oder Antidepressiva reagieren: Die antidepressiv behandelten Patienten heilen nicht schneller oder besser als die mit Placebo behandelten Patienten, nur der Anteil der Patienten, denen es besser geht, ist signifikant höher (Stassen et al. 1993, 1997); es ist lediglich diese erhöhte Effizienz, die dem Medikament den Vorzug gegenüber einem Placebo gibt (vgl. Degrandpre 1999).

In diesem Zusammenhang soll noch ein bis heute nicht erklärbares Phänomen der Behandlung mit Antidepressiva erwähnt werden: Obwohl der chemische Stoff bereits nach Stunden bzw. spätestens nach Tagen in der notwendigen Konzentration im Hirn vorliegt, tritt die spezifische antidepressive Wirkung in der Regel erst 1–3 Wochen nach Behandlungsbeginn ein, unabhängig vom Wirkstoff (z. B. Amitriptylin, Citalopram, Moclobemid) und auch mit Placebo.

Muss das Medikament erst eine Weile genommen werden, damit sich ein depressiver Mensch langsam auf den Glauben an die Wirkung des Medikaments und damit auf die Besserung einstellen kann?

5.4   4. Anleitung: Die übliche medizinische Behandlung

Dies ist das 4. von insgesamt 6 Anleitungen, mit deren Hilfe Sie sich selbst samt Ihrem „inneren Kind" das Thema „Selbstheilung" kinderleicht beibringen können.

Inzwischen haben Sie schon 4 Sachen gelernt:

1. Sich eine wunderschöne Vorstellung zum Thema „Selbstheilung" zu machen!
2. Sich mit der 4-6-Atmung und einer fantasievollen Vorstellung von einem Wohlfühl- und Kraftort präsent zu machen und sich super zu entspannen!
3. Sich Ihre Gesundheit gut vorzustellen und diese in Ihrem Körper und Geist mit allen Sinnen zu erleben! Und Sie gestatten sich Gesundheit: Sie sind es sich wert, gesund zu sein und gesund zu bleiben, und sind dafür dankbar!
4. Sich eine Vorstellung von Ihrer Krankheit zu machen, sodass Sie diese durchschauen können und als viel weniger wichtig, weniger bedeutsam als Ihre Gesundheit verstehen!

Und wieder gehen wir zur familiär-freundschaftlichen Du-Form über:

Du weißt, was es heißt, präsent und entspannt zu sein! Und du weißt inzwischen, wo dein Wohlfühl- und Kraftort ist und wie du deine Entspannung mithilfe der 4-6-Atemtechnik an diesem Ort aktivieren kannst. Du hast ein Gefühl für die Entspannung in deinem Körper und in deinem Geist, für deine innere Ruhe und dein Wohlsein, für deinen Mut.

Du weißt auch, was es heißt, gesund zu sein! Du hast ein Gefühl für die Energie in deinem Körper, für deine Kraft und Gesundheit. Ein Glücksgefühl. Und du weißt inzwischen, wie die Gesundheit für dich aussieht, wie sie sich für dich anhört, wie sie duftet und schmeckt und wie sie sich für dich anfühlt ... Und du darfst gesund sein und gesund bleiben und du bist dafür dankbar.

Du kannst dir – glaubwürdig und überzeugend – deine Krankheit als deiner Gesundheit weit unterlegen vorstellen, indem du dir die Dummheiten, Schwächen und Verletzlichkeiten deiner Krankheit vorstellst und die Krankheit als besiegbar, glaubwürdig und überzeugend verstehst. Du kannst die Krankheit durchschauen und als viel weniger wichtig, weniger bedeutsam als deine Gesundheit verstehen.

Jetzt wirst du lernen, eine Vorstellung von allem aufzubauen, was du von außen bekommst, damit es dir gut oder sogar noch besser mit deiner üblichen medizinischen Behandlung geht.

Kannst du dich an eine Krankheit, eine Erkältung oder eine Grippe, an eine Kinderkrankheit oder eine Wunde oder einen gebrochenen Knochen aus deiner Kindheit erinnern? Etwas, das dir wehgetan hat oder das dich schwach und hilflos machte? Und heute ist das weg! Sicher hat deine Mutter oder dein Vater genau das Richtige für dich zu tun gewusst, sodass es dir langsam, aber sicher und mit der Hilfe ihrer Liebe und Fürsorge zusammen mit viel Schlaf, gutem Essen, vielleicht einem Heiltee oder auch mit den Medikamenten und Behandlungen, die dein Arzt empfohlen hat, stetig besser ging, bis du wieder ganz gesund warst.

5.4.1 Beispiele für Fragen zur üblichen medizinischen Behandlung

- Isst du oder trinkst du etwas Besonderes, wenn du krank bist oder wenn du Schmerzen hast?
- Welche Mittel nimmst du, wenn du krank bist oder wenn du Schmerzen hast? Wo holst du diese Mittel? Schul- oder erfahrungsmedizinisches Medikament, Phytotherapie, Homöopathie, TCM ...?

- Wenn du krank bist oder wenn du Schmerzen hast, gehst du irgendwann zum Arzt, Psychiater, Psychotherapeuten, Physiotherapeuten oder zum Phytotherapeuten, zum Akupunkteur, zum Homöopathen, zum Geistheiler …?

5.4.2 Die übliche medizinische Behandlung beschreiben

- Wie stellst du dir vor, dass das, was du Besonderes isst oder trinkst, was du als Heilmittel nimmst, was dein Arzt oder Therapeut mit dir macht, dir hilft, wieder gesund zu werden?
- Auf welchen Grundsätzen, Ideen oder Mythen basiert die Behandlung?
- Wird die Behandlung vom Arzt oder Therapeuten entsprechend (mythoskonform) ausgeübt?
- Welche Diagnose und Prognose stellt er?
- Welche Maßnahmen übt er aus, um dich zu heilen?
- Welche Maßnahmen empfiehlt er dir, um seine Behandlung noch zu verbessern?
- Wie spürst du, ob die Behandlung wirkt?

5.4.3 Die Behandlung als Bündnis erleben

Tauche emotional in dich hinein und vergegenwärtige dir die folgende Situation: Du und deine liebe Familie und deine Ärztin oder dein Arzt sind ein kompetentes, fürsorgliches, dir positiv eingestelltes und wohlmeinendes Team. Und so kannst du dir nun vorstellen, dass diese Fürsorge und herzliche Unterstützung, diese Behandlung und Medikamente auch für dich und mit dir zusammenarbeiten. Aber wie und wo im Körper erlebst du diese Zusammenarbeit am ehesten?

5.4.4 Vorstellung der üblichen medizinischen Behandlung

Wenn du diese Übung ausprobieren möchtest, nimm dir eine 3-bis-5-minütige Sanduhr. Stell die Sanduhr auf den Kopf und kurz bevor du auf deine Vorstellungsreise gehst, machst du die Magic-Finger-Trick-Atemübung, die du bereits gelernt hast (Abschn. 2.3.2), mindestens so lange, bis der Sand einmal durch die Sanduhr durchgelaufen ist.

Hinweis Der grauschattierte Text unten kennzeichnet den Kernteil dieser Übung. Die nichtschattierten Textblöcke ermöglichen den Ein- oder Ausstieg zu der vorliegenden Gesamtübung.

Lass dir die folgende Geschichte von einem dir lieben Menschen vorlesen oder lies sie dir selbst vor, langsam und besinnlich. Du kannst dich auch mit dem Handy aufnehmen und nachher das Ganze in aller Ruhe abspielen und es dir anhören, sooft du möchtest. Während du zuhörst, kannst du dir tagtraumartig mit deiner Fantasie … mit deiner Vorstellungskraft … die Situationen bildlich ausmalen …

„Mach es dir bequem und begebe dich an deinen persönlichen Wohlfühl- und Kraftort, wie du ihn von der ersten Übung schon kennst, und tauche mithilfe deiner Vorstellungskraft dort in allen deinen Sinneswahrnehmungen ein. Mach dich dort präsent: Wohlwollen, Mitgefühl und Neugier demjenigen Ding gegenüber, das du gerade jetzt beobachtest. Jetzt ist die Zeit, dich mit der 4-6-Atmung weiter zu entspannen: ‚eintausend – zweitausend – dreitausend – viertausend‘ bei der Einatmung und ‚eintausend – zweitausend – dreitausend – viertausend – fünftausend – sechstausend‘ bei der Ausatmung, während du dich auch bei der Ausatmung so schön schwer machst, wie du kannst … gut! Und du wiederholst dies so viele Male, bis ein ganz wohltuendes, wohliges Wohlgefühl dich überkommt … gut!

Und jetzt kannst du dich tief entspannen … so … wie du es von der ersten Übung schon kennst … gut!

Und jetzt kannst du das Bild, die Düfte, den Geschmack, die Melodie oder den Rhythmus, die Bewegung oder einfach das körperliche Gefühl der Gesundheit aufrufen … so … wie du es von der zweiten Übung schon kennst … deine persönliche Metapher für die Gesundheit als eine spürbare Selbstsuggestion erleben … gut! Und du bist es dir wert, gesund zu sein und gesund zu bleiben und bist vom Herzen dankbar für die Gesundheit, die du hast!

Nun tauchst du in deinen Körper, in deinen Geist, in deine Seele hinein … lass dich all das spüren, was dich gerade hier und jetzt belastet … und das Bild der Gesundheit wird in dem Maße von dem Bild der Krankheit verändert, wie du sie gerade empfindest … so … wie du es schon in der dritten Übung gelernt hast … gut! Und du verstehst Krankheit als etwas Dummes, Schwaches und Verletzliches … überwindbar und viel weniger wichtig … weniger bedeutsam, als die Gesundheit es ist.“

Kernteil der Übung „Vorstellung der üblichen medizinischen Behandlung“

„Stell dir vor, wie die Liebe und Unterstützung von deiner Familie und deinen Freunden deine Gesundheit stärken … Wie die Sonnenstrahlen für eine Blume,

> *für einen Garten ist diese Liebe für dich da und stärkt dich … Und so wie auch ein sommerlicher Regen diese Blume … diesen Garten … deine Gesundheit … erfrischt … so erfrischen auch die Behandlungen und die Medikamente von deiner Ärztin oder deinem Arzt deine Gesundheit …*
>
> *Kannst du dir vorstellen, wie diese Behandlungen … diese Medikamente … gegen die Krankheit … gegen deine Schmerzen oder deine Ängste oder deine Müdigkeit wirken … all deine Probleme schwächen … dir helfen, diese zu überwinden … dich wieder fit zu machen … wie Magie … Alles, was du gegen deine Probleme von außen zu dir nimmst oder tust, stärkt dich … deine Gesundheit … deine Energie …*
>
> *Schau mal, wie das Bild der Gesundheit durch diese Hilfe von außen gestärkt und siegreich wird … wie das Bild der Krankheit durch diese Hilfe von außen geschwächt und überwunden wird …*
>
> *Du darfst gesund sein und gesund bleiben, du bist es dir wert und gönnst dir von ganzem Herzen diese deine Gesundheit und du bist dankbar für jede Besserung und dafür, dass du so gesund bist, wie du eben gerade jetzt bist, und immer noch gesünder wirst … Die Krankheit an sich erlebst du als viel weniger wichtig … weniger bedeutsam, als die Gesundheit es ist. Und du stellst dir vor, wie diese Beihilfe zur Gesundheit von außen auch nach dieser Übung weiter-wirkt … in deinem Körper … in deinem Geist … in deiner Seele …"*

„Irgendwann wirst du merken, dass die Zeit gekommen ist, dein Kopfkino zu beenden und in den Alltag zurückzukehren.

Dann kannst du einfach dreimal t-i-e-f ein- und ausatmen, deine Augen wieder aufmachen, langsam aufsitzen und aufstehen … alle Viere strecken und dich recken und … nun im Bündnis mit deiner Familie und mit deinen Freunden, mit deiner Ärztin oder deinem Arzt und mit der Liebe, Fürsorge und mit der Wirkung der Behandlung und der Medikamente, die sie dir gegeben haben, in den weiteren Tag hinausgehen …

Putzmunter bist du wieder … hier und jetzt … voller Energie und Freude am Leben und bereit, das nächstliegende Tun mit Zuversicht, Vertrauen und Mut anzupacken!"

Du hast jetzt 4 Bilder zur Selbstheilung erfunden und erlebt:

1. Wohlfühl- und Kraftort,
2. Gesundheit,
3. Krankheit und die durch die Krankheit beeinträchtigte Gesundheit,
4. Bündnis mit der üblichen Behandlung und wie dies dir von außen hilft, die Gesundheit wiederherzustellen.

Neu hinzugekommen Die Verletzlichkeit und Besiegbarkeit der Krankheit verbunden mit der Stärkung und der Überlegenheit der Gesundheit durch

Hilfe von außen wird glaubwürdig und überzeugend gemacht (Etablierung und Placebo-Potenzierung des Bündnisses mit der üblichen medizinischen Behandlung).

5.4.5 Das Behandlungsbündnis darstellen

Wenn du Dir eine gute Vorstellung von dem Behandlungsbündnis gemacht hast, kannst du vielleicht eine Skizze oder eine Farbzeichnung davon machen oder es mit Musik, Gesang oder mit einem Tanz darstellen oder basteln, z. B. mit Papier, Karton, Holz, Ton oder Metall.

Im vierten Raum des Schneckenhauses (Abb. 2.1) kannst du eine Beschreibung oder eine Skizze oder ein Bild deiner ärztlichen Behandlung machen.

Bewahre bitte das Blatt gut auf, da du es für die ganze Selbstheilungsgeschichte brauchen wirst!

5.5 Wissenschaftlich-medizinischer Hintergrund zum Element „TAU – die übliche medizinische Behandlung"

Durch die bewusste Unterstützung Ihrer angeborenen, unbewussten Fähigkeit, Ihre Gesundheit und Selbstheilung fortlaufend im Bündnis mit Ihrer üblichen medizinischen Behandlung weiterzuentwickeln, können Sie die positive Wirkung jedes allopathischen Medikaments erhöhen (Placebo-Potenzierung). Im Fall einer Krankheit werden Sie weniger Medikamente in jeweils einer kleineren Dosis mit weniger bis gar keinen Nebenwirkungen sowie einen besseren Verlauf erzielen.

Insgesamt gibt es vier Grundformen der Placebo-Potenzierung, die ich nachfolgend kurz erläutern werde (Abschn. 5.5.1. bis Abschn. 5.5.4). Ausführliche Beschreibung: siehe Schmid 2017 sowie das Fachbuch *Selbstheilung durch Vorstellungskraft* (Schmid 2010).

5.5.1 Autoritätsheileffekt

Ärztliche Kommunikation, die positiv suggestiv eingesetzt wird, wirkt heilend. Patienten, die sich wegen einer schwerwiegenden Diagnose, akuter Schmerzen oder eines Unfalls in Not befinden, sind meist schon in einer Art natürlicher Trance und damit sehr aufnahmefähig für hilfreiche Suggestionen (Hansen und Bejenke 2010; Dünzl 2009; Schmid 2013; Wehrli 2014). Insbesondere in der Notfallmedizin sind positive Suggestionen von kulturell und situativ passenden Autoritätspersonen höchst effektiv wie M. Erik Wright im *Kansas Experiment* zeigen konnte (beschrieben in Jacobs 1991). Dabei sprachen Rettungssanitäter einer Gruppe Notfallpatienten („Hypnosegruppe") mit ruhiger Stimme einen einfachen Text mit positiven Suggestionen (gefetteter Text) ins Ohr und vermieden negative Suggestionen:

- *„Das Schlimmste ist vorbei und von nun an wird es Ihnen besser gehen!*
- *Wir bringen Sie jetzt ins Krankenhaus! Alles wird vorbereitet!*
- *Ihr Körper kann sich ganz auf seine* **Selbstheilungskräfte** *konzentrieren, während Sie sich jetzt ganz* **geborgen** *fühlen können!*
- *Und lassen Sie alle Organe, Ihr Herz, Ihre Blutgefäße … alles … sich selbst in einen Zustand versetzen, der Ihr* **Überleben** *und eine* **rasche Heilung** *sicherstellt!*
- *Lassen Sie es bluten gerade so viel, wie nötig ist, die* **Wunde zu reinigen,** *und lassen Sie dann Ihre* **Gefäße sich von selbst soweit verschließen,** *dass* **Ihr Leben gesichert ist!**
- *Und* **alles wird optimal aufrechterhalten** *… Ihr Körpergewicht … Ihre Körpertemperatur … alles …, während im Krankenhaus alles schon für Ihre* **optimale Versorgung** *hergerichtet wird!*
- *Und wir werden Sie* **schnell und sicher** *dorthin bringen! Sie sind jetzt* **absolut sicher!**
- *Das Schlimmste ist vorbei und von nun an wird es Ihnen besser gehen!"*

Um die Kontrollgruppe kümmerten sich die Sanitäter, so wie sie es gewohnt waren. Die positiven Suggestionen führten in der „Hypnosegruppe" zu einer signifikant höheren Überlebensrate auf dem Transport zur Klinik, zu kürzerem Krankenhausaufenthalt und einer schnelleren Rekonvaleszenz als in der Kontrollgruppe.

Auf die Frage: „Welches Mittel wirkt psychogen auf das Seelische wie auch auf das Körperliche des Menschen ein?" hat Sigmund Freud (1856–1939) schon im vorletzten Jahrhundert eine Antwort gegeben, die immer noch gültig ist:

Ein solches Mittel ist vor allem das Wort […] Der Laie wird es wohl schwer begreiflich finden, daß krankhafte Störungen des Leibes und der Seele durch „bloße" Worte des Arztes beseitigt werden sollen. Er wird meinen, man mute ihm zu, an Zauberei zu glauben. Er hat damit nicht so unrecht; die Worte unserer täglichen Reden sind nichts anderes als abgeblaßter Zauber. Es wird aber notwendig sein, einen weiteren Umweg einzuschlagen, um verständlich zu machen, wie die Wissenschaft es anstellt, dem Worte wenigstens einen Teil seiner früheren Zauberkraft wiederzugeben (Freud 1890, S. 368).

Und später im selben Buch:

Wir beginnen nun auch den „Zauber" des Wortes zu verstehen. Worte sind ja die wichtigsten Vermittler für den Einfluß, den ein Mensch auf den anderen ausüben will; Worte sind gute Mittel, um seelische Veränderungen bei dem hervorzurufen, an den sie gerichtet werden, und darum klingt es nicht länger rätselhaft, wenn behauptet wird, daß der Zauber des Wortes Krankheitserscheinungen beseitigen kann [...] (Freud 1890, S. 378).

5.5.2 Objektheileffekt

Das älteste Beispiel für den Objektheileffekt zur Stärkung der Selbstheilung ist wahrscheinlich der Placebo-Effekt. Als Placebo-Effekt oder „Erwartungseffekt" können wir die suggestive Wirksamkeit von Äußerlichkeiten bezeichnen, die wohl den meisten gut bekannt ist, unabhängig vom Vorhandensein eines Wirkstoffs. In der Tat ist ein Medikament mehr oder weniger wirksam, abhängig u. a. von Darreichungsform, Farbe, Geschmack, Größe, Name/Bezeichnung/Etikette, Preis, Verpackung/ Aufbewahrungsform des Medikaments.

Der Placebo-Effekt funktioniert sogar dann, wenn Patienten explizit erzählt wird, dass sie ein Placebo, d. h. eine Pille ohne nachweisbaren Wirkstoff, einnehmen. Leider wird vielmals in diesem Zusammenhang behauptet, dass der Placebo-Effekt auch dann wirkt, wenn man nicht an die Wirkung des jeweiligen Placebos glaubt. Dieser Schluss ist aber falsch. In der in diesem Zusammenhang oft zitierten Studie wurden die Placebo-Pillen ausdrücklich als Pillen beschrieben, die aus einer unspezifischen Substanz wie Zucker hergestellt werden und „die nachweislich in klinischen Studien signifikante Besserungen der Symptome durch Körper-Geist-Selbstheilungsprozesse erbringen" (Polich et al. 2010). Inzwischen gehört es zum medizinischen Allgemeinwissen, dass bei Patienten, die mit ihrer medizinischen Behandlung bezüglich Art, Dosierung und Dauer im Großen und Ganzen einverstanden sind, jegliche Behandlung einschließlich jeglichen Medikaments – auch allopathischer Art – erfolgreicher wirkt (Placebo-Potenzierung), d. h. wirksamer und mit weniger Komplikationen und Nebenwirkungen (Schmid 2010), als bei Patienten, die mit ihrer medizinischen Behandlung im Großen und Ganzen *nicht* einverstanden sind.

5.5.3 Der Ortsheileffekt

Jeder weiß, dass das Heimteam einen Vorteil gegenüber dem anreisenden Team aus einer anderen Stadt hat (z. B. 53,7 % beim Fußball [McSharry 2007] und 57 % beim Kricket [Morley und Thomas 2005]). Rationale Erklärungen für diese Unterschiede basieren auf systematischen Verzerrungen der Statistik u. a. wegen der Unterschiede in Höhenlage/Sauerstoffmangel (Gore et al. 2008) und Zeitzone/Jetlag (Jehue et al. 1993) zwischen den Wettkampfteams sowie Befangenheit der Schiedsrichter zum Vorteil des Heimteams (Jones et al. 2001), aber die individualpsychologische Komponente der Spieler, nämlich das „Nestgefühl" im Heimteam scheint mir nach wie vor am plausibelsten. Es gehört inzwischen zum Allgemeinwissen, dass der Spieler, dessen Familie oder Freunde während des Spiels als Zuschauer zugegen sind, einen gewissen Vorteil gegenüber seinem Gegner hat, falls dieser ohne diese „participation mystique" (Lévi-Strauss 1967) spielen muss.

Genauso kann der Ort zu einer Stärkung der Selbstheilung maßgeblich beitragen, wenn dieser Effekt bewusst eingesetzt wird (Schmid 2010). Eine Studie aus den 1980er-Jahren zeigte deutlich, dass schon ein Krankenzimmer mit Aussicht auf einen Wald eine genesungsfördernde Wirkung hat (Ulrich 1984). Diese Patienten waren postoperativ zufriedener, blieben weniger lange im Krankenhaus und benötigten im Vergleich zu anderen (vergleichbar in Bezug auf Alter, Geschlecht und Diagnose) Patienten, die in ähnlich komfortablen Zimmern, jedoch mit Blick auf ein hässliches Backsteingebäude untergebracht waren, weniger starke Schmerzmittel.

5.5.4 Der Konditionierungseffekt

Die Immunabwehr kann konditioniert (Ader und Cohen 1975, 1981; Ader 1985; Locke et al. 1985; Pacheco-Lopez et al. 2006) und mithilfe von Fremd- und Selbstsuggestion (Vorstellungskraft als Heilmittel) in der Tat aktiviert oder geschwächt werden (Schmid 2014, 2017). Hierbei spielen Ihre Haltung gegenüber Ihrem Arzt oder Therapeuten, das Timing zu Beginn und während des gesamten Behandlungszeitraums sowie soziale Faktoren (z. B. Familiensituation, Wohnort, Beruf) eine wichtige Rolle für die Selbstheilung.

Mindestens seit der Arbeit von Robert Ader (1932–2011) und Nicholas Cohen wissen wir, dass das Immunsystem konditioniert werden kann (Ader und Cohen 1975). Die Immunabwehr reagiert auf psychologische Faktoren

(z. B. Stress oder Entspannung) und kann durch imaginative Verfahren positiv oder negativ beeinflusst werden. Dieser Konditionierungseffekt kann in der Praxis auf folgende Art und Weise für die Unterstützung der Selbstheilung eingesetzt werden:

- Konditionierte Verschiebung der positiven Wirkung eines Medikaments auf ein Placebo, z. B. Kortisoncreme auf eine Pflegecreme (Abschn. 8.1: „Armando der Ameisenfresser" – Neurodermitis)
- Löschung der negativ konditionierten Reaktionen des Körpers auf eine bestimmte Verhaltensweise, z. B. Blähungen vor dem Essen (Abschn. 8.6: „Der Kugelfisch" – Blähungen)

Im Zusammenhang mit der Placebo-Potenzierung kommen beim Konditionierungseffekt auch die im Kap. 2 erwähnten Entspannungs- und Zeiteffekte zur Anwendung.

Literatur

Ader R (1985) Behaviorally conditioned modulation of immunity. In: Guillemin R, Cohn M, Melnechuk T (Hrsg) Neural modulation of immunity. Raven Press, New York, S 55–69

Ader R, Cohen N (1975) Behaviorally conditioned immunosuppression. Psychosom Med 37(4):333–340

Ader R, Cohen N (1981) Conditional immunopharmacology response. In: Ader R (Hrsg) Psychoneuroimmunology. Academic, New York

Antonovsky A (1967) Social class, life expectancy and overall mortality. Milbank Mem Fund Q 45(2):31–73

Antonovsky A (1979) The salutogenetic model of health. In: Antonovsky A (Hrsg) Health, stress and coping: new perspectives on mental and physical well-being. Jossey-Base, San Francisco, S 182–197

Degrandpre RJ (1999) Just cause? Many neuroscientists are all too quick to call a blip on a brain scan the reason for a behavior. Sciences 39:14–18

Dünzl G (2009) Hypnotherapeutische Kommunikation am Unfallort und in der Ersten Hilfe. Vortrag bei der MEG Jahrestagung, Bad Kissingen, 19–22 März

Freud S (1890) Psychische Behandlung – Seelenbehandlung. In: Kossman R, Weiss J (Hrsg) Die Gesundheit: ihre Erhaltung, ihre Störung, ihre Wiederherstellung (Bd 1). Union Deutsche Verlagsgesellschaft, Stuttgart, S 368–384

Gore CJ, McSharry PE, Hewitt AJ, Saunders PU (2008) Preparation for football competition at moderate to high altitude. Scand J Med Sci Sports 18(Suppl 1):85–95

Hansen E, Bejenke C (2010) [Negative and positive suggestions in anaesthesia: Improved communication with anxious surgical patients]. Anaesthesist 59(3):199–202, 204–206, 208–209

Jacobs D (1991) Patient communication for first responders and EMS personnel. Brady, Englewood Cliffs

Jehue R, Street D, Huizenga R (1993) Effect of time zone and game time changes on team performance: national Football League. Med Sci Sports Exerc 25(1):127–131

Jones MV, Bray SR, Bolton L (2001) Game location and officiating bias in English Club Cricket. Percept Mot Skills 93(2):359–362

Lévi-Strauss C (1967) Strukturale Anthropologie. Suhrkamp, Frankfurt a. M.

Locke SE, Ader R, Besedovsky H et al (1985) Foundations of psychoneuroimmunology. Aldine, Hawthorne

McSharry PE (2007) Effect of altitude on physiological performance: a statistical analysis using results of international football games. Brit Med J 335(7633):1278–1281

Morley B, Thomas D (2005) An investigation of home advantage and other factors affecting outcomes in English one-day cricket matches. J Sports Sci 23(3):261–268

Pacheco-Lopez G, Engler H, Niemi MB, Schedlowski M (2006) Expectations and associations that heal: immunomodulatory placebo effects and its neurobiology. Brain Behav Immun 20(5):430–446

Polich G, Dole C Kaptchuk TJ (2010) The need to act a little more „scientific": biomedical researchers investigating complementary and alternative medicine. Sociol Health Illn 32(1):106–122

Schmid GB (2010) Selbstheilung durch Vorstellungskraft. Springer, Wien

Schmid GB (2013) Bewusstseinsmedizin: Psychogene Heilung durch Vorstellungskraft. Suggestionen: Forum der Deutschen Gesellschaft für Hypnose und Hypnotherapie e. V – DGH 2013:6–40

Schmid GB (2014) Verkörperte Intelligenz. Workshop im Rahmen des Kongresses „Reden reicht nicht? Bifokal-Multisensorische Interventionstechniken", vom 01–04 Mai 2014 in Heidelberg. 3 CDs. Auditorium-Netzwerk Verlag für audiovisuelle Medien, Mühlheim Baden. https://shop.auditorium-netzwerk.de/search?sSearch=gary+bruno+schmid. Zugegriffen: 1. Juni 2018

Schmid GB (2017) Stärkung der Selbstheilung. In: Brähler E, Eichenberg C, Hoefert H-W (Hrsg) Selbstbehandlung und Selbstmedikation – medizinische und psychologische Aspekte. Hogrefe, Göttingen, S 189–202

Stassen HH, Delini-Stula A, Angst J (1993) Time course of improvement under antidepressant treatment: a survival-analytical approach. Eur Neuropsychopharmacol 3(2):127–135

Stassen HH, Angst J, Delini-Stula A (1997) Delayed onset of action of antidepressant drugs? Survey of recent results. Eur Psychiatry 12(4):166–176

Ulrich RS (1984) View through a window may influence recovery from surgery. Science 224(4647):420–421

Wehrli H (2014) Hypnotische Kommunikation und Hypnose in der ärztlichen Praxis [Hypnotic communication and hypnosis in clinical practice]. Praxis 103(14):833–839

6

SDE-5: Der Selbstheilungsmythos

Zusammenfassung

In diesem Kapitel werden wir das fünfte dramaturgische Element aufbauen: den Selbstheilungsmythos. Der Selbstheilungsmythos ist eine fantasievolle, persönliche Vorstellung der Erreichbarkeit, Wiederherstellung und Aufrechterhaltung von Gesundheit und allem, was dazugehört; eine spezifische, erlebte Selbstsuggestion, wie meine Selbstheilungskraft in Form einer stellvertretenden Figur aussieht oder sich anhört usw. und wie sie wirkt. Dies kann eine Art Schutzengel oder Krafttier oder eine andere Metapher sein, z. B. etwas wie Asklepios, der griechische Gott der Heilkunst: „Ich weiß, dass Asklepius mich heilen kann!" Selbstverständlich geht es hier nicht darum, dass man an so etwas in der Wirklichkeit glaubt, sondern dass man einen Mythos aufbaut, wie die Selbstheilungskraft funktioniert: Man stellt sich die weißen Blutkörperchen z. B. als kleine Haifische oder Pac-Man-Figuren vor.

Bislang haben Sie 4 dramaturgische Elemente zur Verfügung:

1. Präsenz und Entspannung an Ihrem Wohlfühl- und Kraftort über die 4-6-Atemtechnik.
2. Vorstellung der Gesundheit: eine fantasievolle, persönliche Vorstellung von Gesundheit, die Sie sich von Herzen mit möglichst vielen Sinneswahrnehmungen geistig-seelisch gönnen und für die Sie dankbar sind.
3. Vorstellung der Krankheit: eine fantasievolle, persönliche Vorstellung von einer aktuellen oder befürchteten Krankheit, von der Sie sich befreien möchten, die Sie als dumm, schwach und verletzlich erleben und der Sie viel weniger Bedeutung als der Gesundheit zuschreiben.

© Springer-Verlag GmbH Deutschland, ein Teil von Springer Nature 2019
G. B. Schmid, *Selbstheilung stärken*, https://doi.org/10.1007/978-3-662-57674-8_6

4. Vorstellung des Bündnisses mit der üblichen medizinischen Behandlung (engl.: TAU = „treatment as usual"): eine fantasievolle, persönliche Vorstellung eines inneren Helfers oder vieler innerer Helfer, die sämtliche zur Verfügung stehenden Behandlungen (äußere Ressourcen wie Ärzte, Heiler, Medikamente, Gebete etc.) bündeln. Sie gönnen sich diese von Herzen mit möglichst vielen Sinneswahrnehmungen und sind dankbar für sie.

Grundlage

Da jede Heilung letztendlich immer eine Selbstheilung ist, bauen wir hier einen Mythos – im positiven Sinne des Wortes – auf, wie die angeborenen Vorstellungskräfte, biochemischen Prozesse, Energien, Immunkräfte, Stoffwechselmechanismen usw., an die Sie glauben, zusammen mit den Behandlungen wirken und den eigenen Heilungsprozess in dieser oder einer metaphysischen Welt bewerkstelligen, und entwickeln ein subjektives Maß für das Fortschreiten des Heilungsprozesses, d. h. das Abklingen der Erkrankung und ihre Überwindung.

Die eigene Vorstellungskraft, medizinisch gesprochen die Psychoneuroimmunisation (Zusammenspiel zwischen der körpereigenen Immunabwehr und psychologischen Prozessen), einschließlich der Konditionierung und hypnotherapeutischer Beeinflussung der Immunabwehr, z. B. mithilfe medizinischer Hypnose zur Stärkung des Placebo-Effekts, führen zu einer gesundheitsfördernden Selbstwirksamkeit entsprechend der Gesundheitslehre (Salutogenese) von Aaron Antonovsky (1923–1994; [Antonovsky 1967, 1979]).

Eine individuelle Heilsymbolik und eine bewusste, klare, positive Vorstellung, dass der Genesungsprozess hier und jetzt vor sich geht bzw. dass die heilsamen Maßnahmen de facto und ritualkonform in Gang gesetzt wurden, fördert die Selbstheilung.

Kontrapunkt

Fehlendes Vertrauen in die eigenen Selbstheilungskräfte schwächt und verzögert den Heilungsprozess.

Ziele

- Einen Selbstheilungsmythos finden, wie die eigene Selbstheilungskraft funktioniert: eine überzeugende Idee oder Figur entwickeln und gestalten oder sich selbst eine Geschichte erzählen, wie diese Selbstheilungskraft

wirkt, damit Krankheit besiegt sowie Gesundheit erreicht und aufrechterhalten werden kann.

- Beispiele:

  - Mythos von einem kompetenten Arzt oder Therapeuten im Besitz
    eines gesundheitsfördernden Mittels
  - Mythos aus einem Traum, der Aufschluss gibt, welches Mittel oder
    Verhalten für den Träumer persönlich zielführend ist
  - Mythos von einem besonders heilsamen Ort oder Umstand
  - Mythos von einer Eingebung, die wie ein Schutzengel oder ein
    Krafttier aussieht oder sich so anhört! (Ein Krafttier oder auch
    Totemtier ist im schamanischen Weltbild ein persönlicher, schüt-
    zender Begleiter und Helfer auf geistiger Ebene. Ein Krafttier
    kann in fast jeder Tierform in Erscheinung treten und verkörpert
    Charaktereigenschaften und Ressourcen, die der betroffenen Person
    zugeordnet werden.)

6.1   Basisvorstellungen

Zu dem fünften dramaturgischen Element der Sechs-dramaturgische-
Elemente-Methode (SDE-Methode) gehören folgende Basisvorstellungen:

- *„Heilen heißt Einfluss gewinnen auf die Kräfte, welche die Substanz formen."*
  (Goldschneider, zit. nach Liek-Danzig 1931)
- *„Jede Heilung ist eine Selbstheilung! Ich habe die Krankheit und meine
  Genesung selbst unter Kontrolle!"*
- *„Meine Selbstheilungskräfte kommen mir bildlich und in allen
  Sinnesqualitäten vor wie ... Sie sind klüger und stärker als die Krankheit
  und ihre Erreger!"*
- *„Ich habe die Krankheit und meine Genesung unter der Mithilfe von meinem
  Arzt selbst unter Kontrolle! So bin ich klüger und stärker als die Krankheit
  und ihre Erreger!"*
- *„Ich habe Vertrauen in meine Selbstheilungskräfte und in meine übliche
  medizinische Behandlung, da ich die Dramaturgie nachvollziehen kann, wie
  diese wirksam und zuverlässig zur Tat schreiten und alle vorstellbaren und
  nicht vorstellbaren Mittel zur Verfügung haben, um die Krankheit abzu-
  wehren und zu überwinden!"*

6.2 Was ist „Selbstheilung"?

Metaphorisch kann man sagen, dass man die Gesundheit wie ein feines Essen bestellt. Der kranke Mensch ist in dieser Metapher der Gast, der nach Gesundheit hungert. Die Selbstheilung wird irgendwo in der Körper-Geist-Küche in Gang gesetzt und Schritt für Schritt vorbereitet und gekocht. Nach und nach wird Gang für Gang dem hungernden Gast serviert, der voller Zuversicht, Vertrauen und Mut am Tisch sitzt, dass das bestellte Menü in der Küche richtig gekocht, im Restaurant rechtzeitig serviert und von ihm selbst gut verdaut wird. Er weiß, dieses Mahl sehr zu schätzen.

Bei der Selbstheilung sind wir Koch, Bedienung und Gast in einer Person.

Unsere Gefühle können wir nicht wie unsere Muskeln willentlich trainieren und betätigen – anders ausgedrückt, ich kann nicht willentlich üben, traurig zu sein und zu weinen. Es geht mehr darum, die Gefühle wahrzunehmen und es dann zuzulassen, diese auszudrücken. Je nach Stärke des Gefühls kann dieses besser oder schlechter gelingen. In der Regel leiten wir unser psychisches Bestreben von unserem Gefühl für die Muskelkraft ab. Machen wir einen Vergleich mit dem Bestreben, die Möbel in einer Wohnung schöner zu gestalten. Je mehr Willenskraft, die wir darin investieren, je mehr Muskelkraft, die wir dafür aufwenden, die Möbelstücke herumzuschieben und neue Anordungen zu gestalten, desto eher werden wir mit dem Ergebnis erfolgreich sein. Leider gilt dasselbe kaum in Bezug auf unser Bestreben, die Selbstheilungsprozesse in unserem Körper gesünder zu gestalten.

Die Gesundheit sollte man lieber zu sich „einladen", als sie zu „bestellen", wie oben schon angedeutet. Die Gesundheit bestellen, z. B. vom Universum, ist m. E. eine nicht so gute Metapher, da man für eine Bestellung i. d. R. bezahlen muss und folglich ein Anrecht auf die termingerechte Lieferung der Bestellung hat, falls für sie rechtzeitig und genügend bezahlt wurde. Aber ein Anrecht auf die termingerechte Lieferung der Bestellung „Gesundheit" hat man nicht, selbst wenn für sie rechtzeitig und genügend bezahlt würde. Dies kann zu einem gekränkten Anspruchsdenken führen, falls die Bestellung nicht eingeht. Auch wenn wir uns üblicherweise und selbstverständlich gesund fühlen, wissen wir um unsere Verletzlichkeit so wie von Krankheiten, Unfällen und weiteren Unpässlichkeiten. Im Lebensverlauf lernen wir zusehends, die Gesundheit als ein Privileg zu schätzen! Und es gibt leider keine Gerechtigkeit bei ihrer Verteilung und kein Anrecht auf Gesundheit, das wir einklagen können.

Nun kommen wir zur Frage, wie Sie sich Ihre körpereigene Immunabwehr bzw. Ihre Selbstheilung vorstellen und wie überzeugt Sie eigentlich von Ihrer Selbstwirksamkeit sind (Rankin 1969).

Selbstwirksamkeit ist ein wesentliches Element des Kohärenzgefühls nach Antonovsky (1967, 1979). Dabei helfen folgende Kriterien, **Selbstwirksamkeit** zu erleben:

Sich vorstellen, wie Körper, Geist und Seele sich heilen und die Gesundheit aufrechterhalten

Wie verstehen Sie selbst den Selbstheilungsprozess, den Ihre bevorzugte medizinische Richtung lehrt, z. B. Schulmedizin, Alternativmedizin, Komplementärmedizin, Phytotherapie, TCM (traditionelle chinesische Medizin), Homöopathie, Schamanismus, Geistheilung, Fernheilung?

Wie stellen Sie sich den Selbstheilungsprozess vor? Und wie stellen Sie sich die daran beteiligten Selbstheilungskräfte vor: wie ein Regiment von Soldaten, die gegen Krankheitserreger ankämpfen; wie eine Schar von Engeln, die Sie vor teuflischen, krankmachenden Dämonen schützt; wie die Naturkräfte – Sonne, Wind, Regen, Boden –, die der Natur immerwährend zur Regeneration verhelfen?

Gesundheit ermächtigen

Stellen Sie sich vor, wie Ihre Selbstheilungskräfte – wie auch immer Sie sich diese vorstellen – genau das Richtige tun, um Sie vor Ihrem Bild der Krankheit zu schützen, Sie von diesem Bild der Krankheit zu erlösen, oder Ihnen helfen, gesünder zu werden.

Sich von jeglicher Willensanstrengung befreien

Öffnen Sie sich seelisch der Selbstheilung gegenüber und warten Sie auf die Wirkung des Selbstheilungsprozesses, so wie Sie sich jede Nacht dem Schlaf gegenüber öffnen und geduldig abwarten, bis er langsam, aber sicher kommt.

„Ich habe Überblick über die Krankheit und meine Genesung unter der Mithilfe meiner üblichen medizinischen Behandlung! So bin ich im Bündnis mit meiner Behandlung klüger und stärker als die Krankheit und ihre Erreger!"

„Ich öffne mich geistig und seelisch wie ein Kelch, lade die Gesundheit ein wie einen guten Freund und warte geduldig auf seinen von mir wohlverdienten Besuch, während meine Selbstheilungskräfte langsam, aber sicher wirksam gegen sämtliche – vorhandene – Krankheiten arbeiten und den Weg frei für den Besuch meiner Gesundheit machen. Mein Körper und mein Geist sind meine

Verbündeten und ich stelle mir vor, wie ihre Weisheit mir hilft, gesund zu werden und gesund zu bleiben, und ich bin dankbar dafür!"

6.3   Wie verstärke ich die Wirkung meiner Selbstheilungskräfte? Vorstellungskraft als Heilmittel

Sie müssen nicht an Selbstheilung glauben, Selbstheilung ist eine objektive, wissenschaftlich evidenzbasierte Tatsache! Nichtsdestotrotz wird sie von der menschlichen Neigung zum magischen Denken wohl unterstützt und verstärkt.

6.3.1 Das magische Denken

Magisches Denken bewirkt Wunder (Frazer 1928; Schmid 2015a, b; Subbotsky 2010) bzw. kann Wunder bewirken. Die Unheilslehre des schwarzen Voodoos sowie die Heilslehre „Homöopathie" haben darauf fußend sogar wirksame Todes- bzw. Heilskünste entwickelt. Eine tödliche oder heilende Wirkung haben Gegenstände, die einmal in Berührung mit einem Menschen, einem Objekt, einem Ort oder einem seelischen Inhalt gekommen sind, wie z. B. einer Vision oder einem Traum, denen diese magischen Fähigkeiten zugeschrieben werden.

Auch Objekten, Orten oder seelischen Inhalten – beispielsweise Bildern, Plastiken oder auch Pflanzen –, die vermeintlich ähnliche körperliche Reaktionen verursachen wie das Lebendige, das sie angeblich bedrohen, bzw. Krankheiten, die sie angeblich bekämpfen, wird im magischen Denken eine tödliche bzw. heilende Wirkung zugeschrieben. Folglich kann man, z. B.:

- ein vermeintlich Unheil bewirkendes Zeichen einer Voodoo-Puppe dort aufmalen, wo es dem Opfer wehtun soll. Damit werden für den Betroffenen auf magische Art und Weise unerträgliche, negative Einflüsse und Beschwerden inszeniert, die den Sterbeprozess begünstigen;
- umgekehrt kann man ein vermeintlich heilsam wirkendes Zeichen direkt auf die Stelle des Körpers aufmalen, an dem es einem wehtut. Dieses Ritual hat das Ziel, für den Betroffenen auf magische Art und Weise unerträgliche, negative Einflüsse in erträgliche, annehmbare umzukehren und die Schmerzen zu lindern und den Heilungsprozess zu begünstigen.

Das sind Beispiele für einen „Sterbemythos" bzw. einen „Selbstheilungsmythos".

6.3.2 Prinzipien des magischen Denkens

In seinem berühmten Buch *The Golden Bough* (deutsche Übersetzung: *Der goldene Zweig*), in dem er u. a. die spirituellen Praktiken einschließlich der seltsamen Rituale unserer Urahnen studiert, definiert der schottische Ethnologe James George Frazer (1854–1941) zweierlei Arten des magischen Denkens: „Magie durch Ähnlichkeit" und „Magie durch Kontakt" (Frazer 1928, S. 15 ff.):

- **Das Gesetz der Ähnlichkeit (homöopathische Magie)**
  „Eine Wirkung gleicht ihrer Ursache": Hieraus schließen wir, dass Dinge, die einander gleichen, tatsächlich gleich sind, sodass jede Wirkung hervorgebracht werden kann, allein durch Nachahmung. Zauber, der sich auf das Gesetz der Ähnlichkeit gründet, kann homöopathische oder nachahmende/imitative Magie genannt werden. Homöopathische Magie gründet auf der Verbindung von untereinander ähnlichen Ideen. Hier finden wir lateinische Ausdrücke wie: „Similia similibus curantur", d. h., „Gleiches bringt wieder Gleiches hervor", oder „Similia similibus curentur", d. h., „Lass Gleiches Gleiches hervorbringen". Salopp gesprochen: „Ähnliches heilt Ähnliches" bzw. „Lass Ähnliches durch Ähnliches geheilt werden".
- **Das Gesetz der Berührung (Übertragungsmagie)**
  „Ansteckung durch Kontakt oder Sippschaft": Daraus schließen wir, dass Dinge, die einmal miteinander in Berührung standen, immer miteinander in Berührung bleiben. Folglich wirkt alles, was einem stofflichen Gegenstand (z. B. Haare, Fingernägelabschnitte, Kleiderfetzten) zugefügt wird, ebenso auf die Person, die einmal mit diesem Gegenstand in Berührung gekommen ist. Zaubereien, die auf dem Gesetz der Berührung oder auf direkter Übertragung beruhen, kann man als Übertragungsmagie bezeichnen. (Die Übertragungsmagie wird bei der Herstellung von homöopathischen Arzneimitteln im Rahmen des sog. Potenzierens [Dynamisierens] erfolgreich eingesetzt.) Hier haben wir lateinische Ausdrücke wie: „Pars pro toto", d. h., „Das Ganze ist in jedem Teil enthalten!" oder „Culpa per associationem/innuendo", d. h., „Du kennst ihn oder hast ihn berührt, ergo trägst du mit ihm die Schuld (Kontaktschuld) bzw. seine negativen Eigenschaften!"

Similia similibus curantur bzw. curentur

Die erste Form („curantur") ist indikativisch, die zweite Form („curentur") konjunktivisch. Die Indikativform wurde von Paracelsus – Theophrastus von Hohenheim (1493–1541) – gebraucht, während die Konjunktivform von Samuel Hahnemann (1755–1843), dem Begründer der Homöopathie benutzt wurde und bekannt ist als „The Law of Similars" (Wikipedia 2018).

Nach Frazer:

> [...] In der Praxis jedoch sind die beiden Arten häufig miteinander verbunden [...] Beide Arten der Magie, die homöopathische und die übertragende, können leichter unter dem gemeinsamen Namen „Sympathetische Magie" verstanden werden, da beide annehmen, dass die Dinge aus der Ferne durch eine geheime Sympathie aufeinander wirken, und dass der Impuls von einem auf den anderen übergeht durch etwas, das wir uns als eine Art unsichtbaren Äthers denken können, ähnlich demjenigen, welchen die moderne Naturwissenschaft zu ebendemselben Zwecke annimmt, nämlich um zu erklären, wie die Dinge einander physisch durch einen scheinbaren leeren Raum beeinflussen können. (Frazer 1928, S. 17, 54)

Der in dem o. g. Zitat genannte Äther ist in der Physik ein hypothetisches Medium für die Ausbreitung des Lichts im Vakuum. Die Existenz des Äthers wurde nie bestätigt, sodass die Idee eines Äthers längst als physikalisch unhaltbar verworfen wurde. Nichtsdestotrotz hat das reale Phänomen der Quantenverschränkung (Schmid 2015a) eine verblüffende Ähnlichkeit mit der hier beschriebenen sympathetischen Magie.

6.3.3 Dyadische Vervollständigung

Es gibt ein merkwürdiges Phänomen des magischen Denkens, das zuerst in der Moralpsychologie Aufmerksamkeit erregte: die dyadische Vervollständigung (engl.: „dyadic completion"; Gray et al. 2014). Wir Menschen tendieren dazu, persönlichen Unbill als Folge eines Vergehens zu interpretieren, die eine höhere Autorität (z. B. Gott, Karma, Schicksal) als Strafe veranlasst hat. So kommt beispielsweise im Angesicht einer schwerwiegenden Diagnose häufig die Frage auf: „*Warum ich?*"

Prinzip der Enantiodromie

Eingeführt wurde das Prinzip der Enantiodromie von dem Schweizer Psychiater Carl Gustav Jung: Ein Übermaß jeder Kraft bewirkt unweigerlich ihr Gegenteil. Es ist dem Prinzip des Gleichgewichts in der physischen Welt ähnlich, in dem jedes

Extrem durch das System ausgeglichen wird, um das Gleichgewicht wiederherzustellen. Nach der Jung'schen Tiefenpsychologie verwandelt sich ein psychischer Inhalt in sein psychologisches Gegenbild (Schatten), in die Verdrängung von psychischen Kräften, die dadurch in etwas Mächtiges und Bedrohliches verwandelt werden. Ähnliches kann auch in den Prinzipien der traditionellen chinesischen Philosophie gefunden werden – wie im Taoismus und Yin-Yang.

Psychologisch gesehen ist ein Verstoß gegen eine moralische Überzeugung nie harmlos, es gibt keinen „ungefährlichen Übertritt", z. B. eine Sünde vor Gott. Diese zweischneidige Denkart – eine moralische Übertretung einerseits und ein mutmaßlicher Schaden, z. B. eine Krankheit andererseits – nimmt zuweilen skurrile Formen an. Ein klassisches Beispiel aus dem Gebiet der Sittlichkeit ist die Masturbation:

> „Die verschwenderische Ergiessung des Samens verursacht Schwachheit, Trägheit, Magerkeit, eine Zehrung, die von dem Rücken ihren Namen hat; ferner Schwächung der Sinnen, Mattigkeit, geschwächten Verstand, Ohnmachten und Krämpfungen." Das schrieb Mitte des 18. Jahrhunderts der Westschweizer Arzt Simon-Auguste Tissot, um seine Zeitgenossen vor Selbstbefriedigung zu bewahren. Er war keine Ausnahme. Unzählige Ärzte warnten damals vor Gefahren, schlimmer als Pest und Krieg, wenn der Mensch Hand an seine Geschlechtsorgane lege. Heute weiß jeder, dass Selbstbefriedigung keine Opfer fordert. Grund für ihre Verdammnis war einzig die herrschende Moral. (Schlag 2015)

Ob die Opfer von Übertretungen derartiger moralischer Gesetze von Gott bestraft werden, ist von uns Menschen nicht überprüfbar, aber ein Vertreter der entsprechenden Moral stellt sehr rasch einen Zusammenhang her.

Diese zweischneidige Denkart geht in beiden Richtungen: aus einer moralischen Übertretung einen Schaden (z. B. eine Krankheit) zu erwarten sowie hinter einem Schaden eine „moralische Übertretung" (z. B. einen „ungesunden Lebensstil") zu vermuten.

Noch ein anderes, ähnliches Beispiel aus dem Gebiet des Gesundheitswesens: Je genauer ein Symptom vom Arzt untersucht wird, desto lebensbedrohlicher erscheint es dem Patienten (pathogene Überzeugung).

Wie das magische Denken allgemein, passiert auch die dyadische Vervollständigung intuitiv, automatisch und bedingungslos in den Köpfen. Der Prozess läuft unbewusst schneller ab, als dass man bewusst denken kann. Er erfordert keine aufwendige Rationalisierung. Wo eine Moral ist, die uns ermöglicht zu entscheiden, ob und wann etwas Unrecht ist, muss auch ein (zu vermeidender) Schaden an Leib und Seele drohen, wenn man unrecht handelt.

Jedes Krankheitsbild lässt sich dyadisch vervollständigen. Dyadische Vervollständigung begünstigt das Phänomen:

- Je gesünder es ist, „gesund" zu essen, desto krankheitsfördernder *muss* es sein, nicht „gesund" zu essen.
- Je gründlicher mein Arzt mich untersucht, desto größer *muss* die Bedrohung meiner Gesundheit sein.
- Je genauer das Symptom/die Krankheit vom Gesundheitssystem erforscht wird, desto lebensbedrohlicher *müssen* die Risiken und Folgen einer Ansteckung der Bevölkerung sein (intuitive Überzeugung).
- Je mehr meine soziale Umgebung leidet (in Panik gerät, Krankheitssymptome manifestiert usw.), desto wahrer *müssen* die Ursachen des Problems sein und desto zwingender muss auch ich darunter leiden.

Der letzte Punkt ist ein wesentlicher Teil des Phänomens: Massenhysterie bzw. „Massenpsychogene Krankheit" (engl.: „Mass Psychogenic Illness" mit dem Kürzel: MPI; Greenberg et al. 1998). Das soziale Umfeld kann einen bis Milliarden von Menschen umfassen. Ab wann wird psychologisch gesprochen eine Gruppe zur Masse? Dieser Frage bin ich schon an anderer Stelle detailliert nachgegangen (Schmid 2016).

6.4   5. Anleitung: Der Selbstheilungsmythos

Dies ist die 5. von insgesamt 6 Anleitungen, mit deren Hilfe Sie sich selbst samt Ihrem „inneren Kind" das Thema „Selbstheilung" kinderleicht beibringen können.

Inzwischen haben Sie schon 5 Sachen gelernt:

1. Sich eine wunderschöne Vorstellung zum Thema „Selbstheilung" zu machen!
2. Sich mit der 4-6-Atmung und einer fantasievollen Vorstellung von einem Wohlfühl- und Kraftort präsent zu machen und sich super zu entspannen!
3. Sich Ihre Gesundheit gut vorzustellen und diese in Ihrem Körper und Geist mit allen Sinnen zu erleben! Und Sie gestatten sich Gesundheit: Sie

sind es sich wert, gesund zu sein und gesund zu bleiben, und sind dafür dankbar!

4. Sich eine Vorstellung von Ihrer Krankheit zu machen, sodass Sie diese durchschauen können und als viel weniger wichtig, weniger bedeutsam als Ihre Gesundheit verstehen!

5. Sie können Ihre Familie, Ihre Freunde und Ihren Arzt alle zusammen als ein Team verstehen, das sich mit Ihnen verbündet und Sie mit allen erdenklichen Mitteln im Kampf gegen Ihre Krankheit unterstützt!

Und wieder gehen wir zur familiär-freundschaftlichen Du-Form über:

Du weißt, was es heißt, präsent und entspannt zu sein! Und du weißt inzwischen, wo dein Wohlfühl- und Kraftort ist und wie du deine Entspannung mithilfe der 4-6-Atemtechnik an diesem Ort aktivieren kannst. Dort hast du ein Gefühl für die Entspannung in deinem Körper und in deinem Geist, für deine innere Ruhe und dein Wohlsein, für deinen Mut.

Du weißt auch, was es heißt, gesund zu sein! Du hast ein Gefühl für die Energie in deinem Körper, für deine Kraft und Gesundheit. Ein Glücksgefühl. Und du weißt inzwischen, wie die Gesundheit für dich aussieht, wie sie sich für dich anhört, wie sie duftet und schmeckt und wie sie sich für dich anfühlt ... Und du darfst gesund sein und gesund bleiben und du bist dafür dankbar.

Du kannst dir – glaubwürdig und überzeugend – deine Krankheit als deiner Gesundheit weit unterlegen vorstellen, indem du dir die Dummheiten, Schwächen und Verletzlichkeiten deiner Krankheit vorstellst und die Krankheit als besiegbar verstehst. Du kannst die Krankheit durchschauen und sie als viel weniger wichtig, weniger bedeutsam als deine Gesundheit verstehen.

Du kannst dir vorstellen, was dir als Unterstützung in deinem Kampf für deine Gesundheit dient und wie du im Bündnis mit deiner Familie, deinen Freunden und deinem Arzt als ein Team gegen deine Krankheit siegen kannst.

Jetzt wirst du lernen, eine Art Film in deinem Kopfkino zu machen, der den Selbstheilungsprozess im Sinne eines Selbstheilungsmythos aufzeigt. Dieser Mythos wird deine Selbstheilungsprozesse aufbauen, sodass es dir gut oder immer noch besser gehen wird.

Schon oben in Kap. 4 (SDE-3) führten wir folgende Überlegungen durch: Sicher erinnerst du dich an eine Krankheit, eine Erkältung oder eine Grippe oder eine Kinderkrankheit oder eine Wunde oder einen gebrochenen Knochen in deiner Kindheit, etwas das dir wehgetan hatte oder das dich schwach und krank machte oder vielleicht wie verrückt hier oder dort am

Körper juckte. Und heute ist das weg! Deine Mutter oder dein Vater oder ein Arzt haben genau das Richtige für dich zu tun gewusst, sodass es dir langsam, aber sicher und mit ihrer Hilfe viel besser ging, bis du ganz gesund warst. Aber … letztendlich wusste und weiß dein Körper (unbewusst) am besten – evtl. mit der Hilfe von deinem Arzt und von den Medikamenten, die er empfohlen hatte, was du – dein Geist zusammen mit deinem Körper – brauchst und was du tun musst, um dich selbst zu heilen. Jede Heilung ist letztendlich eine Selbstheilung! Und es ist dir überlassen, dieses angeborene, unbewusste Wissen mithilfe deiner Vorstellungskraft bewusst zu unterstützen, zu stärken und aufrechtzuerhalten.

6.4.1 Beispiele für Fragen zur Entwicklung des Selbstheilungsmythos

- Was brauchst du, um entspannt, kraftvoll, gesund und glücklich zu sein?
- Was brauchst du, um es dir wert zu sein, dass du entspannt, kraftvoll, gesund und glücklich bist?
- Was brauchst du, um dafür dankbar zu sein, dass du es dir wert bist, entspannt, kraftvoll, gesund und glücklich zu sein?
- Was braucht deine Gesundheit, um kräftig und glücklich zu sein?
- Wie stellst du dir die Heilung einer Schnittwunde vor?
- Wie stellst du dir deine Immunabwehr vor?
- Wie stellst du dir deine Selbstheilungskräfte vor?
- Wie stellst du dir vor, dass deine Selbstheilungskräfte dein Bild für Krankheit oder Schmerzen in das Bild für Gesundheit umwandeln?
- Wie stellst du dir vor, dass alles, was du von außen zu dir nimmst an Medikamenten oder an Behandlungen, diesen Selbstheilungsprozess unterstützt?
- Glaubst du felsenfest daran, ja bist du überzeugt, dass dieser Selbstheilungsmythos Tag und Nacht, jeden Tag – 24/7 – bei dir abläuft, auch, ja besonders dann, wenn du kerngesund bist?

6.4.2 Den Selbstheilungsmythos beschreiben

- Wie stellst du dir vor, dass dein intelligenter Körper dir hilft, gesund zu werden, falls du krank wirst, gesund zu sein und gesund zu bleiben?
- Wie sehen deine Selbstheilungskräfte aus, was tun sie eigentlich und wie tun sie das?
- Welcher Mythos unterliegt dieser Dramaturgie?

6.4.3   Den Selbstheilungsmythos erleben

Tauche emotional in dich hinein und überlege einmal: Schon seit der Geburt liegt in dir eine wunderbare Freiheit in der Geborgenheit deiner Selbstheilungskräfte. Irgendwie weiß dein Unbewusstes genau das zu tun, was du in jedem Moment brauchst, um gesund zu werden und gesund zu bleiben. Du bist es wert, gesund zu sein und gesund zu bleiben. Versuche die Dankbarkeit für die Gesundheit, die du hast und für jeden Schritt, den du weiter in Richtung Gesundheit machen darfst, zu spüren.

6.4.4   Vorstellung des Selbstheilungsmythos

Wenn du diese Übung ausprobieren möchtest, nimm dir eine 3-bis-5-minütige Sanduhr. Stell die Sanduhr auf den Kopf und kurz bevor du auf deine Vorstellungsreise gehst, machst du die Magic-Finger-Trick-Atemübung, die du bereits gelernt hast (Abschn. 2.3.2), mindestens so lange, bis der Sand einmal durch die Sanduhr durchgelaufen ist.

Hinweis Der grauschattierte Text unten kennzeichnet den Kernteil dieser Übung. Die nichtschattierten Textblöcke ermöglichen den Ein- oder Ausstieg zu der vorliegenden Gesamtübung.

Lass dir die folgende Geschichte von einem dir lieben Menschen vorlesen oder lies sie dir selbst vor, langsam und besinnlich. Du kannst dich auch mit dem Handy aufnehmen und nachher das Ganze in aller Ruhe abspielen und es dir anhören, sooft du möchtest. Während du zuhörst, kannst du dir tagtraumartig mit deiner Fantasie … mit deiner Vorstellungskraft … die Situationen bildlich ausmalen …

„Mach es dir bequem und begebe dich an deinen persönlichen Wohlfühl- und Kraftort, wie du ihn von der ersten Übung schon kennst, und tauche mithilfe deiner Vorstellungskraft dort in allen deinen Sinneswahrnehmungen ein. Mach dich dort präsent: Wohlwollen, Mitgefühl und Neugier demjenigen Ding gegenüber, das du gerade jetzt beobachtest. Jetzt ist die Zeit, dich mit der 4-6-Atmung weiter zu entspannen: ‚eintausend – zweitausend – dreitausend – viertausend‘ bei der Einatmung und ‚eintausend – zweitausend – dreitausend – viertausend – fünftausend – sechstausend‘ bei der Ausatmung, während du dich auch bei der Ausatmung so schön schwer machst, wie du kannst … gut! Und du wiederholst dies so viele Male, bis ein ganz wohltuendes, wohliges Wohlgefühl dich überkommt … gut!

Und jetzt bist du tief entspannt … so … wie du dies von der ersten Übung schon kennst … gut!

Und jetzt kannst du das Bild, die Düfte, den Geschmack, die Melodie oder den Rhythmus, die Bewegung oder einfach das körperliche Gefühl der Gesundheit aufrufen … so … wie du es von der zweiten Übung schon kennst … deine persönliche Metapher für die Gesundheit als eine spürbare Selbstsuggestion erleben … gut! Und du bist es dir wert, gesund zu sein und gesund zu bleiben, und du bist von Herzen dankbar für die Gesundheit, die du hast!

Nun tauchst du in deinen Körper, in deinen Geist, in deine Seele hinein und lässt dich all das spüren, wie die Krankheit dich gerade hier und jetzt belastet … und du holst das Bild von der Krankheit hervor und wie es die Gesundheit beeinträchtigt … wie du es in der dritten Übung gelernt hast … gut. Und du verstehst die Krankheit als dumm, schwach und verletzlich … überwindbar und viel weniger relevant, als die Gesundheit es ist.

Und stelle dir vor, wie die Wirkung der Liebe deiner Familie, deiner Freunde, wie die Wirkung der Behandlung durch deinen Arzt … wie all das, was du von außen bekommst … gutes Essen, Sport, Medikamente …, dir hilft, das Bild der Gesundheit wieder zu stärken … so … wie du es in der vierten Übung schon gemacht hast." ·

Kernteil der Übung „Vorstellung des Selbstheilungsmythos"

„Öffne dich geistig und seelisch wie ein Kelch, lade die Gesundheit ein wie einen guten Freund und warte geduldig auf seinen von dir wohlverdienten Besuch, während deine Selbstheilungskräfte langsam, aber sicher wirksam gegen sämtliche – vorhandene oder drohende – Krankheiten arbeiten und den Weg frei für den Besuch deiner Gesundheit machen. Dein Körper und dein Geist sind deine Verbündete … stell dir vor, wie ihre Weisheit dir hilft, gesund zu werden und gesund zu bleiben …, und du bist dankbar dafür!

Stell dir einen Mythos für die Wirkung dieser deiner Selbstheilungskräfte vor, stell Dir vor, wie der ,Heiler in dir' mythoskonform für deine Gesundheit wirkt.

Vielleicht stellst du dir diesen persönlichen, ,inneren Heiler' wie eine mächtige Instanz, eine Art Superhelden oder wie ein Krafttier … oder gar wie einen Schutzengel oder eine Heilfee vor. Vielleicht denkst Du hierbei an das Universum oder an die Naturkräfte … an die Sonne … den Wind … das Regenwasser … den Nährboden und daran, wie diese Naturkräfte die Lebewesen der Erde … die Natur samt Pflanzen und Tieren … gedeihen lassen.

Diese Selbstheilungskräfte können dich schützen … dich heilen … sie stehen dir bei … sie bieten dir eine liebevolle, vertrauenswürdige Beziehung … so wie deine Familie und Freunde für dich da sind … so wie dein Arzt alles für deine Gesundheit tut … und sie helfen dir, deine Krankheit … deine Schmerzen zu überwinden … dich wieder fit zu machen … wie Magie … Alles was du von außen zu dir gegen deine Probleme nimmst oder tust, stärkt dich … deine Gesundheit … deine Energie …

> *Deine Selbstheilungskräfte können deinen Beschwerden … deiner Krankheit … deinen Schmerzen oder deinen Ängsten oder deiner Müdigkeit entgegenwirken … alle deine Probleme schwächen … zähmen, wie ein Zirkusdompteur einen Löwen zähmt … oder umerziehen, wie ein Lehrer widerspenstige Schüler umerzieht … oder löschen, wie die Feuerwehr einen Brand löscht … oder kämpfen, wie ein Krieger gegen eine Bedrohung kämpft …*
>
> *Schau mal diesen deinen Selbstheilungsfilm in deinem Kopfkino an, wie das Bild der Gesundheit durch diese innere Hilfe gestärkt und siegreich wird … wie das Bild der Krankheit durch diese deine Selbstheilungskräfte geschwächt und überwunden wird …*
>
> *Ob du jetzt schon spürst, wie diese deine Selbstheilungskräfte deinen Körper, deinen Geist und deine Seele wie durch einen Gnadenakt mit Heilung erleuchten und in deinem Körper wie ein Wundermittel wirken, das deine Lebensenergie stärkt, dich heilt und dich nach und nach mit Lebensfreude erfüllt?*
>
> *Stell dir einen Film vor, der auch nach dieser Übung irgendwie im Hintergrund deines Bewusstseins … in deinem Unbewussten … weiterläuft, und wie in diesem Film deine innere Hilfe zur Gesundheit mithilfe einer Metapher, die deinem Selbstheilungsmythos konform ist, weiterwirkt … weiter erlebbar wird… in deinem Körper … in deinem Geist … in deiner Seele …*
>
> *Gestatte dir Gesundheit …du darfst gesund sein und gesund bleiben … gönne dir von ganzem Herzen diese deine Gesundheit … Ja, du bist es dir wert, gesund zu sein und gesund zu bleiben … und du bist dankbar für jede Besserung und dafür, dass du so gesund bist, wie du eben gerade jetzt bist und dazu immer noch gesünder wirst … Die Krankheit an sich erlebst du viel weniger wichtig, weniger bedeutsam, als die Gesundheit es ist. Dein Arzt ist dein Verbündeter … und du stellst dir vor, wie sowohl die äußeren wie auch deine inneren Hilfen zur Gesundung auch nach dieser Übung weiterwirken … in deinem Körper … in deinem Geist … in deiner Seele … Du hast die Krankheit und deine Genesung mithilfe deines Selbstheilungsmythos selbst unter Kontrolle … so bist du klüger und stärker als die Krankheit und ihre Ursachen!"*

„Irgendwann wirst du merken, dass die Zeit gekommen ist, dein Kopfkino zu beenden und in den Alltag zurückzukehren.

Dann kannst du einfach dreimal t-i-e-f ein- und ausatmen, deine Augen wieder aufmachen, dich langsam gerade hinsetzen … alle Viere von dir strecken … dich recken … und vielleicht aufstehen und dir sicher sein, dass dein Selbstheilungsmythos die ganze Zeit in jeder einzelnen Zelle deines Körpers für dich abläuft, während du jetzt in den weiteren Tag hinausgehst …

Putzmunter bist du wieder … hier und jetzt … voller Energie und Freude am Leben und bereit, das nächstliegende Tun mit Zuversicht, Vertrauen und Mut anzupacken!"

Du hast jetzt 5 Bilder zur Selbstheilung erfunden und erlebt:

1. Wohlfühl- und Kraftort,
2. Gesundheit,
3. Krankheit und die durch die Krankheit beeinträchtigte Gesundheit,
4. Bündnis mit der üblichen Behandlung und wie sie dir von außen hilft, die Gesundheit wiederherzustellen,
5. Selbstheilungsmythos und wie dieser dir von innen hilft, die Gesundheit wiederherzustellen.

Neu hinzugekommen Ein persönlicher Mythos wird in deinem Kopfkino aufgebaut, sodass die Dramaturgie des körpereigenen Selbstheilungsprozesses als eine mit allen Sinneswahrnehmungen erlebte Selbstsuggestion glaubwürdig und überzeugend wird.

6.4.5 Den Selbstheilungsmythos darstellen

Wenn du eine gute Vorstellung von deinem Selbstheilungsmythos hast, kannst du vielleicht eine Skizze oder eine Farbzeichnung von ihm machen, ihn mit Musik, Gesang oder mit einem Tanz darstellen oder basteln, z. B. mit Papier, Karton, Holz, Ton oder Metall.

Im fünften Raum des Schneckenhauses (Abb. 2.1) kannst du eine Beschreibung oder eine Skizze oder ein Bild deines persönlichen Selbstheilungsmythos machen.

Bewahre bitte das Blatt gut auf, da du es für die ganze Selbstheilungsgeschichte brauchen wirst!

6.5 Wissenschaftlich-medizinischer Hintergrund zum Element „Selbstheilungsmythos"

6.5.1 Der Organismus vollbringt immer den Löwenanteil der Heilungsarbeit

Medizinische Behandlung (Kap. 5) ist oft notwendig, wenn die eigenen Selbstheilungskräfte überfordert sind, insbesondere bei akuten Verletzungen, funktionellen Notfallsituationen oder schnell wachsenden Neoplasmen. Akut lebensrettende oder -verlängernde Maßnahmen, wie

z. B. Tumorentfernung, Bestrahlung, Chemotherapie, Stentoperationen, Organtransplantationen, Kauterisierung von Wunden, Amputationen, Antibiotika, Antidote nach Vergiftungen, Blutdruckmedikamente oder Dialyse, entlasten und ermöglichen die Selbstheilung. Medizinisches Personal fungiert gewissermaßen als Geburtshelfer für die Selbstheilung. Die Selbstheilung stärken kann der Organismus hingegen nur von innen. Diese „Selbstwirksamkeit" kann vor allem mithilfe der medizinischen Hypnose (Abschn. 6.5.2, Abschn. 9.1) gestärkt werden.

6.5.2 Psychoneuroimmunisation und medizinische Hypnose

Psychoneuroimmunisation
Psychoneuroimmunisation beschäftigt sich mit dem Zusammenspiel zwischen der körpereigenen Immunabwehr und psychologischen Prozessen und ist der schulmedizinische Ausdruck für Selbstheilung. Das Zusammenspiel physiologischer Prozesse kann via geführte Imaginationen bis zu einem gewissen Grad erschlossen und beeinflusst werden, sodass man von der Vorstellungskraft als Heilmittel bzw. Selbstheilungskraft sprechen darf.

Mithilfe der Vorstellungskraft können wir mehr zur Unterstützung unserer Selbstheilung tun, als wir normalerweise denken, aber in der Regel weniger erreichen, als wir eigentlich möchten.

Deshalb sollten stets alle medizinischen Therapien ausgelotet werden (Kap. 5). Dieser Erklärung schließen sich viele seriös arbeitende Ärzte, Heiler, Pflegefachpersonen und andere Therapeuten an. So gibt es an mehreren Kliniken der Welt Bestrebungen, eine Reihe von wirksamen alternativen und komplementären Verfahren mit schulmedizinischer Behandlung zu verbinden. Immer wieder liest man von solchen Programmen unter der Rubrik „Mind-Body-Medicine" (siehe z. B. Rossi und Cheek 1994; Rossi 1986, 1991; Sarno 1998; Schmid 2008b).

Das Konzept „Selbstheilungskraft" kann wie folgt zusammengefasst werden:

Eine körperliche Krankheit ruft eine Abwehrreaktion hervor, deren Verlauf mit medizinischen Maßnahmen unterstützt werden kann. Diese Abwehrreaktion umfasst eine dynamische Wechselbeziehung zwischen den informationsverarbeitenden Modulen der Immunabwehr, metabolischen Prozessen und den unbewussten und bewussten Vorstellungen. Im Verlauf werden neue, heilsame, informationsverarbeitende Repräsentanzen gebildet und – immer mithilfe der Vorstellungskraft – weiter modifiziert und gesteuert. Die Repräsentanzen und Prozesse der Informationsübertragung und -verarbeitung in und zwischen Mind-Body-Systemen (endokriner, immunologischer, metabolischer, neurologischer oder psychologischer Natur) können verstanden werden als Selbstheilungskräfte, mit denen der menschliche Organismus den eigenen Gesundheitszustand kontrolliert und reguliert. Den Organismus verstehe ich als die Gesamtheit von Leib und Seele bzw. von Körper und Geist bzw. von Psyche und Soma etc. Dabei zeigt die Erfahrung, dass diese endogenen Prozesse – obwohl notwendig – leider nicht immer für die Genesung hinreichend sind.

Körper-Geist bzw. Leib-Seele bzw. Soma-Psyche

Der Begriff „Mind-Body" wird benutzt, um die Dualismuskontroverse zu vermeiden, ob das menschliche Verhalten letztlich körperlichen oder psychischen Ursprungs sei, und weist auf die Idee der Zweieinigkeit von Körper und Geist hin (Schmid 1988, 2008a).

Eine Menge von drei korrelativen Begriffen, wobei jeder Begriff alleine sowohl notwendig als auch hinreichend für die Existenz der anderen zwei Begriffe ist, nennt man eine „Zweieinigkeit" (engl.: „biunity"). Der Begriff „Liebe" z. B. bedingt die Existenz sowohl eines „Liebenden" wie auch einer „Geliebten" genauso wie der Begriff „Liebender" oder der Begriff „Geliebte" sowohl hinreichend als auch notwendig für die Existenz der beiden anderen Begriffe „Liebe" und „Geliebte" bzw. „Liebender" ist. Der Begriff „Erkenntnis" bedingt die Existenz sowohl eines „Erkennenden" wie auch eines „Erkannten" usw.

Im Fall einer Münze kann man lange philosophieren, wo entlang der Kante man die Trennfläche zwischen dem Teil, den man „Kopf" nennt, von dem Teil, den man „Zahl" nennt, definieren möchte. Da aber jede Münze eine Zweieinigkeit vom „Kopf" und „Zahl" ist, muss man irgendwo diese Trennfläche ziehen. Und genauso ist es mit dem Menschen: Ich verstehe den Menschen als eine Zweieinigkeit von Körper und Geist.

Idealisten und Materialisten verneinen die Existenz dieser Zweieinigkeit und meinen, dass alles aus Geist bzw. alles aus Materie bestehe. Dieses nennt man „Monismus". Beim „Dualismus" existieren Körper und Geist unabhängig voneinander im immerwährenden ontologischen Kampf, wobei die wahrhafte Realität letztendlich entweder aus reiner Materie oder aus reinem Geist bestehen soll, und die andere Seite – Geist bzw. Materie – den Kampf verloren habe bzw. ontologisch unwichtig sei, bloß ein epistemologisches Epiphänomen. Andere Denker verstehen Geist und Materie als die zwei verschiedenen Pole (komplementäre Entitäten) eines übergreifenden Systems wie „Hardware" und „Software" im System der elektronischen Datenverarbeitung (EDV) oder Mann und Frau im System der Biologie. Dieses nennt man „Polarität", wobei der eine Pol letztendlich ein Pendant des anderen Pols sein soll und weder der eine noch der andere Pol Anspruch auf das Urheberrecht der Realität erhebt.

Dieses Zusammenspiel eröffnet dem Individuum den Zugang zu innewohnenden schützenden Prozessen. Diese können grundsätzlich auch ohne externe Einwirkung (Medikamente, Behandlungen etc.) ablaufen.

Grundpfeiler der SDE-Methode ist die Hypothese, dass die menschliche Vorstellungskraft die molekularen Komponenten des menschlichen Körpers bzw. seine konstitutiven Formationen und Zusammenspiele benutzt und diese bis zu einem gewissen Grad stimulieren oder kontrollieren kann, um einen erwünschten Heileffekt zu bewirken (Selbstheilungseffekt). Eine Vorstellung wird vor allem dann zum wirksamen Heilmittel, wenn wir meinen zu *wissen* und nicht nur *glauben*, dass sie wirkt. Mit anderen Worten: Die mentale Einstellung hat einen maßgeblichen Einfluss auf die Gesundheit.

Eine besondere Rolle kommt menschlicher Beziehung (Kommunikation/ Austausch von Information) zu, die immer in irgendeiner Art und Weise notwendig und bestimmend ist. Je nachdem, wie die Information in eine Beziehung, eine psychosoziale Situation oder einen kulturellen Kontext eingebettet ist, kann sie dem Menschen als Heilmittel dienen.

Medizinische Hypnose

Die meisten Menschen verstehen Hypnose wie sie ihnen im Film und auf der Bühne bei der „Show-Hypnose" vorgeführt wird. Sie wissen nicht, dass ein hypnotischer Zustand spontan schon beim Anschauen eines Films, beim Lesen eines Buches oder bei der Meditation entsteht: Immer dann, wenn unter Beibehaltung des übergreifenden Kontextes eine Suggestion zur glaubwürdigen Realität wird, herrscht Hypnose. Der Hypnotisierte erlebt sodann einen von der Umwelt (z. B. Hypnotiseur, Film, Buch, Guru) suggerierten psychosozialen Kontext, als wäre dieser seine Wirklichkeit.

Letztendlich ist jede Hypnose immer eine Selbsthypnose. Ziele und die Wege zu diesen Zielen unterscheiden sich: Bei der Show-Hypnose dient die Aktion des Show-Hypnotiseurs der Unterhaltung, beim Filmanschauen ist es der Film im Kino, beim Lesen eines Buchs sind es die Buchstaben bzw. Wörter, die Unterhaltung erzeugen, und bei der Meditation vermittelt die spirituelle Lehre ein spirituelles Erlebnis.

Das Ziel der medizinischen Hypnose ist die Beeinflussung des Körpers, des Geistes und der Seele des Menschen, um Schmerzen zu lindern oder die Selbstheilungskräfte zu stärken; der Weg dahin wird durch einen medizinischen Hypnotherapeuten vermittelt oder auch durch die „Anleitungen" zu den SDE-Elementen in diesem Buch (Kap. 2 bis 7). So oder so behalten Sie selbst stets die Entscheidung darüber, ob Sie den Anweisungen – dem Weg – weiter folgen wollen oder nicht. Sie sind sowohl Drehbuchautor wie auch Produzent, Dirigent und Hauptdarsteller in Ihrer eigenen, persönlichen Selbstheilungsgeschichte.

Auch bei der Vermittlung einer posthypnotischen Suggestion bleibt die Vollmacht bei Ihnen. Eine posthypnotische Suggestion ist eine Suggestion, die in Trance während der Hypnose vermittelt und nach der Hypnose erlebt oder ausgeübt wird. Im Fall der medizinischen Hypnose vermittelt die posthypnotische Suggestion einen schmerzlindernden und/oder genesungsfördernden Prozess mithilfe des „Körperankers" (Kap. 7).

Die SDE-Methode mithilfe der medizinischen Hypnose steht im Einklang mit der evidenzbasierten Medizin, wie sie von Prasad (2014) beschrieben wird, und bietet ein schulmedizinisches Verständnis für die Wirkung von vielen alternativen und komplementären Heilmethoden. Die Wirksamkeit der sechs SDE-Elemente wird in meinem Buch *Selbstheilung durch Vorstellungskraft* (Schmidt 2010) von medizinischen Studien untermauert und in diesem Buch im jeweiligen Unterkapitel „Wissenschaftlich-medizinischer Hintergrund" (Kap. 2 bis 7). diskutiert.

Die klinische Relevanz der medizinischen Hypnose wird durch die von mir entwickelte SDE-Methode gestützt, indem sie das Wissen des Patienten über seine Krankheit, Behandlung und sein Selbstheilungspotenzial in Trance mit Gefühl, Handlung und Sinn verknüpft, um seine eigene Vorstellungskraft als wirksames Heilmittel optimal einzusetzen.

Die medizinische Hypnose zielt darauf ab, eine Brücke zu schlagen zwischen bewussten psychischen Denk- und Vorstellungsprozessen, die wir z. T. willentlich steuern können, und unbewussten Stoffwechsel-, Immun-/Schmerzabwehr- und Heilungsprozessen, die mehr oder weniger autonom unser körperliches Funktionieren und Befinden regulieren. Wichtig dabei ist der wechselseitige Informationsaustausch zwischen diesen unbewussten Prozessen im weitesten Sinne und positivierenden Vorstellungsbildern in Form aktiver Imagination, der die Selbstheilung erlernbar macht.

Literatur

Antonovsky A (1967) Social class, life expectancy and overall mortality. Milbank Mem Fund Q 45(2):31–73

Antonovsky A (1979) The salutogenetic model of health. In: Antonovsky A (Hrsg) Health, stress and coping: new perspectives on mental and physical well-being. Jossey-Base, San Francisco, S 182–197

Frazer JG (1928) Der goldene Zweig: das Geheimnis von Glauben und Sitten der Völker [The golden bough: a study in magic and religion]. Hirschfeld, Leipzig

Gray K, Schein C, Ward AF (2014) The myth of harmless wrongs in moral cognition: automatic dyadic completion from sin to suffering. J Exp Psychol Gen 143(4):1600–1615

Greenberg DR, Tracy JK, Grattan LM (1998) A critical review of the Pfiesteria hysteria hypothesis. Md Med J 47(3):133–136

Liek-Danzig E (1931) Das Wunder in der Heilkunde. Lehmann, München, S 124

Prasad K (2014) Fundamentals of evidence based medicine, 2. Aufl. Springer, New Delhi

Rankin L (1969) Mind over medicine. Scientific proof that you can heal yourself. Hay House, Carlsbad

Rossi EL (1986) The psychobiology of mind-body healing: new concepts of therapeutic hypnosis. Norton, New York

Rossi EL (1991) Die Psychobiologie der Seele-Körper-Heilung: neue Ansätze der therapeutischen Hypnose. Synthesis, Essen

Rossi EL, Cheek DB (1994) Mind-body therapy. Methods of ideodynamic healing in hypnosis. Norton, New York

Sarno JE (1998) The mindbody prescription: healing the body, healing the pain. Grand Central Life & Style, New York

Schlag B (2015) Gesinnungsopfer: Reale und erfundene Leidtragende. https://www.weltwoche.ch/ausgaben/2015-6/artikel/gesellschaft-gesinnungsopfer-die-weltwoche-ausgabe-062015.html. Zugegriffen: 24. Juni 2018

Schmid GB (1988) The roles of knower & known in the sufism of Ibn'Arabî, analytical psychology of C. G. Jung, quantum theory of John von Neumann: concepts and logic with implications to the phenomena of psychogenic death & psychotherapy. Diplomarbeit. C. G. Jung-Institut Zürich & Zentral Bibliothek Zürich

Schmid GB (2008a) Biunity (İkilibirlik). Agarta Yayinlari, Ankara

Schmid GB (2008b) Consciousness medicine: what can we learn about mind-body healing from psychogenic death phenomena? In: Luca BND (Hrsg) Mind-body and relaxation research focus. Nova Science, New York, S 93–138

Schmid GB (2010) Selbstheilung durch Vorstellungskraft. Springer, Wien

Schmid GB (2015a) Klick! Warum wir manchmal etwas wissen, das wir eigentlich nicht wissen können. Füssli, Zürich

Schmid GB (2015b) Und der Medizinmann sprach: „Du musst sterben … !", also musst du? Wirkung der Vorstellungskraft auf Heilung, Krankheit und Tod. In: Muffler E (Hrsg) Kommunikation in der Psychoonkologie. Der hypnosystemische Ansatz. Carl-Auer, Heidelberg, S 179–217

Schmid GB (2016) Mass Psychogenic Illness: psychogene Krankheit als Massenphänomen. Forum der Deutschen Gesellschaft für Hypnose und Hypnotherapie e. V. Suggestionen Ausgabe 2016:46–48

Subbotsky E (2010) Magic and the mind. Mechanisms, functions, and development of magical thinking and behavior. Oxford Univ Press, Oxford

Wikipedia (2018) List of Latin phrases. http://en.wikipedia.org/wiki/List_of_Latin_phrases_(S). Zugegriffen: 3. Juni 2018

7

SDE-6: Der gefühlte Selbstheilungsprozess – Körperanker („feeling of healing")

Zusammenfassung

Die erlebte Selbstsuggestion eines persönlichen Mythos, der das Bild der Gesundheit wiederherstellt, das von der Krankheit beeinträchtigt wurde, führt zu einer körperlichen Verankerung („Körperanker", engl.: „feeling of healing") der Gesundung des Organismus im geistig losgelösten, entspannten Zustand. Erst wenn die Dramaturgie der Selbstheilungsgeschichte körperlich erlebt wird, z. B. als ein Wärmegefühl, ein Kribbeln, ein angenehmes Druckgefühl, ein „Heilstrom" oder ein „Leuchten", wird die Vorstellung zur erlebten Selbstsuggestion, die heilend wirken kann.

Bislang haben Sie 5 dramaturgische Elemente zur Verfügung:

1. Präsenz und Entspannung an Ihrem Wohlfühl- und Kraftort über die 4-6-Atemtechnik.
2. Vorstellung der Gesundheit: eine fantasievolle, persönliche Vorstellung von Gesundheit, die Sie sich von Herzen mit möglichst vielen Sinneswahrnehmungen geistig-seelisch gönnen und für die Sie dankbar sind.
3. Vorstellung der Krankheit: eine fantasievolle, persönliche Vorstellung von einer aktuellen oder befürchteten Krankheit, von der Sie sich befreien möchten, die Sie als dumm, schwach und verletzlich erleben und der Sie viel weniger Bedeutung als der Gesundheit zuschreiben.
4. Vorstellung des Bündnisses mit der üblichen medizinischen Behandlung (engl.: TAU = „treatment as usual"): eine fantasievolle, persönliche Vorstellung eines inneren Helfers oder vieler innerer Helfer, die sämtliche

© Springer-Verlag GmbH Deutschland, ein Teil von Springer Nature 2019

G. B. Schmid, *Selbstheilung stärken*, https://doi.org/10.1007/978-3-662-57674-8_7

zur Verfügung stehenden Behandlungen (äußere Ressourcen wie Ärzte, Heiler, Medikamente, Gebete etc.) bündeln. Sie gönnen sich diese von Herzen mit möglichst vielen geistig-seelischen Sinneswahrnehmungen und sind dankbar für sie.

5. Vorstellung eines Selbstheilungsmythos: eine fantasievolle, persönliche Vorstellung der Erreichbarkeit, Wiederherstellung und Aufrechterhaltung von Gesundheit und allem, was dazugehört.

Grundlage

Hier geht es um die Vollendung und Konditionierung der Selbstheilungsgeschichte im Körper: eine physiologische Antwort auf die Selbstheilungsgeschichte, der „Körperanker". Dieser Körperanker dient als subjektives Maß für den Grad der Reinigung und wie diese im eigenen Körper erkannt, nachvollzogen und erlebt werden kann. Bei Aktivierung des Körperankers werden die Selbstheilungskräfte mobilisiert.

Sieg über die Krankheit mit Zerstörung und unwiderruflicher Ausscheidung jeglicher Krankheitsursache aus dem Körper und anschließender Reinigung des Organismus im Sinne eines Triumphgefühls fördert die Selbstheilung.

Gefühle von Triumph, Glanz und Gloria und die Auflösung des negativen psychologischen Anteils des Problems führen zu einer gesundheitsfördernden **Resilienz** aus der Lehre der Salutogenese von Aaron Antonovsky (1923–1994; [Antonovsky 1967, 1979]).

Zum Selbstheilungsritual gehört häufig auch die Angabe eines subjektiven Maßes für den Grad der Reinigung und wie diese im eigenen Körper erkannt, nachvollzogen und erlebt werden kann.

Kontrapunkt

Hypochondrie oder eine zwanghafte Fixierung auf Beschwerden, Schmerzen oder negative Botschaften von Drittpersonen (Nocebo-Effekt) verzögern den Selbstheilungsprozess.

Ziele

* Verankerung des Selbstheilungsprozesses im Körper mit einem klaren und überzeugenden Gefühl der Genesung (Wärme, Kribbeln, Vibration, angenehmes Drückgefühl, „Leuchten", „Heilstrom" etc.).
* Das Gefühl eines Reinigungsprozesses entsteht spontan aus einer Vorstellung, wie eine solche Reinigung stattfinden bzw. durch welche abergläubischen, metaphysischen, religiösen, spirituellen bzw. wissenschaftlichen Agenzien, Energien, Handlungen, Kräfte, Mechanismen, Repräsentanzen etc. die Krankheit überwunden werden könnte.

7.1 Basisvorstellungen

Zu dem sechsten und letzten dramaturgischen Element der Sechs-dramaturgische-Elemente-Methode (SDE-Methode) gehören folgende Basisvorstellungen:

- *„Ich erlebe den Selbstheilungsprozess körperlich als physiologische Antwort auf die Selbstheilungsgeschichte!"*
- *„Ich bin davon überzeugt, dass die Krankheit vollständig überwunden und verwandelt wurde! Ich erlebe die Gesundheit in meinem Körper über einen Heilstrom, ein Vibrieren oder Kribbeln, eine Wärme, ein angenehmes Druckgefühl, eine wohltuende Spannung, ein Durchleuchten des Körpers etc.!" (Abschn. 1.3.2: Suggestion einer Zitrone)*

7.2 Was ist „ein gefühlter Selbstheilungsprozess"?

In der Selbstheilungsgeschichte werden zunächst mithilfe der Vorstellungskraft Entspannung, Gesundheit, Krankheit, Heilungsvorgang durch Einflüsse von außen (TAU) und von innen (Selbstheilungsmythos) entwickelt, bis schließlich der geheilte Körper in seiner Ganzheit mit Entschlossenheit, Zuversicht, Vertrauen und Mut lebendig ausgemalt, sensorisch erlebt und mit Dankbarkeit sich selbst großzügig gegönnt und gefeiert wird.

Unser Körper reagiert auf Einflüsse und gibt uns eine Rückmeldung. Er reagiert z. B. mit einem Wohlgefühl nach einer schmackhaften und bekömmlichen Mahlzeit, wenn sie gut vorbereitet, frisch und warm serviert und gut verdaut wird! Vielleicht entstehen so Lieblingsspeisen? Diese Rückmeldung des Körpers nenne ich den Körperanker.

Unser Körper reagiert auch auf alle anderen Wahrnehmungen, z. B. von Bildern, Geräuschen, Düften, Geschmäckern, Berührungen und Bewegungen. Schon die bloße Vorstellung eines Sinnesreizes kann entsprechende körperliche Reaktionen auslösen. Denken wir nur an die Zitrone bzw. die Vorstellung davon (Abschn. 1.3.2). Diese Körperreaktionen können bewusst wahrgenommen und als Körperanker genutzt werden.

Bei jedem dramaturgischen Element können Sie sich Zeit geben und den imaginierten inneren Bildern solange nachspüren, bis Sie eine körperliche Reaktion bemerken.

Der Körperanker durchläuft mehrere Entwicklungsphasen: Beginnend mit einem wohligen Gefühl der Entspannung (SDE-1) gönnen Sie sich ein kraftvolles, dankbares Gefühl der Gesundheit (SDE-2). Als Nächstes erlauben Sie sich, entschlossen mit Zuversicht, Vertrauen, Mut und Genauigkeit Ihrer Krankheit (SDE-3) mit allen Symptomen und Gefühlen realitätsgerecht von Angesicht zu Angesicht ins Auge zu schauen und sie zu erleben (Objektivierung der Krankheit). Sie nehmen wahr, wie Ihr Körper darauf reagiert und wie gleichzeitig das Bild der Gesundheit angegriffen wird. So entsteht mithilfe der Vorstellungskraft (Bilder, Geräusche, Düfte, Geschmäcker, Berührungen und Bewegungen) eine Verbindung zwischen Krankheit und Gesundheit. Nun wenden Sie sich dem überzeugend tröstenden Gefühl Ihres Bündnisses mit Ihrem sozialen Umfeld und den üblichen medizinischen Therapien oder anderen Behandlungen zu (SDE-4). Anschließend tauchen Sie ein in Ihr Ihnen glaubwürdiges Wissen um die eigenen Selbstheilungskräfte und deren Wirkung (SDE-5), die in jeder einzelnen Zelle in Ihnen mithilfe des Selbstheilungsmythos spürbar gemacht werden. Sie stellen sich vor, wie die Krankheitserreger oder Schmerzquellen überwunden und ausgeschieden werden und jegliches Zeichen der Krankheit oder des Schmerzes vernichtet und der Organismus vollständig gereinigt wird. Am Schluss mündet diese körperlich-erlebbare Bestätigung des Selbstheilungsprozesses in ein triumphales und dankbares Gefühl der Genesung (SDE-6). So wird die Selbstheilung durch Vorstellungskraft im Körper konditioniert verankert! Derart konditioniert können Sie später im Alltag jederzeit und in jeder Situation das triumphale und dankbare Gefühl der Genesung mithilfe des Körperankers (SDE-6) aufrufen und somit den Selbstheilungsprozess unter allen möglichen Umständen sofort wirksam aktivieren.

Können Sie sich nun die Überwindung und Ausscheidung der Krankheitserreger oder Schmerzquellen mit anschließender Vernichtung jeglicher Zeichen der Krankheit/des Schmerzes samt Reinigung des Organismus vorstellen und mithilfe Ihrer Vorstellungskraft körperlich erleben?

Wenn Sie so weit mit der SDE-Methode fortgeschritten sind, dass Sie den Selbstheilungsprozess in sich regelrecht fühlen können, haben Sie eine **gesundheitsfördernde Resilienz** (lateinisch: „resilire" = „zurückspringen", wie ein Stehaufmännchen) aus der Lehre der Salutogenese von Aaron Antonovsky (1967, 1979) erlangt: eine psychobiologische Widerstandsfähigkeit, Krankheit zu bewältigen und sie mit der SDE-Methode zur Gesundung zu nutzen.

Wie und wo im Körper erlebe ich die Wirkung der Selbstheilung?
Wie spüren Sie die positive, heilende Wirkung Ihres Selbstheilungsmythos
in Ihrem Körper: eine Wärme, ein Kribbeln oder Vibrieren, ein angenehmes
Druckgefühl, ein Heilstrom, ein Leuchten oder irgendwie anders?

Wie kann ich dieses Erlebnis – den Körperanker – noch verstärken?
Wenn sich dieser Körperanker lokalisieren lässt, können Sie diesen Teil Ihres
Körpers mit der einen oder der anderen Hand berühren und ihn sanft strei-
cheln, kraulen oder beklopfen. Auf diese Art können Sie mit der kurzen
Berührung einer Körperstelle im Alltag schnell die Selbstheilungskräfte akti-
vieren.

Der Körperanker
*„Ich erlebe den Körperanker, verstärke ihn mental und falls körperlich mach-
bar auch durch eine Berührung (z. B. Streicheln oder Klopfen) und stelle mir
vor, wie sämtliche Krankheiten und Schmerzen meines Organismus langsam,
aber sicher überwunden werden und verschwinden! Und jedesmal im Alltag –
auch mittendrin im alltäglichen Tun – brauche ich nur diese einfache Geste zu
wiederholen, um meine Selbstheilungskräfte zu aktivieren."*

*„Ich gestatte mir … ich bin es mir wert … ich darf … ja, ich habe es ver-
dient … gesund zu sein und gesund zu bleiben … Ich gönne mir Gesundheit …
und bin dankbar für die Gesundheit, die ich habe und für jeden Schritt, den ich
in Richtung Gesundheit machen darf."*

7.3 Wie funktioniert ein „gefühlter Selbstheilungsprozess"?

Die sechs dramaturgischen Elemente bilden den Handlungsstrang einer
kohärenten, persönlichen Selbstheilungsgeschichte. Diese kann man
sich wie eine Art inneren YouTube-Film vorstellen, den man in allen
Sinnesqualitäten überall und jederzeit aufrufen und erleben kann. Durch
die körperliche Verankerung (Wärme, Kribbeln etc.) wird die Wirkung
dieses „Films" auf die Gesundheit glaubwürdig und überzeugend, sie
wird real. Der Körperanker ist eine Art psychophysiologischer Regler, der
den Selbstheilungsprozess mal mehr, mal weniger (auch epigenetisch?)
anschaltet. Er ist somit überall und jederzeit aufruf- und erlebbar.

„Epigenetische" Markierung

Unsere Erbinformation ist bekanntlich in einer linearen chemischen Buchstabenschrift in fadenförmigen Riesenmolekülen – der DNA – niedergeschrieben. Diese Schrift verwendet vier chemische Bausteine, welche die Rolle von Buchstaben übernehmen. Ihre Reihenfolge im DNA-Faden legt die Baupläne für unsere Proteine und andere Zellbestandteile sowie die Programme für deren Zusammenbau fest.

Eine klassische Mutation verändert die Reihenfolge der Buchstaben in der DNA. Gene werden aber auch durch die Umwelt oder unseren Lebenswandel verändert – und dies viel häufiger als durch klassische Mutationen. Dabei verändert sich nicht die Reihenfolge der Gen-Buchstaben, sondern nur der chemische Charakter einzelner Buchstaben: Die Buchstaben werden mit einem kleinen Gebilde aus drei Wasserstoffatomen und einem Kohlenstoffatom – einer sog. Methylgruppe – markiert. Diese „epigenetische" Markierung lockt Proteine aus der Zelle an, welche die Funktion des markierten Genabschnitts hemmen oder ganz stilllegen (siehe auch unten Abschn. 9.6.2).

Der Unterschied zwischen einer klassischen Mutation und einer epigenetischen Markierung wird aus einem Beispiel ersichtlich, in dem die vier Gen-Buchstaben durch die vier Buchstaben A, D, L und N unseres Alphabets ersetzt sind. Das sinnergebende Wort LAND würde in einer Mutation zu einer sinnlosen Buchstabenfolge wie LLND oder LAD, in einer epigenetischen Markierung jedoch zu LÄND – der Buchstabe A bzw. seine Wirkung wird nicht gegen einen anderen ausgetauscht oder entfernt, sondern durch das Umlautzeichen (die Methylgruppe) markiert und folglich ein- oder ausgeschaltet (Schatz 2015).

Die Selbstheilungsgeschichte soll am Anfang einer Erkrankung regelmäßig – zur selben Verhaltenszeit – geübt werden. Wie lange eine jeweilige Selbstheilungsgeschichte dauert, wie lange Sie die Selbstheilungsgeschichte erleben und wie oft Sie diese wiederholen bzw. wie viel Zeit Sie insgesamt investieren wollen, können nur Sie entscheiden, müssen Sie vielleicht auch ausprobieren. Ich empfehle, zu Beginn, also nach Erarbeitung dieser Selbstheilungsgeschichte, diese mindestens 2-mal täglich, jeweils mindestens 3 min lang zu praktizieren. Wenn Sie gut geübt sind, können Sie die Selbstheilungsgeschichte jederzeit und überall – je nach Bedarf – mithilfe des (durch die vielen Übungen konditionierten) Körperankers aufrufen.

Ein „gefühlter Selbstheilungsprozess" beeinflusst die Statistik hinter der „Selbstheilung durch Vorstellungskraft"

Ihr Arzt ist verpflichtet, Sie über Ihre Krankheit (Diagnose) und Behandlungsmöglichkeiten zu informieren und vor Beginn einer Therapie Ihre informierte Einwilligung (engl.: „informed consent") einzuholen. Ein mündiger Patient muss also Informationen bekommen, damit er eine eigenständige Entscheidung – soweit das bei einer Erkrankung überhaupt möglich ist – treffen kann, ob er der Behandlung zustimmt oder sie ablehnt.

Nach diesen Richtlinien muss der Arzt alle Patienten gleich behandeln. In diesem Sinne wird jedes Individuum als eine statistische Einheit betrachtet, für die es Durchschnittswerte gibt. Aus einer ethischen Perspektive darf der Arzt daher keine Behandlung persönlich empfehlen oder von ihr abraten. Der Arzt sollte sich quasi gefühllos wie eine Maschine verhalten. Da der Arztberuf aber bisher immer noch von Menschen ausgeübt wird – von gewissen hochspezialisierten operativen Eingriffen abgesehen –, lassen sich Gefühle nicht eliminieren. In diesem Dilemma informieren Ärzte die Patienten teilweise einseitig über den im Durchschnitt zu erwartenden Verlauf bzw. Erfolg einer Behandlung (Medikament, Operation u. a. m.) samt Nebenwirkungen und Ausgang.

Ein Durchschnittswert entsteht aus der statistischen Auswertung, wie sich die Krankheit und die Therapie während einer wissenschaftlichen Untersuchung in einer Gruppe von Kranken verhielten, und sagt aus, was am häufigsten ist. Der Verlauf einer Krankheit und die Wirksamkeit von Therapien haben daneben auch einen Spielraum – siehe Gauß'sche Glockenkurve (Abb. 7.1) –, der genauso wichtig ist. Ich, als Individuum, könnte irgendwo auf der einen oder auf der anderen Seite des Mittelwerts liegen, je nachdem, ob ich mir meine Situation eher ängstlich-pessimistisch (Nocebo-Effekt) oder eher zuversichtlich-optimistisch (Placebo-Effekt) vorstelle. Bei den Individuen bestehen deshalb innerhalb dieses Spielraums maßgebende Unterschiede zwischen denen, denen es schlechter geht, und denjenigen, denen es besser geht als dem Durchschnittspatienten.

Die meisten Ärzte informieren die Mehrzahl ihrer Patienten über diesen Spielraum. Ich erkläre ihn Ihnen hier, weil er für das Verständnis, wieso die Selbstheilungsgeschichte wirkt, wichtig ist.

Die horizontale Achse in Abb. 7.1 zeigt von links (keine negative Ausprägung) nach rechts (maximale negative Ausprägung) eine Skala für die Ausprägung einer gegebenen Krankheit oder der Nebenwirkungen der Behandlung. Diese Ausprägung lässt sich anhand verschiedener Merkmale charakterisieren: u. a. die Anzahl und/oder Schweregrad der Beschwerden, Komplikationen, Schmerzen oder das Sterberisiko nach einer Operation oder nach x Monaten oder Jahren nach der Diagnosestellung. Die Höhe der Kurve (vertikale Achse) zeigt die Anzahl der Personen, bei denen die jeweilige Ausprägung der Krankheit bzw. der Nebenwirkungen der Behandlung in einer wissenschaftlich-medizinischen Studie zu finden war.

Sie als Patient sollten sich stets vor Augen halten, dass ein Patientenkollektiv aus einzelnen Menschen besteht und dass Sie sich mit

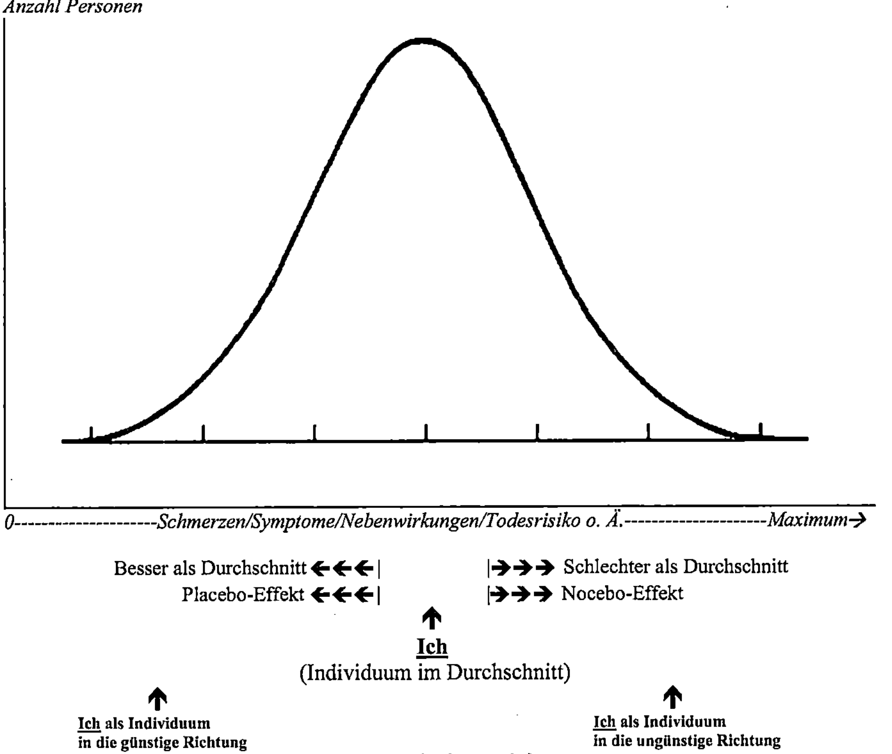

Abb. 7.1 Statistische Normalverteilung (Gauß'sche Glockenkurve). Ich, als statistische Einheit, werde vom Arzt am Mittelwert geortet. Je besser die Selbstheilung durch Vorstellungskraft, z. B. mithilfe von der SDE-Methode, desto größer ist die Wahrscheinlichkeit, dass der Gesundheitszustand und/oder der Heilungsverlauf des Individuums vom kollektiven Durchschnitt der Normalverteilung nach links abweicht

einer Selbstheilungsgeschichte in eine positive Richtung bewegen können. Selbstverständlich hängt Heilung auch von vielen Faktoren ab, die nicht alle den Selbstheilungskräften zugänglich sind. Ein Mathematiker würde sagen, dass der spontane unbewusste Beitrag unserer Selbstheilungskräfte (Placebo-Effekt) und unsere bewusste psychologische Arbeit mit der Vorstellungskraft, um die Wirkung unserer Selbstheilungskräfte zu optimieren, nur einen Teil der Varianz einer statistischen Verteilung erklären kann, die den Verlauf einer Krankheit, den Ausgang einer Operation oder die Wirkung (oder Nebenwirkungen) eines Medikaments beschreibt.

Bei der SDE-Methode geht es um die Verschiebung innerhalb der Verteilung in eine günstige Richtung durch die Anwendung der Imagination und das entstehende Gefühl der Selbstheilung.

Als Individuum haben Sie einen persönlichen Spielraum, in dem Sie mit einer ängstlich-pessimistischen Haltung Ihre Situation evtl. eher verschlimmern (Nocebo-Effekt) oder wahrscheinlich eher verbessern können, wenn Sie eine zuversichtlich-optimistische Haltung (Placebo-Effekt) einnehmen.

Mit einer Selbstheilungsgeschichte können Sie selbst etwas dafür tun, dass Sie persönlich auf der positiven Seite der Verteilung stehen und besonders gut von der Therapie profitieren bzw. dass der Heilungsverlauf besonders günstig ist.

Wenn sämtliche Personen in einer unabhängigen Population von Patienten mit derselben Prozentzahl von Männern und Frauen, mit derselben männlichen und weiblichen Altersverteilung, mit denselben Risikofaktoren und mit genau derselben Diagnose oder Behandlung wie in Abb. 7.1 dargestellt ihre Selbstheilungskräfte nach den Richtlinien dieses Buches optimieren würden, wäre die entsprechende Kurve verschoben – relativ zu der aus der üblichen medizinischen Studie. Aber auch dann gäbe es eine Verteilung, doch wäre diese vorteilhafter als ohne Vorstellungsarbeit: Eine rechtsschiefe Verteilung wäre sodann eher zu erwarten (Abb. 7.2b). Auch dann gibt es selten Krankheitsverläufe auf der

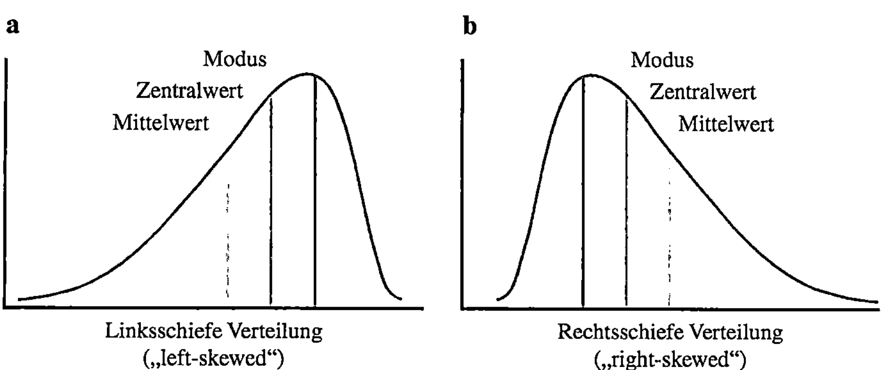

Abb. 7.2 Schiefe statistische Verteilung. **a** Linksschiefe Verteilung („left-skewed": Nocebo-Effekt), **b** rechtsschiefe Verteilung („right-skewed": Placebo-Effekt). Der Modus (engl.: „mode") einer Gruppe ist der am häufigsten auftretende Wert. Der Zentralwert (engl.: „median") ist ein einfaches Maß für die zentrale Tendenz (= der mittlere Wert bei einer ungeraden Anzahl von Beobachtungen; = der Durchschnitt der zwei mittleren Werte bei einer geraden Anzahl von Beobachtungen). Der Mittelwert (engl.: „mean") ist der Durchschnitt, d. h. die Summe der einzelnen Werte dividiert durch die Anzahl der Individuen. In einer Normalverteilung (Abb. 7.1) haben alle drei statistischen Größen – Modus, Zentralwert und Mittelwert – denselben numerischen Wert

extrem günstigen (linken) Seite der statistischen Verteilung, wie z. B. ganz, ganz selten Spontanheilungen. Eine linksschiefe Kurve (Abb. 7.2a) wäre unter ungünstigen Bedingungen, z. B. unter chronischem Stress, für die Verteilung zu erwarten. Inspiriert durch eine Arbeit meines Kollegen Dr. med. Hans Wehrli zum Thema ärztliche Kommunikation, in der er den Begriff „Sanabo" („Ich werde heilen!") einführte, möchte ich die salutogenetische rechtsschiefe „Verbesserung" der Normalverteilung unter dem Einfluss der Selbstheilung durch Vorstellungskraft als Sanabo-Effekt definieren (Wehrli 2014). Der Sanabo-Effekt führt zu einem verbesserten Heilungsverlauf durch die Optimierung der Selbstheilungskräfte, z. B. mit der SDE-Methode unter medizinischer Hypnose.

7.4   6. Anleitung: Körperanker – der gefühlte Selbstheilungsprozess

Dies ist die 6. und damit letzte von insgesamt 6 Anleitungen, mit deren Hilfe Sie sich selbst samt Ihrem „inneren Kind" das Thema „Selbstheilung" kinderleicht beibringen können.

Inzwischen haben Sie schon 6 Sachen gelernt:

1. Sich eine wunderschöne Vorstellung zum Thema „Selbstheilung" zu machen.
2. Sich mit der 4-6-Atmung und einer wunderbaren Vorstellung von einem Wohlfühl- und Kraftort präsent zu machen und sich super zu entspannen!
3. Sich Ihre Gesundheit gut vorzustellen und diese in Ihrem Körper und Geist mit allen Sinnen zu erleben! Und Sie gestatten sich Gesundheit: Sie sind es sich wert, gesund zu sein und gesund zu bleiben, und sind dafür dankbar!
4. Sich eine Vorstellung von Ihrer Krankheit zu machen, sodass Sie diese durchschauen können und als viel weniger wichtig, weniger bedeutsam als Ihre Gesundheit verstehen!
5. Sie können Ihre Familie, Ihre Freunde und Ihren Arzt alle zusammen als ein Team verstehen, das sich mit Ihnen verbündet und Sie mit allen erdenklichen Mitteln im Kampf gegen Ihre Krankheit unterstützt!
6. Sie können sich eine Art Film in Ihrem Kopfkino machen, der den ganzen Selbstheilungsprozess kurz und knapp zusammenfasst (Selbstheilungsmythos).

Und wieder gehen wir zur familiär-freundschaftlichen Du-Form über:

Du weißt, was es heißt, präsent und entspannt zu sein! Und du weißt inzwischen, wo dein Wohlfühl- und Kraftort ist und wie du deine Entspannung mithilfe der 4-6-Atemtechnik an diesem Ort aktivieren kannst. Dort hast ein Gefühl für die Entspannung in deinem Körper und in deinem Geist, für deine innere Ruhe und dein Wohlsein, für deinen Mut.

Du weißt auch, was es heißt, gesund zu sein! Du hast ein Gefühl für die Energie in deinem Körper, für deine Kraft und Gesundheit. Ein Glücksgefühl. Und du weißt inzwischen, wie die Gesundheit für dich aussieht, wie sie sich für dich anhört, wie sie duftet und schmeckt und wie sie sich für dich anfühlt … Und du darfst gesund sein und gesund bleiben und du bist dafür dankbar.

Du kannst dir – glaubwürdig und überzeugend – deine Krankheit als deiner Gesundheit weit unterlegen vorstellen, indem du dir die Dummheiten, Schwächen und Verletzlichkeiten deiner Krankheit vorstellst und die Krankheit als besiegbar verstehst. Du kannst die Krankheit durchschauen und sie als viel weniger wichtig, weniger bedeutsam als deine Gesundheit verstehen.

Du kannst dir vorstellen, was dir als Unterstützung in deinem Kampf für deine Gesundheit dient und wie du im Bündnis mit deiner Familie, deinen Freunden und deinem Arzt als ein Team gegen deine Krankheit siegen kannst.

Du kannst dir eine Art Film in deinem Kopfkino machen, der den Selbstheilungsprozess im Sinne eines Selbstheilungsmythos aufzeigt. Dieser Mythos baut deine Selbstheilungsprozesse auf, sodass es dir gut oder immer noch besser gehen wird.

Jetzt wirst du lernen, wie du dieses Kopfkino in deinem Körper direkt erleben – ja regelrecht verankern – kannst, so glaubwürdig und überzeugend, als ob du bei der Vorstellung einer Zitrone einen erhöhten Speichelfluss oder einen säuerlichen Geschmack auf der Zunge erlebst!

Sicher kennst du das juckende Gefühl bei der Ausheilung einer Schnittwunde. Und was erlebst du, wenn du langsam, aber sicher spürst, dass eine Erkältung oder eine Grippe ausheilt? Nicht nur die langsame, aber sichere Linderung der Beschwerden, sondern auch die langsame, aber sichere Steigerung des Gefühls von körperlich-geistiger Kraft sowie ein seelisches Wohlgefühl.

7.4.1 Beispiele für Fragen zum Körperanker

- Wie spürst du Entspannung, Kraft und Glück in deinem Körper?
- Wo spürst du Entspannung, Kraft und Glück in deinem Körper?
- Wie und wo spürst du dein Selbstwertgefühl in deinem Körper?
- Wie und wo spürst du Dankbarkeit in deinem Körper?
- Wie und wo spürst du Gesundheit in deinem Körper?

7.4.2 Den Körperanker beschreiben

- Wie spürst du, dass deine Selbstheilungskräfte wirken?
- Ist es eher ein Kribbeln oder eine Wärme oder ein angenehmes Druckgefühl oder etwas wie ein Heilstrom oder ein Leuchten oder …?

7.4.3 Den Körperanker erleben

Spanne dich an, d. h. deine Muskeln am ganzen Körper, entspanne sie und mach dich in der Vorstellung so schwer wie möglich.

Mach dir die Wärme deines Körpers bewusst, deine Atmung, deinen Herzschlag. Mach dir bewusst, dass du am Leben bist, dass du es dir wert bist und dass du dafür dankbar bist.

7.4.4 Vorstellung des Körperankers

Wenn du diese Übung ausprobieren möchtest, nimm dir eine 3-bis-5-minütige Sanduhr. Stell die Sanduhr auf den Kopf und kurz bevor du auf deine Vorstellungsreise gehst, machst du die Magic-Finger-Trick-Atemübung, die du bereits gelernt hast (Abschn. 2.3.2), mindestens so lange, bis der Sand einmal durch die Sanduhr durchgelaufen ist.

Hinweis Der grauschattierte Text unten kennzeichnet den Kernteil dieser Übung. Die nichtschattierten Textblöcke ermöglichen den Ein- oder Ausstieg zu der vorliegenden Gesamtübung.

Lass dir die folgende Geschichte von einem dir lieben Menschen vorlesen oder lies sie dir selbst vor, langsam und besinnlich. Du kannst dich auch mit dem Handy aufnehmen und nachher das Ganze in aller Ruhe abspielen und es dir anhören, sooft du möchtest. Während du zuhörst, kannst du dir tagtraumartig mit deiner Fantasie … mit deiner Vorstellungskraft … die Situationen bildlich ausmalen …

„Mach es dir bequem und begebe dich an deinen persönlichen Wohlfühl-und Kraftort, wie du ihn von der ersten Übung schon kennst, und tauche mithilfe deiner Vorstellungskraft *dort in allen deinen Sinneswahrnehmungen ein. Mach dich dort präsent: Wohlwollen, Mitgefühl und Neugier demjenigen Ding gegenüber, das du gerade jetzt beobachtest. Jetzt ist die Zeit, dich mit der* 4-6-Atmung *weiter zu entspannen: ‚eintausend – zweitausend – dreitausend – viertausend' bei der Einatmung und ‚eintausend – zweitausend – dreitausend – viertausend – fünftausend – sechstausend' bei der Ausatmung, während du dich*

auch bei der Ausatmung so schön schwer machst, wie du kannst ... gut! Und du wiederholst dies so viele Male, bis ein ganz wohltuendes, wohliges Wohlgefühl dich überkommt ... gut!

Und jetzt bist du tief entspannt ... so ... wie du dies von der ersten Übung schon kennst ... gut!

Und jetzt kannst du das Bild, die Düfte, den Geschmack, die Melodie oder den Rhythmus, die Bewegung oder einfach das körperliche Gefühl der Gesundheit aufrufen ... so ... wie du es von der zweiten Übung schon kennst ... deine persönliche Metapher *für die* Gesundheit *als eine spürbare* Selbstsuggestion *erleben ... gut! Und du bist es dir* wert, *gesund zu sein und gesund zu bleiben und bist von Herzen* dankbar *für die Gesundheit, die du hast!*

Nun tauchst du in deinen Körper, in deinen Geist, in deine Seele hinein und lässt dich all das spüren, wie die Krankheit *dich gerade hier und jetzt belastet ... und du holst das Bild von der Krankheit hervor und wie es die Gesundheit beeinträchtigt ... wie du es in der dritten Übung gelernt hast ... gut. Und du verstehst die Krankheit als dumm, schwach und verletzlich ... überwindbar und viel weniger wichtig, weniger bedeutsam als die Gesundheit es ist.*

Und stelle dir vor, wie die Wirkung der Liebe deiner Familie, deiner Freunde, wie die Wirkung der Behandlung durch deinen Arzt ... wie all das, was du von außen bekommst ... gutes Essen, Sport, Behandlung, Medikamente ... dir hilft, das Bild der Gesundheit wieder zu stärken ... so ... wie du es in der vierten Übung schon gemacht hast.

Stell dir nun deine Selbstheilungskräfte *mithilfe eines* Selbstheilungsmythos *vor ... so ... wie du ihn dir in der fünften Übung schon vorgestellt hast, z. B. wie eine mächtige Instanz ... einen Superhelden ... ein Tier ... oder evtl. noch fantasievoller wie ein* Krafttier *oder einen* Schutzengel *oder eine* Heilfee ...

Diese Selbstheilungskräfte können dich schützen ... dich heilen ... sie stehen dir bei ... so wie deine Familie und Freunde für dich da sind ... so wie dein Arzt und seine Behandlung alles für deine Gesundheit tun ... und deine Selbstheilungskräfte können deine Beschwerden ... deine Krankheit ... deine Schmerzen ... *zähmen, wie ein Zirkusdompteur einen Löwen zähmt ... oder wie ein Lehrer widerspenstige Schüler begeistert ... oder wie die Feuerwehr einen Brand löscht ... oder kämpfen, wie ein Jäger oder ein Krieger gegen ein Monster kämpft ...*

Ob du jetzt schon spürst, wie diese deine Selbstheilungskräfte deinen Körper, deinen Geist und deine Seele wie durch einen Gnadenakt mit Heilung erleuchten und in deinem Körper wie ein Wundermittel wirken, das deine Lebensenergie stärkt, dich heilt und dich nach und nach mit Lebensfreude erfüllt?

Kannst du dir vorstellen, wie diese inneren Heiler gegen die Krankheit ... gegen deine Schmerzen wirken ... all deine Symptome *schwächen ... dir helfen, diese zu überwinden ... dich wieder fit zu machen ... wie* Magie *... Alles, was du von außen zu dir nimmst oder tust, stärkt dich ... deine Gesundheit ... deine Energie ...*

Schau mal den Film in deinem Kopfkino *an, wie das Bild der Gesundheit durch diese innere Hilfe gestärkt und siegreich wird ... wie das Bild der Krankheit durch diese deine Selbstheilungskräfte geschwächt und überwunden wird ...*

Stell dir vor, wie bei einem Film, der auch nach dieser Übung irgendwie im Hintergrund deines Bewusstseins *... in deinem* Unbewussten *... weiterläuft, wie diese deine innere Hilfe zur Gesundheit wie ein Superheld weiterwirkt ... in deinem Körper ... in deinem Geist ... in deiner Seele ...*

Du darfst gesund sein und gesund bleiben ... du gestattest dir, gönnst dir von ganzem Herzen diese deine Gesundheit ... ja, du bist es dir wert, gesund zu sein und gesund zu bleiben ... und du bist dankbar für jede Besserung und dafür, dass du so gesund bist, wie du eben gerade jetzt bist und dazu immer noch gesünder wirst ... Die Krankheit an sich erlebst du als viel weniger wichtig, weniger bedeutsam, als die Gesundheit es ist. Du stellst dir vor, wie diese Hilfe zur Gesundheit von außen auch nach dieser Übung weiterwirkt ... in deinem Körper ... in deinem Geist ... in deiner Seele ... Du hast die Krankheit und deine Genesung selbst unter Kontrolle ... so bist du klüger und stärker als die Krankheit und ihre Ursachen ... so ... wie du es dir in der fünften Übung schon vorgestellt hast!"

Kernteil der Übung „Vorstellung des Körperankers"

„Lass deinen Selbstheilungsfilm im Kopfkino *laufen und versuche, die Szenen, in denen dein* Krafttier *oder* Schutzengel *oder Heilfee ... dich heilt, noch deutlicher zu erleben ... wie das Bild der* Gesundheit *durch diese innere Hilfe gestärkt und siegreich wird ... wie das Bild der* Krankheit *durch diese deine* Selbstheilungskräfte *geschwächt und überwunden wird ...*

Kannst du in dir spüren, wie dein persönlicher innerer Heiler dir zuhört und wie deine Familie und Freunde für dich da sind ... spürst du, wie gut die Behandlung deines Arztes für deine Gesundheit ist, wie dein Krafttier oder Schutzengel oder Heilfee in dir wirkt ... gegen die Krankheit kämpft und die Krankheit aus dir hinaustreibt und deinen Körper, Geist und Seele durch seine/ihre Gnade mit Heilung erleuchtet und in deinem Körper wie ein Wundermittel wirkt, das deine Lebensenergie stärkt, dich heilt und dich nach und nach mit Lebensfreude erfüllt?

Kannst du in dir ... in deinem Körper ... im Bauch ... oder in der Brust ... oder im Herzen ... oder sonst irgendwo in deinem Körper erleben, wie diese inneren Heiler gegen die Krankheit ... gegen deine Schmerzen wirken ... sie schwächen ... dir helfen, diese zu überwinden ... dich wieder fit zu machen ... wie Magie *... wie von einer Zauberhand ... Alles was du von außen zu dir* *gegen deine Symptome nimmst oder tust, stärkt dich ... deine Gesundheit ... deine Energie ...*

Spürst du diese Selbstheilungskraft wie eine Wärme ... oder ein Kribbeln ... oder ein angenehmes Druckgefühl ... oder wie einen Heilstrom ... oder vielleicht leuchtet dein Körper ... irgendwo im Bauch ... in der Brust ... im Herzen ... vielleicht ist es ein Ganzkörpergefühl, sodass du so bleiben kannst, wie du hier und jetzt gerade sitzt oder liegst ...

Vielleicht erlebst du das Gefühl wie von einer Quelle irgendwo im Körper ... eine Selbstheilungsquelle ... und du kannst die eine oder die andere Hand darauf legen ... und dich dort sanft beklopfen oder kraulen, so wie du eine Katze oder ein Hündchen kraulen oder ein Baby streicheln würdest ..., sodass sie, er oder es langsam, aber sicher ... mit Zuversicht, Vertrauen und Mut *... ruhig einschlafen könnte ...*

Stell dir vor, wie du diesen einfachen, wohltuenden Körperanker jederzeit betätigen und aufrufen kannst ... mitten im alltäglichen Geschehen ... egal, was du gerade machst, einfach dieses Gefühl aufrufen und verstärken ... diese Wärme ... oder dieses Kribbeln ... oder das angenehme Druckgefühl ... oder den Heilstrom ... oder vielleicht das Leuchten in deinem Körper irgendwo im Bauch ... in der Brust ... im Herzen ... oder vielleicht ist es ein Ganzkörpergefühl ... egal ... einfach aufrufen mitten am Tag ... wann auch immer du einen Schub von Zuversicht, Vertrauen oder Mut ... einen Energieschub *... einen Schub von Selbstheilung brauchst ... Und dein innerer Selbstheilungsheld wird sofort zu dir eilen ... und dir beistehen ... und alles machen, was du brauchst ..., dass deine Schmerzen ... deine Beschwerden ... weniger werden oder sogar ganz weggehen ... dass du wieder gesund sein wirst, sodass du all das erfolgreich unternehmen kannst, was du zu unternehmen vorhast ...*

Stell dir vor, wie dieser Film, der auch nach dieser Übung irgendwie im Hintergrund deines Bewusstseins *... in deinem* Unbewussten *... weiterläuft, wie diese deine innere Hilfe zur Gesundheit wie ein Superheld weiterwirkt ... in deinem Körper ... in deinem Geist ... in deiner Seele ...*

Du gestattest dir Gesundheit ... du darfst gesund sein und gesund bleiben, du bist es dir wert *und gönnst dir von ganzen Herzen diese deine Gesundheit und du bist* dankbar *für jede Besserung und dafür, dass du so gesund bist, wie du eben gerade jetzt bist, und dazu immer noch gesünder wirst ... "*

„Irgendwann wirst du merken, dass die Zeit gekommen ist, dein Kopfkino zu beenden und in den Alltag zurückzukehren.

Dann kannst du einfach dreimal t-i-e-f ein- und ausatmen, deine Augen wieder aufmachen, dich langsam gerade hinsetzen ... alle Viere von dir strecken ... dich recken ... und vielleicht aufstehen und dir sicher sein, dass dein Selbstheilungsmythos *die ganze Zeit in jeder einzelnen Zelle deines Körpers für dich abläuft, während du jetzt in den weiteren Tag hinausgehst ... und jederzeit mittendrin im Alltag, die Wirkung deines Selbstheilungsmythos in jeder einzelnen Zelle deines Körpers durch deinen* Körperanker *aktivieren kannst.*

Putzmunter bist du wieder hier und jetzt ... voller Energie *und* Freude *am Leben und bereit, das nächstliegende Tun mit Zuversicht, Vertrauen und* Mut *anzupacken!"*

Du hast jetzt 6 Bilder zur Selbstheilung erfunden und erlebt:

1. Wohlfühl- und Kraftort,
2. Gesundheit,
3. Krankheit und die durch die Krankheit beeinträchtigte Gesundheit,
4. Bündnis mit der üblichen Behandlung und wie dies dir von außen hilft, die Gesundheit wiederherzustellen,
5. Selbstheilungsmythos und wie dieser dir von innen hilft, die Gesundheit wiederherzustellen,
6. Körperanker.

Neu hinzugekommen Die Wirkung des Selbstheilungsprozesses wird körperlich-geistig wahrgenommen und verankert als ein Körpergefühl („feeling of healing")!

7.4.5 Den Körperanker darstellen

Im sechsten und innersten Raum des Schneckenhauses (Abb. 2.1) bzw. im letzten Teil des eigenen Bilds für die Selbstheilungsgeschichte kannst du eine Beschreibung oder eine Skizze oder ein Bild machen, mit dem der Körperanker („feeling of healing") am besten dargestellt wird.

Gratulation! Die Darstellung deiner persönlichen Selbstheilungsgeschichte bzw. deines persönlichen Selbstheilungsschneckenhauses ist fertig! Du kannst es jederzeit benutzen, um dich bei der Selbstheilung zu unterstützen oder eine neue Selbstheilungsdarstellung bzw. ein neues Selbstheilungsschneckenhaus aufzubauen.

7.5 Wissenschaftlich-medizinischer Hintergrund zum Element „Körperanker"

Bis zu diesem Kapitel haben wir sämtliche sechs dramaturgischen Elemente eingeführt, durchgearbeitet und eine Selbstheilungsgeschichte einschließlich der Etablierung eines Körperankers aufgebaut.

7.5.1 Biologische Uhr der Selbstheilung

Unter dem Begriff Heilung verstehen wir in der Regel einen Prozess, nämlich die stetig fortschreitende Besserung einer Störung bis zur

Wiederherstellung des Zustands vor der Störung. Bei Verletzungen, Vergiftungen und akuten Infektionskrankheiten mit klarer Ursache (Ätiologie) stimmt dieses Bild im Großen und Ganzen.

Bei in Abständen wiederkehrenden (rezidivierenden), also schubweise verlaufenden chronischen Erkrankungen, die erneut einen quasi gesunden Zustand u. U. nur mit gewissen Einschränkungen erreichen, ist der Verlauf des Genesungsprozesses nach der akuten Erkrankung komplizierter. Dies ist insbesondere der Fall bei einer unklaren Ursache (Ätiologie).

Die meisten Beschwerden und Symptome verringern sich während des Heilungs- oder eher Besserungsprozesses einer langwierigen Krankheit, egal, ob das Grundleiden psychischer oder physischer Natur ist, nach folgendem Schema:

1. Die *Phasen* der Beschwerden *verkürzen* sich bei Persistenz bisheriger Intervalle und Intensität, d. h., die Dauer der Leidenszeit wird kürzer;
2. die *Abstände* zwischen den akuten Phasen *vergrößern* sich bei gleicher Intensität der Symptome, d. h., die Schübe werden seltener;
3. schließlich lässt auch die *Stärke* der Beschwerden nach, d. h., das Ausmaß des Leidens wird geringer. (Anfangs sind die beschwerlichen Phasen so intensiv wie immer.)

In der Regel gibt es Mischformen und Überschneidungen, so z. B. wenn die Intensität von Anfang an abflaut. Der typische Verlauf ist nachfolgend schematisch dargestellt (Abb. 7.3; siehe auch Schmid 2017).

Als Metapher für den Verlauf einer chronischen und/oder in Schüben verlaufenden Krankheit bietet sich ein ungebetener Gast an: Bei jedem seiner Besuche sollte man versuchen, mit ihm Kontakt aufzunehmen (entspricht dem *Pacing* in der Hypnotherapie), ihm in aller Ruhe geduldig zuzuhören und herauszufinden, wie man ihn von Mal zu Mal schneller loswird, wie man ihn allmählich dazu bringt, immer weniger oft zu Besuch zu kommen (entspricht dem *Leading* in der Hypnotherapie). Schließlich versucht man

1. Kürzer: XXXXXXX-XXXXXX-XXXXX-XXXX-XXX-etc.
2. Seltener: XXX-XXX--XXX---XXX----XXX-----XXX------XXX-etc.
3. Schwächer: XXX-------XXX-------XXX--------XXX-------XXX-------XXX-etc.

Abb. 7.3 Typischer Verlauf von Beschwerden und Symptomen. Die Dauer der Beschwerdephasen ist durch die Anzahl von X-Zeichen gekennzeichnet, die Dauer der beschwerdefreien Phasen durch Bindestriche und die Intensität durch die Buchstabengröße: weniger lang, weniger oft, weniger stark

mit der Zeit, auch das störende Verhalten des ungebetenen Gastes weniger bedeutsam zu machen.

Der subjektiv empfundene Schweregrad der Beschwerden: Schwäche, Husten, Schmerzen, Angst, Depression, Anzahl Schmerztabletten, Anzahl Zigaretten oder Milliliter Alkohol, Schlafbeeinträchtigung usw. kann täglich während eines Monats mithilfe einer Liste protokolliert werden (Abb. 7.4). Um

Kalendartag Monat		Symptom-Schweregrad: 0 = keine Symptome (8+ Stunden Schlaf [h]) 1–3 = bemerkbare Symptome (6–8 h)　7–8 = kaum erträgliche Symptome (2–4 h) 4–6 = erträgliche Symptome (4–6 h)　9–10 = unerträgliche Symptome (0–2 h)
Tag	Intensität	Bemerkungen
01.		
02.		
03.		
04.		
05.		
06.		
07.		
08.		
09.		
10.		
11.		
12.		
13.		
14.		
15.		
16.		
17.		
18.		
19.		
20.		
21.		
22.		
23.		
24.		
25.		
26.		
27.		
28.		
29.		
30.		
31.		

Abb. 7.4 Krankheitsverlauf-Protokoll. Der durchschnittliche Schweregrad der Beschwerden von heute wird zusammen mit allfällig wichtigen Bemerkungen über eine längere Zeitspanne von Monaten oder Jahren notiert, um eine Basis für die Erstellung des Symptom-Rhythmus-Diagramms (Abb. 7.5) zu haben

ein Symptom einer anhaltenden Erkrankung halbwegs einschätzen zu können, sollte man es mindestens 3 Monate lang sorgfältig aufzeichnen und beobachten.

7.5.2 Symptom-Rhythmus-Diagramm (Poincaré Plot)

Patienten mit in Abständen wiederkehrenden (rezidivierenden) chronischen Erkrankungen sind in Phasen der Verschlimmerung immer wieder sehr verzweifelt, sodass es ihnen im Verlauf des Heilungsprozesses schwerfällt, Veränderungen hin zum Besseren festzustellen: dass die Phasen ihrer Verschlimmerungen allmählich kürzer werden und dass die Zeitspannen zwischen den schlechten Phasen langsam, aber sicher länger werden, auch wenn der Schweregrad der Beschwerden und Symptome sich noch kaum geändert bzw. reduziert hat.

Verzweiflung ist Stress und Stress schwächt die Selbstheilungskräfte, sodass jede Behandlungsweise, die zu einer Minderung des Stresses, also der Verzweiflung bzw. des Nocebo-Effekts führt, per definitionem die Selbstheilung verbessert. Als hilfreich hat sich die Protokollierung des Schweregrades der Beschwerden und Symptome in einem Symptom-Rhythmus-Diagramm erwiesen.

Die Idee eines Symptom-Rhythmus-Diagramms stammt aus der Chaostheorie, wo es unter der Bezeichnung Poincaré Plot oder „return map" bekannt ist (benannt nach dem französischen Mathematiker, theoretischen Physiker, Ingenieur und Philosoph der Wissenschaft Jules Henri Poincaré [1854–1912]); es geht darum, Messergebnisse in einem sog. Zeitverzögerungsdiagramm zu protokollieren. Mithilfe solch eines Diagramms und komplizierten mathematischen Computeralgorithmen wird der dynamische Phasenraum, in dem das Verhalten des untersuchten Systems, z. B. des Wetters, abläuft, rekonstruiert (Schmid 1991, 1997a, b).

In meiner Praxis gebrauche ich für medizinisch-psychotherapeutische Zwecke nur das Zeitverzögerungsdiagramm, wobei z. B. die Ausprägung des Symptoms *heute* mit der jeweiligen Ausprägung des Symptoms *gestern* täglich in eine Tabelle eingetragen wird (Abb. 7.5). Der Begriff „Symptom" kann spezifiziert werden und z. B. als die Anzahl Schmerztabletten, Anzahl Zigaretten oder Milliliter Alkohol, Schlafbeeinträchtigung etc. in Abb. 7.4 protokolliert werden.

Eine Besserung zeigt sich im Zeitverlauf (Wochen bis Monate), indem sich die Dichte der eingetragenen Punkte in Abb. 7.5 wie ein Schwarm aus dem Bereich des fett umrandeten Kästchens oben rechts langsam, aber sicher in den Bereich des gestrichelt umrandeten Kästchens verschiebt, sich dann weiter in den Bereich des punktiert umrandeten Kästchens bewegt, um schließlich – im Fall einer erfolgreichen Heilung – im Bereich des dünn umrandeten

Tragen Sie bitte den jeweiligen Schweregrad Ihrer Beschwerden von heute und von gestern an der Schnittstelle mit einem Punkt oder mit dem eingekreisten heutigen Datum ein.

Monat: _________________

	Keine Symptome (0)	Mild (1–3)	Erträglich (4–6)	Kaum erträglich (7–8)	Unerträglich (9–10)
Unerträglich: „Sehr schlecht!" (9–10)					
Kaum erträglich: „Schlecht!" (7–8)					
Erträglich: „Es geht!" (4–6)					
Mild: „Gut!" (1–3)					
Keine Symptome: „Sehr gut!" (0)					
Heute ⇑ **Gestern ⇒**					

Abb. 7.5 Symptom-Rhythmus-Diagramm (Poincaré Plot). Der durchschnittliche Schweregrad der Beschwerden von heute wird gegenüber dem durchschnittlichen Schweregrad der Beschwerden von gestern über eine längere Zeitspanne von Monaten oder Jahren eingetragen, um den Verlauf der Beschwerden, daragestellt als Bewegung des Punkteschwarms festzuhalten. Bei einem erfolgreichen Heilungsverlauf würde sich der Punkteschwarm von oben rechts nach unten links bewegen

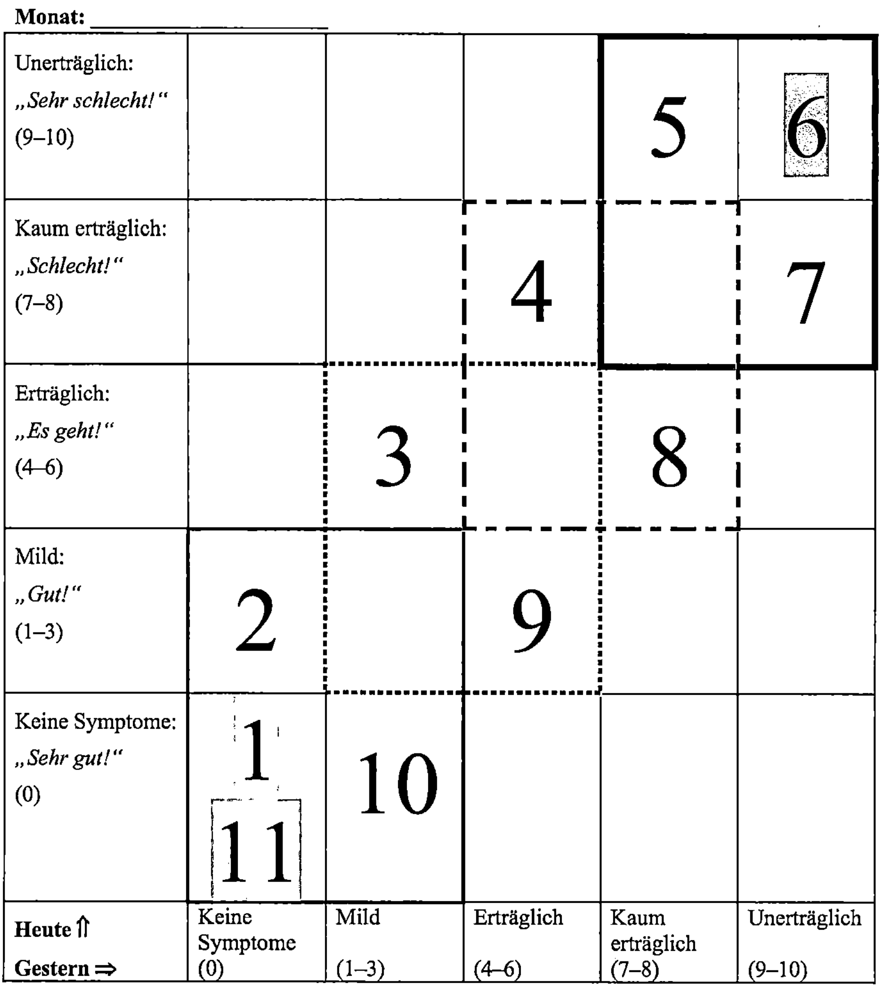

Monat: ___________________

Heute ⇑ / Gestern ⇒	Keine Symptome (0)	Mild (1–3)	Erträglich (4–6)	Kaum erträglich (7–8)	Unerträglich (9–10)
Unerträglich: „Sehr schlecht!" (9–10)				5	6
Kaum erträglich: „Schlecht!" (7–8)			4		7
Erträglich: „Es geht!" (4–6)		3		8	
Mild: „Gut!" (1–3)	2		9		
Keine Symptome: „Sehr gut!" (0)	1 11	10			

Abb. 7.6 Symptom-Rhythmus-Diagramm beim Zeitverlauf einer üblichen Erkältung oder Grippe. *Tag 1* – keine Symptome (auch gestern keine); *Tag 2* – milde Symptome (gestern keine); *Tag 3* – erträgliche Symptome (gestern mild); *Tag 4* – kaum erträgliche Symptome (gestern erträglich); *Tag 5* – unerträgliche Symptome (gestern kaum erträglich); *Tag 6* – unerträgliche Symptome (gestern auch unerträglich); *Tag 7* – kaum erträglich (gestern noch unerträglich); *Tag 8* – erträgliche Symptome (gestern kaum erträglich); *Tag 9* – milde Symptome (gestern erträglich); *Tag 10* – keine Symptome (gestern mild); *Tag 11* – keine Symptome (gestern auch keine). Die grau unterlegten Zahlen untermauern visuell den Anfang (1), den Höhepunkt (6) und das Ende (11) der Krankheit

Kästchens in der unteren Ecke links anzukommen. Selbstverständlich sind immer wieder Ausreißer, in der Regel mehrere, zu verzeichnen.

Im Fall einer fortschreitenden Besserung der Symptomatik wird die Selbstheilung durch die Rekursivität der Psyche und das sich daraus entwickelnde positive Denken noch weiter gestärkt.

Der generische Zeitverlauf einer üblichen Erkältung oder Grippe geschieht i. d. R. nach 11 Schritten, wie sie in Abb. 7.6 dargestellt sind.

Geduld üben! Der Patient soll während der symptomfreien bzw. gut erträglichen Phasen möglichst aktiv sein; auch sollte die Behandlung angepasst werden. Während schwieriger und empfindsamer Phasen, wenn Symptome wieder auftauchen oder ausgeprägt sind, sollte er Stressoren bzw. Anstrengungen möglichst vermeiden und Medikamente sowie andere Therapieformen möglichst wieder erhöhen, sofern angezeigt.

Literatur

Antonovsky A (1967) Social class, life expectancy and overall mortality. Milbank Mem Fund Q 45(2):31–73

Antonovsky A (1979) The salutogenetic model of health. In: Antonovsky A (Hrsg) Health, stress and coping: new perspectives on mental and physical well-being. Jossey-Base, San Francisco, S 182–197

Schatz G (2015) Gene sind nicht Schicksal. Ist der Mensch nur eine biochemische Maschine? Jüngste Forschungsergebnisse zeigen, dass die Umwelt und sogar wir selber unser Erbgut verändern. https://www.weltwoche.ch/ausgaben/2015_15/artikel/wissenschaft-gene-sind-nicht-schicksal-die-weltwoche-ausgabe-152015.html. Zugegriffen: 18. Juni 2018

Schmid GB (1991) Chaos theory and schizophrenia: elementary aspects. Psychopath 24(4):185–198

Schmid GB (1997a) Chaostheoretische Betrachtungen zu Psychiatrie, Psychologie und Psychotherapie. Teil 1: die Sechs Grundeigenschaften des Chaos und eine Prozess-Orientierte Psychiatrie (POPSY). Forsch Komplementmed [Complement Med Res] 4(3):146–163

Schmid GB (1997b) Chaostheoretische Betrachtungen zu Psychiatrie, Psychologie und Psychotherapie. Teil 2: Neue Hypothese zur Natur der Psychose. Forsch Komplementmed [Complement Med Res] 4(4):194–208

Schmid GB (2017) Stärkung der Selbstheilung. In: Brähler E, Eichenberg C, Hoefert H-W (Hrsg) Selbstbehandlung und Selbstmedikation – medizinische und psychologische Aspekte. Hogrefe, Göttingen, S 189–202

Wehrli H (2014) „Hypnotische Kommunikation und Hypnose in der ärztlichen Praxis (Hypnotic Communication and Hypnosis in Clinical Practice)." Praxis 103(14):833–839

8

Die Selbstheilungsgeschichte: Beispiele aus der Praxis

Zusammenfassung

Der Mensch trägt die Anlagen zur Selbstheilung in sich. Es gibt eine Art Erkenntnisfenster zwischen außen und innen, durch das jeder Mensch für seine Selbstheilung aktiv wirken kann: die Psyche. Eine psychische Anlage zur Selbstreparatur beim Menschen ist wohl vorhanden, kann sich aber allzu oft nicht optimal entfalten. Die Folge: eine suboptimale Heilung. Und sobald die Schäden größer sind, stößt die natürliche, autonome Selbstheilung an Grenzen. Aber wo verläuft die Grenze zwischen einer „selbstlimitierenden Erkrankung" und einer behandlungsbedürftigen pathologischen Entgleisung? Schon die wenigen Beispiele in diesem Kapitel zeigen, was der Mensch selbst tun kann, um die angeborenen Selbstheilungskräfte auch bei einer behandlungsbedürftigen pathologischen Entgleisung zu stärken. Das komplizierte Netzwerk von Stammzellen, Immunzellen und Wachstumsfaktoren lässt sich von innen günstig beeinflussen. Wo die Selbstheilungskräfte des Körpers überfordert sind, hilft die SDE-Methode gern weiter.

Wenn wir die moderne Psychotherapieforschung und das heutige Wissen über die durchschlagenden Effekte von Placebos verbinden mit dem alten Wissen von der Kraft der Rituale und Geschichten, entsteht etwas bewährtes Neues! Die moderne Wissenschaft hat noch kein Mittel erschaffen können, das so beruhigend wirkt wie der Klang einiger herzlicher Worte. Gleichzeitig hat sie noch kein Mittel erschaffen, das die Vergiftung durch beleidigende Worte aufheben könnte. (Hirschhausen, zit. nach Neumeyer 2016, Geleitwort, S. 11)

Die in den vorangehenden Kapiteln dargelegte Sechs-dramaturgische-Elemente-Methode (SDE-Methode) habe ich über viele Jahre während meiner psychotherapeutischen Tätigkeit entwickelt – während ich stets im

Dialog mit Menschen war, die sich wegen sehr unterschiedlicher Probleme (z. B. amyotrophe Lateralsklerose (ALS), rheumatoide Arthritis, Asthma, Dermatomyositis, Krebs, Lupus erythematodes, Migräne, multiple Sklerose (MS), Myasthenia gravis (MG), Morbus Parkinson, Psoriasis, chronische Schmerzen, rezidivierende Uveitis) an mich wandten.

Ich könnte ein ganzes Buch schreiben, das allein aus Fallbeispielen verschiedenster Diagnosen besteht, bei denen die Anwendung der SDE-Methode zur Selbstheilung der Patienten durch Vorstellungskraft geführt hat. Die folgenden Fallbeispiele habe ich ausgewählt, da sie sehr anschaulich sind und von den Patienten sehr selbstständig weiterentwickelt wurden. Gerade durch diese Erfahrung entstand bei mir die Idee, dass es Menschen auch ohne therapeutische Anleitung möglich sein kann, basierend auf der vorgegebenen Struktur der SDE-Methode eine hilfreiche Selbstheilungsgeschichte zu gestalten. Es scheint mir sehr wichtig, dass über diese Geschichten gesprochen wird: wenn nicht mit dem Therapeuten, dann mit einer Freundin, einem Partner usw.

Auf genaue Ursachen (Ätiologie), Diagnosen und Verläufe verzichte ich bewusst: Erstens will ich betonen, dass es sich bei der SDE-Methode um eine ätiologie- und diagnose*un*spezifische Behandlungsmethode handelt; zweitens geht es hier nicht unbedingt um Heilung an sich, sondern eher um die Verbesserung eines wiederkehrenden Krankheitszustands, indem sich der Verlauf der Krankheit im *Symptom-Rhythmus*-Diagramm (siehe auch Abb. 7.5) von oben rechts nach unten links verschiebt. Über die Jahrzehnte hat die SDE-Methode zahlreichen Menschen mit den unterschiedlichsten Leiden psychischer (Angst, Depression, Panik, Psychose, Zwang etc.) und physischer (Asthma, Ekzem, Heuschnupfen, Schmerz etc.) Natur helfen können.

Häufig ist das Ziel, dass der ansonsten sich fortschreitend verschlechternde Verlauf einer Krankheit wie ALS, Arthritis, Krebs, MS, Myasthenia gravis, Morbus Parkinson oder Rheuma mithilfe der SDE-Methode verlangsamt oder gar aufgehalten wird. Sogar bei diesen schwerwiegenden Krankheiten vermute ich, dass sie bei manchen Individuen entstehen, bestehen und sodann wieder vergehen, ohne irgendeine Behandlung, wie eine unbemerkt verlaufene Grippe (siehe auch Abb. 7.6). Solche Fälle sind sicher sehr selten. Zudem bleiben sie vorwiegend unentdeckt, unbehandelt und sie tauchen in keiner Statistik auf – die Dunkelziffer bleibt im Dunkeln. Somit möchte ich gerne die Großstadtlegende („urban legend") verbreiten, dass es mehr Spontanheilungen als bislang vermutet gibt.

Sie können sich von den folgenden Beispielen in diesem Kapitel inspirieren lassen, damit diese Sie bei Ihrer Selbstheilung unterstützen.

Bei der Überschrift zu jedem Fall steht in Gänsefüßchen die maßgebende Metapher, die als Titel für die jeweilige Selbstheilungsgeschichte dient und ihre Dramaturgie einfach zusammenfasst.

8.1 „Armando der Ameisenfresser" – Neurodermitis

8.1.1 Hintergrundgeschichte

Eine 38-jährige Frau – Projektmanagerin, verheiratet, eine Tochter im Grundschulalter – wurde zu mir vom Hausarzt wegen eines akuten Belastungssyndroms überwiesen. Sie erzählte vom Stress bei der Arbeit, da sie gerade vor der Entscheidung stand, entweder ihre Karriere fortzusetzen oder den Job zu kündigen und sich selbstständig zu machen. Gleichzeitig wurde ihre ganze Energie in der Freizeit durch die Fürsorge für ihre junge Tocher erschöpft, die seit Geburt an einer schwergradigen Neurodermitis litt. Auch im privaten Bereich quälte sie sich mit der Entscheidung, ihre Tochter entweder mit Kortison behandeln zu lassen, wie es die Schulmediziner ihr dringend empfahlen, oder mit alternativmedizinischen Methoden, die der ganzen Familie einen extremen Einsatz an Zeit und Energie abverlangen würden.

Die Psychotherapie fokussierte auf zwei Entscheidungen: 1. feste Anstellung versus freiberufliche Tätigkeit und 2. Kortison versus Alternativmedizin für die Tochter. Ich erkannte dabei einen Teufelskreis: Je gestresster die Mutter durch die bevorstehenden Entscheidungen war, desto schlimmer wurde die Neurodermitis der Tochter, was die Mutter wiederum stresste und entscheidungsunfähiger machte usw.

Gegen den Stress allgemein zeigte ich meiner Patientin die 4-6-Atemtechnik und empfahl ihr, diese auch ihrer Tochter beizubringen bzw. ihre Tochter auf den Schoß zu nehmen, sie zu umarmen und die Tochter sodann auf diese Art und Weise zum 4-6-Atemrhythmus anzuleiten (SDE-1), insbesondere dann, wenn die Tochter unter Juckreiz litt.

Die Mutter berichtete in der nächsten Sitzung, dass die 4-6-Atemtechnik ihrer Tochter gutgetan habe, sodass ich motiviert war, eine weitere Empfehlung zu machen: Die Mutter sollte ihre Tochter fragen, ob die Tochter sich ein Bild (SDE-3) davon machen könnte, was sie so juckte. Die Antwort bei der nächste Sitzung: *„Es ist, wie wenn Ameisen überall bei mir unter der Haut herumkriechen!"*

Darauf empfahl ich der Mutter, ihrer Tochter zu suggerieren, dass die Tochter die Ameisen evtl. mit ihrer Vorstellungskraft „herumkommandieren" und dazu bringen könnte, z. B. von ihr weg in den Boden zu krabbeln. Und siehe da, die Suggestion klappte bestens!

Nun kam die Frage auf, ob es im Leben der Tochter nicht eine Phase ohne Juckreiz gegeben habe. Die Mutter erinnerte sich an den Familienurlaub im vergangenen Sommer auf Kreta. Die Kombination aus viel Sonne, Salzwasser, gesundem Essen, Entspannung und Liebe tat der Tochter so gut, dass sie während der 6 Wochen nicht einen einzigen Neurodermitis-Schub erlitt. Ich trug der Mutter auf, sich bei der Tochter zu erkundigen, wie sie es sich vorstellte, dass auf Kreta keine Ameisen unter ihrer Haut waren.

„Auf Kreta gibt es einen Ameisenfresser, der die Ameisen weggefressen hat!", war die Antwort der Tochter (SDE-5). Mein Vorschlag darauf: Die Tochter solle sich einmal überlegen, ob sie nicht immer einen Ameisenfresser bei sich habe, dieser aber manchmal überfordert sei, wenn es zu viele Ameisen gebe. Schließlich habe sie auch zu Hause immer wieder ein paar Tage lang keinen Juckreiz. Ob dieser Ameisenfresser einen Namen habe? *„Armando"*!

An dieser Stelle erinnerte ich mich an den Konflikt der Mutter mit der Kortisonbehandlung, die der Tochter in der Tat guttat, aber die die alternativmedizinisch geneigte Familie prinzipiell ablehnte nach jahrelangen, sehr schlechten Erfahrungen mit Kortison und klassischen Dermatologen. Erst als die Familie eine fähige Ärztin fand, die wirklich genau wusste, wie man Kortisoncremes effektiv einsetzt, trat eine deutliche Besserung ein. Zusätzlich zur medizinischen Behandlung sollte die Mutter der Tochter suggerieren, dass Kortison eine Art „Kraftfutter" für Armado (SDE-4) sei. Im Fall eines Neurodermitis-Schubs könne die Tochter „Armando" das „Kraftfutter" bedenkenlos zu fressen geben. Sobald Armando stark genug sei, würden die Ärzte selbst merken, dass das Kraftfutter nicht mehr notwendig sei, und einverstanden sein, das Kraftfutter nicht weiter zu verordnen.

Eigentlich war Kortison immer nur als ein Feuerlöscher für den Notfall gedacht, dass Armando nicht nachkäme. Kortison hat Armando entlastet und geholfen, die Ameisen zu verjagen. So konnte Armando sich erholen und an Kraft gewinnen. Das wichtigste Kraftfutter für Armando war grundsätzlich gesundes Essen, Enstpannung und Liebe. Diese Dinge sorgen aus theapeutischer Sicht für langfristige Stabilität. Das ist darum so wichtig, weil es den Patienten in seiner Eigenverantwortung unterstützt.

Es funktionierte prima! Die Tochter konnte das Gefühl erleben, wie Armando die Ameisen wegfrisst (SDE-6), und nur wenige Wochen nachdem sie ihre Selbstheilungsgeschichte entwickelt hatte, war ihre Haut wieder so gesund und fast so makellos wie der weiße Sandstrand auf Kreta (SDE-2). Nach wenigen Monaten hat die Tochter gar kein Kortison mehr gebraucht, was die behandelnden Ärzte sehr erstaunt hat. Das Bild des Ameisenfressers half ihr, stabil zu bleiben.

Armando war die Waffe der Tochter gegen die Ameisen. Endlich hatte sie den fiesen Ameisen etwas entgegenzusetzen. Wichtig war vor allem, dass Armando in ihr drin wohnte! Er war ein Teil von ihr und dadurch immer da. Um diese Vorstellung zu stärken, hatte die Mutter das Bild von ihm gemalt. So konnte die Metapher noch besser wirken. Die Metapher des Ameisenfressers wirkte Wunder!

Auf diese Geschichte kann die Tochter noch ihr Leben lang zurückgreifen und sich jedes Mal selbst heilen, wenn es wieder zu einen Neurodermitis-Schub kommen sollte.

- Die **Person**: Mädchen im Grundschulalter.
- Das **Problem**: Neurodermitis seit Geburt; Exazerbation seit seit dem 4. Lebensjahr.
- Das **wirksamste SDE-Bild**: Armando der Ameisenfresser (Abb. 8.1). Sehr hilfreich und positiv war, dass die Familie ein Bild („Ameisen unter der Haut") für die schwer zu begreifende Krankheit namens Neurodermitis gefunden hatte. Endlich konnten alle sich etwas darunter vorstellen. Außerdem hat der Tochter die Vorstellung von Armando und seinem Kampf gegen die Ameisen geholfen, da sie sich nun nicht mehr ohnmächtig gegen die Neurodermitis-Schübe gefühlt hat. Sie hatte ja Hilfe von Armando.

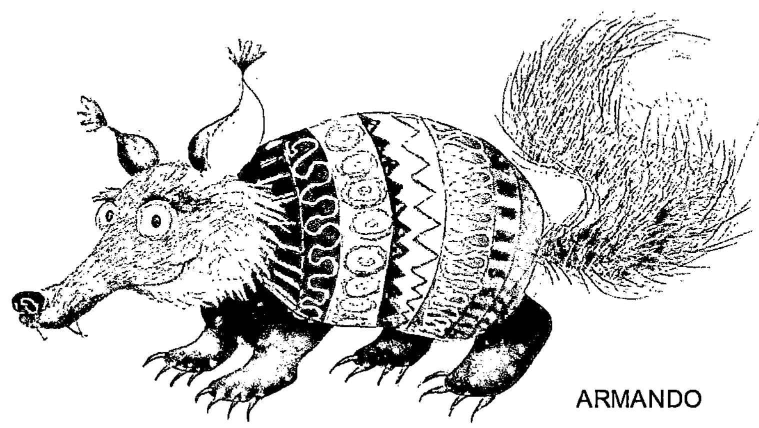

Abb. 8.1   Armando der Ameisenfresser

8.1.2 Die Selbstheilungsgeschichte

- **Entspannung:** 4-6-Atmung auf dem Schoß der Mutter – die Mutter atmet mit und gibt das Tempo vor; das Mädchen befindet sich mit den Eltern in den Ferien am Strand, wo es ihr wochenlang sehr gut geht.
- **Gesundheit:** Wenn sie gesund ist, fühlt sich die Haut warm und geschmeidig an. Sie darf wieder gesund sein und ist dankbar für jede Stunde, in der sie juckreizfrei bleiben darf.
- **Krankheit:** Das Beißen und Jucken der Haut kommt ihr vor wie viele krabbelnde Ameisen unter ihrer Haut.
- **TAU** („treatment as usual"): Die Kortisoncreme ist wie Kraftfutter für den Ameisenfresser Armando, der ihre gesunden Selbstheilungskräfte darstellt.
- **Selbstheilungsmythos:** Armando wird normalerweise mit den Ameisen einfach fertig, aber manchmal gibt es so viele Ameisen, dass er noch Kraftfutter braucht, damit er genügend Energie hat, alle auffressen zu können.
- **Körperanker** („feeling of healing"):

  - Da, wo es juckt und beißt, frisst Armando.
  - Das Mädchen spürt, wie die Ameisen vor Armando Angst haben und unter der Haut des Mädchens wegrennen, sich verteilen und bis in den Boden abhauen.
  - Wenn Armando sich vollgefressen hat, nimmt das Mädchen eine Lichtdusche am Ferienstrand und erlebt, wie Armando sich ausruht und die Haut ruhig, warm und geschmeidig ist.

Das Resultat Merkliche, anhaltende Besserung bis Verschwinden der Symptomatik nach 3 Monaten; Sistieren der Kortisonbehandlung mit Wiederaufnahme nur bei Bedarf. Das Kind hat mittlerweile praktisch keinen Ausschlag mehr und kann essen, was es will. Aber es merkt, dass, wenn es sich ein paar Tage relativ ungesund (viel Zucker und Weißmehl) ernährt, dann wieder ein „paar Ameisen" kommen und jucken. Allerdings ist dies nichts im Vergleich zu den Schüben, die sie vor 4 Jahren erleben musste.

Man kann nicht davon ausgehen, dass Kortisoncremes und Autosuggestion eine schwere Neurodermitis in 1–2 Wochen völlig ausheilen können. Bis die Haut des Kindes makellos war, brauchte es 2–3 Monate einer von Ärzten begleiteten Kortisontherapie, eines ärztlichen Pflegeplans und gesunder Ernährung! Danach konnte das Mädchen den Zustand mit konsequenter Pflege und Ernährung stabilisieren, sodass es nun so gut wie keine chemischen Cremes mehr braucht. Nach Aussage der Mutter fand ihre Tochter es außerordentlich wichtig, dass man sowohl einem unfassbaren Leiden wie Neurodermitis ein Bild gibt (Ameisen) und als auch dem eigenen Immunsystem (Armando).

8.2 „Die Blumenwiese" – Erkältung/Grippe

8.2.1 Hintergrundgeschichte

Ein 38-jähriger Arzt – verheiratet, zwei Töchter (8 und 10 Jahre) – hatte mein Lehrbuch *Selbstheilung durch Vorstellungskraft* (Schmid 2010) gelesen und wollte die SDE-Methode zwecks Immunisierung gegen allfällige Erkältungen und Grippen erlernen. Seine Eltern sind Wissenschaftler und haben ihn streng schulmedizinisch erzogen. Er meinte von sich selbst, dass alternativmedizinische Methoden ihm nur helfen könnten, sofern sie „evidenzbasiert" seien, d. h. von den üblichen schulmedizinisch anerkannten statistischen Studien als wirksam erklärt wurden.

Von seinen Eltern wusste er, dass der mit einem Nobelpreis ausgezeichnete Chemiker Linus Pauling (1901–1994) im Rahmen der orthomolekularen Medizin gegen Krebs extrem hohe Dosierungen von Vitamin C empfohlen hatte (engl.: „megavitamin therapy"). Obwohl mein Patient eigentlich nicht daran glaubte, konnte er sich immerhin vorstellen, dass eine größere Dosis von Vitamin C, z. B. 1000 mg morgens, mittags, abends und vor dem Zubettgehen, eine von der etablierten Wissenschaft noch nicht herausgefundene positive Wirkung gegen eine beginnende Erkältung oder Grippe haben könnte.

Gleichzeitig wünschte er sich zeit seines Lebens, immer eine Möglichkeit zur Verfügung zu haben, sich selbst zu helfen, sobald er das Gefühl habe, sich mit einer Erkältung oder Grippe angesteckt zu haben. Da es keine ursächlichen Medikamente gegen Grippe und ähnliche virale Infektionen gibt, suchte er mich auf, um bei mir die SDE-Methode zu erlernen. Wir fanden heraus, dass die Metapher eines wilden fantastischen Naturgartens dafür bestens geeignet ist.

- ◉ Die **Person**: 38-jähriger Mann, verheiratet, zwei kleinere Töchter
- ○ Das **Problem**: Beginn einer Erkältung oder einer Grippe
- ◉ Das **wirksamste SDE-Bild**: wilder fantastischer Naturgarten in der Nähe seines Wohlfühl- und Kraftorts

8.2.2 Die Selbstheilungsgeschichte

- **Entspannung:** „Ich bin in der Nähe meines Wohlfühl- und Kraftorts. Dort ist eine Wiese, auf der wilde Gräser wachsen und von der ich einen wunderbaren Blick ins Tal genieße. Ich schaue ins Tal und entspanne mich dort mit der 4-6-Atemtechnik.“
- **Gesundheit:** „Ich stelle mir dort alle erdenklichen Arten fantastischer Fantasieblumen vor. Ich bin es mir wert, gesund zu sein und gesund zu bleiben und bin dankbar für jedes bisschen, für jeden Millimeter Besserung meiner Grippe.“
- **Krankheit:** „Ich frage mich, inwiefern ich gerade in diesem Moment Angst vor einer möglichen Ansteckung habe oder bereits Beschwerden und echte Symptome einer Erkältung oder einer Grippe verspüre. Ich sehe im selben Maß die Blumen verwelkt oder von Parasiten angegriffen.“
- **TAU** („treatment as usual“): „Ich stelle mir vor, wie das Vitamin C in meinem Körper goldig und intensiv wie die Sonne strahlt und den Blumen zum Blühen verhilft oder die Parasiten verbrennt oder die Erde bzw. den Boden wieder trocknet. (Jedes Mal, wenn ich pinkle, strahlt der Urin knallgelb, und ich stelle mir vor, wie diese gelbe Farbe – wie ein desinfizierendes, gelbes Licht – sämtliche fremden Bakterien und Viren angreift und vernichtet!)“
- **Selbstheilungsmythos:** „Ich sehe, wie die Sonne den Blumen Gesundheit zustrahlt, manchmal erlebe ich einen den Blumen wohltuenden, erfrischenden sommerlichen Regen, manchmal kommen noch Schmetterlinge, Libellen und Vögel zur Rettung als Symbole für die Zellen meines Immunsystems zu Hilfe“ (Anmerkung: Der Mythos muss nicht biologisch korrekt sein.)
- **Körperanker** („feeling of healing“): „Das Zusammenspiel der heilenden Kräfte unterstützt durch die ‚Strahltherapie‘ des Vitamin C erlebe ich i. d. R. als einen vibrierenden Heilstrom in meinen Unterarmen, Händen und Unterschenkeln.“

Das Resultat Seine Erkältungen und Grippen wurden seltener und weniger stark, obwohl sie ungefähr genauso lange dauerten, wie vor der Anwendung der SDE-Technik (siehe auch Abschn. 7.5).

8.3   „Die japanischen Seidenblumen" – Heuschnupfen

8.3.1   Hintergrundgeschichte

Eine 50-jährige Lehrerin – verheiratet, keine Kinder – litt seit der Kindheit an Heuschnupfen, vor allem an einer Allergie gegen Blütenpollen. Schon der Anblick eines Blumenstraußes konnte eine allergische Reaktion bei ihr auslösen: Niesreiz, Nasenlaufen, Schwellungen und Rötungen der Augen mit Juckreiz und Tränenfluss, Konzentrationsstörungen, Müdigkeit, Kopfschmerzen u. a. m. Mehrfache Desensibilisierungsbehandlungen hatten ihr jeweils nur vorübergehend geholfen. Prinzipiell weigerte sie sich, Antihistaminika und kortisonhaltige Medikamente zu nehmen.

Für sie wirkte die Metapher der japanischen Seidenblumen am besten für die Dramaturgie ihrer Selbstheilungsgeschichte.

Nach der Ausarbeitung ihrer Selbstheilungsgeschichte kam eine neue Schuldirektorin an die Schule, in der meine Patientin arbeitete, und lud jede Lehrperson für ein kurzes Kennenlernen in ihr Büro ein. Als meine Patientin das Büro betrat, erblickte sie zu ihrem Horror auf dem Pult der neuen Direktorin einen riesigen Blumenstrauß. Im Nu verwandelte sie mit ihrer Vorstellungskraft die Blumen in japanische Seidenblumen und konnte sich ohne Komplikationen auf das Gespräch einstellen.

Unmittelbar im Anschluss an diesen Bericht wagte ich mit dem Einverständnis der Patientin ein Experiment. Ich versetzte sie in eine leichte Trance und suggerierte ihr, dass es gerade jetzt bei mir in der Praxis einen solchen Blumenstrauß gebe, wie sie ihn in der Vorwoche bei der neuen Chefin gesehen hatte. Sofort begannen ihre Augen zu tränen, die Augenpartien schwollen an und sie musste mehrmals niesen. In dieser allergischen Reaktion brachte ich sie zurück aus der Trance ins reale Hier und Jetzt meiner Praxis, wo offentsichtlich keine Blumen zu sehen waren. Obwohl die allergischen Symptome quasi aus dem Nichts im Nu heraufbeschworen worden waren, konnten wir die entstandenen Symptome nicht „Abrakadabra!" zum Verschwinden bringen. Diese musste ihr Körper langsam und mühselig in ca. 20 min verstoffwechseln, bis sich ihr körperlicher Zustand wieder normalisiert hatte.

- Die **Person**: 50-jährige Frau, verheiratet, keine Kinder
- Das **Problem**: Pollenallergie/Heuschnupfen
- Das **wirksamste SDE-Bild**: reale Blumen in elegante, japanische Seidenblumen verwandeln

8.3.2 Die Selbstheilungsgeschichte

- **Entspannung:** „Ich laufe den Sandstrand an meinem Lieblingsort in St. Tropez entlang. Ich schaue über den Horizont hinweg und entspanne mich dort mit der 4-6-Atemtechnik."
- **Gesundheit:** „In meiner Vorstellung sehe ich eine zenbuddhistisch-artige Blumenwiese irgendwo in Japan, übersät mit zahllosen elegant gestalteten, edlen Seidenblumen. Ich bin es mir wert, gesund zu sein und gesund zu bleiben und bin dankbar für jedes bisschen, für jeden Millimeter Besserung meiner Allergie."
- **Krankheit:** „Ich frage mich, in welchem Maß ich gerade in diesem Moment Beschwerden und echte Symptome meiner Pollenallergie verspüre; in genau dieser Menge erkenne ich die echten Blumen, die meinen Heuschnupfen provozieren, im Zengarten."
- **TAU** („treatment as usual"): „Ich stelle mir vor, wie die Bachblüten, die ich gegen meine Allergie nehme, helfen, den Pollenstaub in der Luft zu binden und wie Regen auf den Boden tropfen zu lassen, bevor der Staub meine Nase erreicht."
- **Selbstheilungsmythos:** „Ich sehe, wie ich mit einem Zauberstab die echten Blumen eine nach der anderen in eine japanische Seidenblume verwandle."
- **Körperanker** („feeling of healing"): „Die Beschwerden werden milder und der Nies- und Juckreiz verwandelt sich in ein angenehmes Vibrieren."

Das Resultat Die Heuschnupfen-Attacken wurden seltener, kürzer und schließlich auch schwächer (siehe auch Abschn. 7.5) durch die Anwendung der SDE-Technik.

8.4 „Die Pfadfinder-Feuerstelle" – Gelenkschmerzen

8.4.1 Hintergrundgeschichte

Ein 32-jähriger Arzt, ledig, leidet seit ca. 4 Jahren immer wieder an einem sog. Tennisarm. Da es seinen rechten Arm betrifft und er beruflich sehr viel schreiben muss, braucht er eine schnelle, dauerhafte Linderung für den Arbeitsalltag, falls er am Wochenende wieder einmal zu viel Tennis gespielt hat.

Wie üblich bei Schmerzpatienten, unabhägig davon, woher die Schmerzen stammen – Kopfweh, Migräne, Verletzung, Krankheit (Arthritis, Grippe, Krebs, Reizdarm, Rheuma etc.) – oder wie lange sie bislang angehalten haben – akut oder chronisch –, fragte ich zuallererst nach der Natur der Schmerzen, d. h., ob sie ätzend, brennend, drückend, pulsierend, sägend, schneidend, stechend, zehrend, ziehend oder welcher Qualität auch immer sind.

Mein Patient bezeichnete seine Schmerzen als „brennend!"

Danach kam die Frage nach einer Metapher: „Wie brennend? Brennend wie ...?" Er erwähnte ein kleines Feuer, das unabsichtlich gezündet wurde und das er sah, als er mit ca. 14 Jahren in einem Pfadilager (SDE-2) in einem wunderbaren, schönen Bergwald (SDE-1) war. „Es brennt in meinem rechten Ellbogen wie das Feuer (SDE-3) im Unterholz!" Sodann bat ich den Patienten, sich vorzustellen, dass das Feuer im Unterholz in seinem rechten Ellbogen noch größer wird; ob er also allein mit seiner Vorstellungskraft die Schmerzen verschlimmern könne.

- **Er:** „Ja! Jetzt tut es noch mehr weh als am Anfang!"
- **Ich:** „Super! So sind wir sicher, dass Ihr Unbewusstes mithilfe dieses Vorstellungsbildes Kontakt mit dem Schmerzzentrum aufgenommen hat! Das ist genau das, was wir wollen! Jetzt stellen Sie sich vor, dass das Feuer schwächer wird, z. B. dass ein sommerlicher Regen (SDE-5) beginnt und dass das Feuer langsam, aber sicher kleiner wird, bis es nur noch glüht und schließlich sogar völlig erlischt. Falls Sie ein Schmerzmittel genommen haben, stellen Sie sich vor, dass dieses wie ein Feuerlöscher (SDE-4) wirkt. Vielleicht brennt noch etwas Glut und Sie erahnen den Schmerz noch oder verspüren bloß eine angenehme Wärme (SDE-6) ... egal!"

Auf diese einfache Art und Weise gelang es ihm, seine Schmerzen wie mit einem Schmerzmittel phasenweise zu lindern, bis die angeborenen Selbstheilungsprozesse den Entzündungsherd vollständig ausgeheilt hatten: Vorstellungskraft als Heilmittel!

- Die **Person:** 32-jähriger Mann, ledig, keine Kinder
- Das **Problem:** schubweise Schmerzen im rechten Ellbogen wegen eines Tennisarms
- Das **wirksamste SDE-Bild:** ein unkontrolliert brennendes Feuer im Unterholz aus der Pfadizeit und ein sommerlicher Regen, der das Feuer langsam, aber sicher löscht

8.4.2 Die Selbstheilungsgeschichte

- **Entspannung:** „Es ist später Abend im Sommer, irgendwo in einem wunderbaren, schönen Bergwald. Ich lege mich auf ein Moosbett und schaue durch die Baumwipfel in den blauen Himmel und entspanne mich mit der 4-6-Atemtechnik."
- **Gesundheit:** „Ich bin ein gesunder, sportlicher Jugendlicher in einem Pfadilager in diesem Bergwald. Ich bin es mir wert, gesund zu sein und gesund zu bleiben und bin dankbar für jedes bisschen, für jeden Millimeter Linderung meiner Schmerzen."
- **Krankheit:** „Ich frage mich, inwiefern ich gerade in diesem Moment Schmerzen in meinem rechten Ellbogen verspüre. Ich sehe, wie plötzlich im selben Maß im Unterholz ein Feuer ausbricht und vor sich hinbrennt."
- **TAU** („treatment as usual"): „Ich stelle mir vor, wie der Pfadileiter mit einem Feuerlöscher kommt und versucht, das Feuer zu löschen."
- **Selbstheilungsmythos:** „Ich sehe, wie ein sommerlicher Regen auf das Feuer niederprasselt und es vollends erlischt."
- **Körperanker** („feeling of healing"): „Es bleibt nur ein fast angenehmes Gefühl von Wärme, wie von einer Glut, die langsam, aber sicher stetig kleiner wird."

Das Resultat Seine immer wieder aufflackernden Tennisarm-Schmerzen konnte er in Griff bekommen und erträglich machen, bis sie irgendwann von selbst ausheilten.

8.5 „Die desinfizierende, innere Strahlung" – Wundheilung/Infektvorbeugung

8.5.1 Hintergrundgeschichte

Ein 47-jähriger Maurer – verheiratet, drei Kinder (20, 17, 12 Jahre) – wurde notfallmäßig ins Krankenhaus eingeliefert wegen eines sog. akuten Bauchs, der sich als ein unerwarteter Durchbruch des Dünndarms nach einer Divertikel-Entzündung (Divertikulitis) entpuppte.

Die Operation (25 cm Dünndarm entfernt) verlief komplikationslos, aber wegen eines Wundinfekts (Verdacht auf eine antibiotikaresistente Infektion) an der Drainage durfte er das Krankenhaus nicht wie geplant verlassen.

Der Patient, der zuvor bereits wegen eines Stirnhöhleninfekts bei mir gewesen war und die SDE-Technik kannte, rief mich an und bat um Hilfe. Spontan kam mir die Metapher einer Art desinfizierender Strahlungsmaschine und ich suggerierte ihm: *„Sie sind dort im Krankenhaus nicht nur Patient, sondern Sie haben noch eine andere Aufgabe. An der Stelle im Unterbauch, wo der Drainageschlauch lag, ist jetzt eine Quelle von einem magischen, stark desinfizierenden Licht. Deswegen tut es Ihnen dort manchmal weh, weil das Licht gerade von diesem Punkt aus so intensiv strahlt. Jeden Tag, wenn Sie Ihren von der Physiotherapeutin vorgeschriebenen Gang durch die Station machen, laufen Sie an allen Zimmern der anderen Patienten im 4-6-Atemschritt (SDE-1) vorbei. Was niemand außer Ihnen und mir weiß: Sie desinfizieren dabei sämtliche Räume von antibiotikaresistenten Bakterien und weiteren Viren (SDE-3). Das Antibiotikum (SDE-4), das Sie als Infusion bekommen, verstärkt die Wirkung des magischen Lichts (SDE-5) noch, das Sie als ein Kribbeln und/oder als Wärme mit Sicherheit in der Gegend des Unterbauchs spüren werden (SDE-6). Am Ende Ihres Rundgangs strahlt der Unterbauch vor lauter Gesundheit (SDE-2)."*

Vier Tage später waren keine Entzündungswerte mehr festzustellen und der Patient durfte das Krankenhaus verlassen. Selbstverständlich kann man hier nicht behaupten, dass die Selbstheilungsgeschichte allein den Infekt so schnell heilte, denn – wie oben erwähnt – hat der Patient ein sehr starkes Antibiotikum per Infusion bekommen. Um den Beitrag der Selbstheilung durch Vorstellungskraft wissenschaftlich seriös beurteilen zu können, benötigte man hier eine kontrollierte statistische Studie (Abschn. 7.3). Aber die meisten Kollegen werden sicher auch ohne eine statistische Studie zustimmen, dass Stress die Resistenz des Patienten geschwächt hatte.

- Die **Person**: 47-jähriger Mann, verheiratet, drei erwachsene Kinder
- Das **Problem**: Wundinfekt an einer Drainage nach Darm-OP
- Das **wirksamste SDE-Bild**: eine magische, desinfizierende Lichtquelle im Unterbauch des Patienten

8.5.2 Die Selbstheilungsgeschichte

- **Entspannung**: „Es ist früher Abend, als ich gemächlich im 4-6-Atemtempo alle Zimmer auf der Station im Krankenhaus ablaufe."
- **Gesundheit**: „Der Hohlraum in meinem Unterbauch strahlt vor lauter Gesundheit. Ich bin es mir wert, gesund zu sein und gesund zu bleiben und bin dankbar für jedes bisschen, für jeden Millimeter Besserung meines Infekts."

- **Krankheit:** „Der Infekt samt Bakterien und/oder Viren rund um die noch nicht ganz ausgeheilte Wunde ausgehend von der Drainage im Unterbauch sieht aus wie die Umgebung rund um ein durchgerostetes Kanalisationsrohr in irgendeinem nicht näher beschriebenen Kellerraum."
- **TAU** („treatment as usual"): „Ich stelle mir vor, wie das Antibiotikum in der Infusion die Wirkung des magischen Lichts verstärkt."
- **Selbstheilungsmythos:** „An der Stelle im Unterbauch, wo die Drainage sich befunden hat, ist jetzt die Quelle eines magischen, stark desinfizierenden Lichts."
- **Körperanker** („feeling of healing"): „Ich spüre die Wirkung des magischen Lichts über ein Kribbeln und/oder Wärme in der Gegend des Unterbauchs."

Das Resultat Erfolgreiche Wundheilung und Entlassung aus dem Krankenhaus ohne weitere Komplikationen.

8.6   „Der Kugelfisch" – Blähungen

8.6.1 Hintergrundgeschichte

Ein 35-jähriger Anwalt, ledig, leidet unter einer Laktoseintoleranz und seit mehr als 5 Jahren unter einem Reizdarm mit Blähungen und einem sehr unangenehmen Druckgefühl im Bauchbereich, das heftigen Durchfall ankündigt. Die Beschwerden verstärkten sich deutlich, parallel zu vermehrtem beruflichem Stress in seiner Kanzlei.

Da er schon seit Jahren immer wieder vor dem Essen unter Blähungen litt, war es nicht mehr klar, inwiefern die Blähungen tatsächlich durch den Reizdarm verursacht wurden oder allein durch seine Gedanken an die jeweils bevorstehende Mahlzeit konditioniert waren.

Wir als Therapeuten müssen stets darauf bedacht sein, etwaige konditionierte, negative Körperreaktionen zu löschen, zusätzlich zur Behandlung der eigentlichen Störung, denn wie störend eine solche Konditionierung sein kann, wurde bereits anhand des Sauce-béarnaise-Syndroms (Abschn. 4.3.1) beschrieben.

Auf jeden Fall stand mein Patient der Störung sehr feindlich gegenüber. Dies machte die Suche nach einem entsprechenden Bild für die Krankheit umso schwieriger. Desto verwirrender war es für ihn, als ich vorschlug, das Problem mithilfe der Metapher „Kugelfisch" zu behandeln!

Seine Blähungen seien von einem Kugelfisch verursacht, der bei Stress bloß Angst bekommt und sich aufbläst. Eigentlich sei er sein treuer Freund! Während der 4-6-Atmung vor dem Essen solle er sich den „Kugelfisch im Bauch" als eine erlebte Selbstsuggestion vorstellen und zwar dermaßen aufgebläht, wie der Patient augenblicklich seine Ängste und Beschwerden erlebt. Dann sollte er den „Kugelfisch" bzw. den Bauch liebevoll streicheln, so als wäre er ein Baby oder ein niedliches Haustier, das der Patient besänftigen und zum Einschlafen bringen möchte.

- Die **Person**: 35-jähriger Mann, ledig, zwei kleine Kinder.
- Das **Problem**: Blähungen und schubweise Schmerzen wegen eines Reizdarms.
- Das **wirksamste SDE-Bild**: Ein Kugelfisch schwimmt in seinem Bauch im Kreis herum.

8.6.2 Die Selbstheilungsgeschichte

- **Entspannung:** „Es ist frühmorgens, Hochsommer, strahlend schönes Wetter. Ich befinde mich in meinem kleinen Segelschiff irgendwo vor der Küste der griechischen Insel Kos. Ich steuere das Schiff Richtung Hafen und schaue zwischen den Segeln auf den blauen Himmel und entspanne mich mit der 4-6-Atemtechnik."
- **Gesundheit:** „Mein Kugelfisch ist gut gelaunt und glücklich! Ich bin es mir wert, gesund zu sein und gesund zu bleiben und bin dankbar für jedes bisschen, für jeden Millimeter Besserung meines Reizdarms."
- **Krankheit:** „Ich frage mich, inwiefern ich gerade in diesem Moment Blähungen oder Schmerzen im Bauchbereich verspüre. Ich sehe, dass mein Kugelfisch sich im selben Maß aufgeblasen und groß gemacht hat, um mich stellvertretend und gut gemeint zu schützen!"
- **TAU** („treatment as usual"): „Ich stelle mir vor, wie ein Medikament gegen Blähungen den Kugelfisch wie ein Betäubungsmittel beruhigt."
- **Selbstheilungsmythos:** „Mein Kugelfisch nimmt den Stress an meinem Arbeitsplatz mutig und gelassen zur Kenntnis! Er ist gut gelaunt und glücklich!"
- **Körperanker** („feeling of healing"): „Ich streichle meinen Bauch bzw. den Kugelfisch liebevoll und wohlwollend mit der linken Hand bis ich ein Vibrieren oder ein Kribbeln als sicheres Zeichen seines Wohlseins spüre."

Das Resultat Verbesserung nach 4 Sitzungen über einen Zeitraum von 8 Wochen mit anhaltender Remission seit 4 Jahren (letzte Nachfrage: Datum dieser Ausgabe).

8.7 „Die Schlange" – Morbus Crohn

8.7.1 Hintergrundgeschichte

Ein 24-jähriger Buchhalter – ledig, alleinlebend, eine Partnerin – leidet seit ca. 5 Jahren an Morbus Crohn. Er arbeitet 2 volle Tage in der Woche und bezieht eine Erwerbsminderungsrente (50 %). Oftmals fühlt er sich ständig unter Strom, kann nicht abschalten. Der Stress kann durch die Arbeit oder die Beziehung zu seiner Partnerin und/oder den Eltern entstehen. Irgendwie weiß er nicht, was er im Leben will und hat das Gefühl, als ob es viele unbeantwortete Fragen tief in seinem Inneren gäbe.

Der Patient erlebt zerreißende Schmerzen im Unterbauch mit Durchfall. Im Extremfall fällt er sogar in Ohnmacht. Erst 5 Monate nach Therapiebeginn finden wir im 5. Anlauf eine Selbstheilungsgeschichte, die mit der Metapher „Schlange" wirksam ist.

- Die **Person:** 24-jähriger Mann, ledig, alleinlebend, mit einer im 3. Monat schwangeren Partnerin.
- Das **Problem:** schubweise Schmerzen wegen Morbus Crohn.
- Das **wirksamste SDE-Bild:** Sein Darm sei eine schöne, lange Schlange. Solange alles gut geht, ist die Schlange ruhig und seine Darmbewegungen bei der Verdauung (Darmperistaltik) laufen wie am Schnürchen: eine Reihe von sanften, wellenartigen Muskelkontraktionen, die das Essen zu den verschiedenen Verarbeitungsstationen in seinem Verdauungstrakt transportieren. Ab und zu muss die Schlange sich häuten – nach innen statt nach außen, wie bei einer richtigen Schlange – und normalerweise läuft dieser Prozess automatisch ab. Aber manchmal ist die alte Haut nicht feucht genug und es entstehen Stellen, an denen die Haut rau und wund ist. Hier können sich eiternde Pickel entwickeln, die seine Beschwerden verursachen. Bei Krämpfen stellt er sich vor, dass die Schlange ihre Eier legt und ein Ei dabei durch den ganzen Darm hindurch muss, bis er nach ein paar Stunden endlich auf Toilette gehen und „das Ei legen" kann.

8.7.2 Die Selbstheilungsgeschichte

- **Entspannung:** „Ich befinde mich allein unter vielen Leuten am Meeresstrand auf einer Insel irgendwo in der Südsee und entspanne mich mit der 4-6-Atemtechnik unter den Palmen."
- **Gesundheit:** „Mein Darm ist eine gesunde, friedliche Boa-Schlange, die einfach vor sich hin schläft und verdaut. Ich bin es mir wert, gesund zu sein und gesund zu bleiben und bin dankbar für jedes bisschen, für jeden Millimeter Besserung meines Morbus Crohn."
- **Krankheit:** „Ich frage mich, inwiefern ich gerade in diesem Moment Bauchschmerzen oder Durchfall verspüre. Ich sehe im selben Maß meine Darmschlange aufgedunsen mit pickelartigen Rissen im Inneren, wo sie sich schmerzhaft häutet."
- **TAU** („treatment as usual"): „Ich stelle mir vor, wie die Schlange sich langsam, aber sicher durch die verschiedenen Medikamente, die ich nehme, beruhigen lässt und wie einige dieser Medikamente die Schlangenhaut geschmeidiger machen und ihr helfen, sich besser und ohne Verletzungen zu häuten oder – im Fall von Bauchkrämpfen – das Ei zu legen."
- **Selbstheilungsmythos:** „Ich sehe, wie die Boa-Schlange sich weiter beruhigt, sich nach und nach erfolgreich häutet und/oder – im Fall von Bauchkrämpfen – das Ei ohne Weiteres legt."
- Körperanker („feeling of healing"): „Mein Bauch blubbert und es entsteht ein angenehmes Gefühl von Wärme im Bauch und Darm."

Das Resultat Die schmerzhaften Schübe wurden im Verlauf von 1½ Jahren ab Therapiebeginn seltener, weniger lang und milder (siehe auch Abschn. 7.5). Innerhalb von 6 Monaten nahm der Patient ca. 15 kg (von 65 auf 80 kg bei einer Körpergröße von 186 cm) zu.

8.8   „Musik in meinen Augen" – Augendruck

8.8.1 Hintergrundgeschichte

Einer 60-jährigen Yogalehrerin – verheiratet, eine 29-jährige Tochter – wurde von einer Freundin empfohlen, bei mir Hilfe zu suchen. Sie musste wegen eines erhöhten Augendrucks (Diagnose: Glaukom bzw. grüner Star) mehrmals am Tag Augentropfen mit Betablockern anwenden, war aber aus Angst vor den Nebenwirkungen prinzipiell dagegen. Ich empfahl ihr, die

Wirkung des allopathischen Medikaments mit ihrer Vorstellungskraft so zu konditionieren, dass sie bei gleichbleibender Wirkung nach und nach weniger von dem Betablocker nehmen musste.

Prozedere zur Reduzierung der Betablockermedikation

Bis zur nächsten Kontrolle bei der Augenärztin befolgte die Patientin die übliche medikamentöse Behandlung (TAU) zur Senkung des Augendrucks: 1 Tropfen des augenärztlich verschriebenen Betablockerpräparats in jedes Auge morgens und abends. Dies bezeichnen wir wie folgt: A/0/A.

Nach der nächsten augenärztlichen Kontrolle, bei der eine Senkung des Augendrucks festgestellt wurde, fing sie mit der ersten Phase der Konditionierung an:

- Am Morgen: 1 Tropfen des augenärztlich verschriebenen Betablockerpräparats in jedes Auge.
- Am Abend: Während sie die ganze Selbstheilungsgeschichte durchgeht, hört sie ihre Lieblingsmediationsmusik. Dafür soll sie sich mindestens 3 volle Minuten Zeit nehmen. 1 Tropfen eines homöopathischen Augentropfenpräparats tropft sie in jedes Auge bei der Vorstellung des Selbstheilungsmythos. Diesen Ablauf bezeichnen wir wie folgt: A/0/H.

Nachfolgend finden Sie den Verlauf der Konditionierung im Einzelnen, wobei jeder neue Schritt ab 1. in einem Abstand von 2 Wochen stattfindet:

1. Medizinische Behandlung wie üblich bis zur Stabilisierung
2. A/0/A, A/0/H, A/0/A, A/0/H, A/0/A, A/0/H, A/0/A, A/0/H, A/0/A …
3. A/0/A, A/0/H, A/0/H, A/0/A, A/0/H, A/0/H, A/0/A, A/0/H, A/0/H, …
4. A/0/H, A/0/H, A/0/H, A/0/H, A/0/H, A/0/H, A/0/H, A/0/H, A/0/H, …
5. A/0/H, H/0/H, A/0/H, H/0/H, A/0/H, H/0/H, A/0/H, H/0/H, A/0/H, …
6. A/0/H, H/0/H, H/0/H, A/0/H, H/0/H, H/0/H, A/0/H, H/0/H, H/0/H, …
7. H/0/H, H/0/H, H/0/H, H/0/H, H/0/H, H/0/H, H/0/H, H/0/H, H/0/H, …

Idealerweise sollte eine ärztliche Kontrolle zwischen jedem Schritt (alle 2 Wochen) stattfinden, um zu bestätigen, dass der Zustand trotz Konditionierung stabil geblieben ist. Erst dann würde man mit der Konditionierung weiterfahren.

Hier wie bei fast allen Konditionierungen kommen die in den Kap. 2 bis 7 beschriebenen Entspannungs-, Zeit- und Vorstellungseffekte ins Spiel.

So hat diese Patientin eine Selbstheilungsgeschichte rund um die Metapher „Musik in meinen Augen" aufgebaut, mit der sie nun zeit ihres

Lebens eine Möglichkeit zur Verfügung hat, die Medikamente wieder zu reduzieren, falls sie nach einem Rezidiv die Dosis des Medikaments (Betablockers) vorübergehend erhöhen muss.

- Die **Person:** 60-jährige Frau, verheiratet, eine erwachsene Tochter.
- Das **Problem:** erhöhter Augendruck seit mindestens 5 Jahren (Erstdiagnose beim Augenarzt). Die Patientin erlebte damals eine Visusminderung links und eine Gesichtsfeldstörung, die sich wie ein Schleier von unten kommend über das ganze Auge links ausgebreitet hatte. Außerdem litt sie häufig unter Kopfschmerzen im Stirnbereich.
- Das **wirksamste SDE-Bild:** Das Kanälchen, durch das das Kammerwasser im Übergang zwischen Hornhaut und Lederhaut oder der vorderen Augenkammer hinein- und wieder herausfließt, ist wie ein Bächlein in den Schweizer Bergen mit Steinen verstopft. Musik kommt in die Augen und zaubert diese Steine weg.

8.8.2 Die Selbstheilungsgeschichte

- **Entspannung:** „Ich lege mich irgendwo hin, entspanne mich mit der 4-6-Atemtechnik und stelle mir vor, wie ich an einer Waldlichtung am Fluss sitze. Die Sonne scheint auf meinen Rücken und Nacken. Es duftet nach Erde und Blättern. Der Wind lässt die Blätter der Bäume rascheln. Vögel zwitschern, Amseln suchen auf dem Boden nach Futter. Dabei höre ich immer dieselbe Musik: ‚Secret Garden‘ von Rolf Lovland, das Stück Nr. 3 ‚Song from a Secret Garden.‘"
- **Gesundheit:** „Ich schaue den Fluss an, wie er plätschert und fließt … gleichmäßig … frei von treibenden Ästen, Blättern oder von den Fluss blockierenden Steinen, so wie ein wunderbarer Fluss durch eine magische Landschaft gemächlich fließt. Ich bin es mir wert, gesund zu sein und gesund zu bleiben und bin dankbar für jedes bisschen, für jeden Millimeter Reduktion meines Augendrucks."
- **Krankheit:** „Ich frage mich, inwiefern ich gerade in diesem Moment Angst, Beklemmung, Sorgen oder Trauer verspüre, dass der Augendruck sich doch erhöht hat und stelle mir im selben Maß vor, wie Gurumayi-Steine [Gurumayi-Steine sind Steine, die jeweils mit einem besonderen Sanskrit-Wort, Bild und Symbol bezeichnet werden. Jedem Stein wird in der Tradition von Siddha Yoga ein besonderer Spruch zugeordnet;

Anmerk. des Verf.] die Strömung des Flusses hier und da blockieren – falls ich keine Angst habe, gibt es keine Blockierungen.“

- **TAU** („treatment as usual“): „Ich tue die Augentropfen in jedes Auge hinein. Dazu stelle ich mir vor, wie diese Tropfen den Druck senken und helfen, dass das Wasser besser durch den Abflusskanal abfließt, so wie wenn ich Gold und Silber und eine phytotherapeutische Substanz, welche das Wasser noch edler, noch reiner machen und mir noch mehr Gesundheit bringen, in den Fluss geben würde.“
- **Selbstheilungsmythos:** „Ebenfalls stelle ich mir vor, wie ‚die Musik in meinen Augen‘ die Gurumayi-Steine aus dem Fluss wie eine Zauberhand herausnimmt, damit der Fluss ohne Behinderung besser fließt. Dann kommt noch ein Wind und alles fließt noch ein bisschen schneller, intensiver. Sonnenstrahlen laden das Wasser mit Energie auf. Hohe Boviseinheiten wie bei einer Heilquelle. [Nach Alfred Bovis, franz. Physiker; eine mithilfe des radiästhetischen Pendels verfahrene Messmethode zur Messung der sog. Erdstrahlung; Anmerk. des Verf.] Jetzt trinke ich das Wasser und nehme eine Flasche mit und trinke jeden Tag davon.“
- Körperanker („feeling of healing“): „Blumen sprießen am Ufer des Flusses … ob ich das Blühen und Sprießen der Blumen in mir spüre? Das freie Fließen des Wassers im Fluß erlebe ich körperlich wie fließende ‚Musik in meinen Augen‘, die mich manchmal sogar zum Tränen bringt.“

Das Resultat Merkliche, anhaltende Verminderung des Augendrucks nach 3 Monaten; Reduktion der Betablockerbehandlung auf ein Minimum (Stufe 6 oben) mit Wiederaufnahme nur nach Bedarf.

8.9   „Die Mauer auf der Wiese“ – Paralyse

Dieser Fall braucht eine kurze Einführung. Bei hypnotisch suggerierter Lähmung von Bein oder Hand fanden verschiedene Autoren ein Verschwinden der Aktivierung im kontralateralen Motorkortex bei gleichzeitiger Aktivierung im orbitofrontalen Kortex (OFC), anterioren cingulären Kortex (ACC) und der Präcuneusregion (Cojan et al. 2009; McGeown et al. 2009; Pyka et al. 2011), während bei bewusster Unterdrückung der motorischen Reaktion oder simulierter Lähmung die entsprechende Region im Motorkortex aktiv ist. Somit können wir nun fragen: „Was passiert bei hypnotisch suggerierter Bewegung trotz Lähmung?“

8.9.1 Hintergrundgeschichte

Ein 55-jähriger EDV-Experte – getrennt lebend, eine 5-jährige Tochter lebte zunächst bei der alkoholkranken Mutter (künftige Exfrau) und dann bei Pflegeeltern – wurde vom Hausarzt wegen einer Paralyse nach Hirnschlag (Halbseitensyndrom links) 4 Jahre zuvor in meine Praxis überwiesen. Nach intensiver Physiotherapie konnte der Patient immerhin sein linkes Bein soweit bewegen, dass er mit einer Krücke laufen konnte. Arm und Hand links blieben bewegungslos.

Sein Ziel war es, durch seine intensive Physiotherapie kombiniert mit der SDE-Methodik die Bewegung seiner linken Seite weiter zu verbessern. Schon in der ersten Sitzung im Zusammenhang mit dem Erlernen der 4-6-Atemtechnik hatten wir für ihn einen geeigneten Wohlfühl- und Kraftort aus seiner Kindheit gefunden (SDE-1).

Mit der Metapher einer Wiese, auf der eine neu erstellte Mauer die üblichen Wanderwege blockiert, schlug ich folgendes Szenario vor: Die Signale, die durch die kortikalen Karten des Gehirns gehen, sind vergleichbar mit Wanderern in einer Landschaft. So wie wir Menschen mit der Zeit lernen, wie wir am besten von A nach B kommen, lernen die Signale im Gehirn, wie sie den Menschen die besten Bewegungen ausüben lassen. Mit der Zeit bilden sich Pfade, wenn viele Menschen denselben Weg von A nach B laufen. Je mehr Menschen denselben Weg gehen, desto klarer wird der Pfad in der Landschaft geprägt, sodass mit der Zeit die nachfolgenden Menschen nicht mehr groß entscheiden müssen, welchen Weg sie nehmen sollen, sondern dem schon vorgetrampelten Pfad folgen. In der Neurowissenschaft spricht man von der Neuroplastizität des Gehirns.

Vor dem Hirnschlag waren alle Pfade frei von Hindernissen in der Landschaft seines Gehirns (SDE-2). Der Hirnschlag bewirkte eine Art Mauer – eigentlich eine Menge solcher Mauern – die einige Pfade in der Landschaft seines Gehirns blockierten (SDE-3), die für die Bewegungen der linken Körperhälfte wichtig sind. Seine Aufgabe war es nun, mithilfe seiner Vorstellungskraft neue Wege zu suchen, bis Alternativpfade um diese Mauer herum entstehen würden. Aber weil die blockierten Pfade so klar ausgebildet waren, neigten die Signale dazu, weiterhin gegen die Mauern zu laufen, so wie wir Menschen den alten vorgetrampelten Wegen einfach nachlaufen. Die intensive Physiotherapie (SDE-4) und die konzentrierten Übungen mit der Selbstheilungsgeschichte stellten neue Wegweiser auf (SDE-5), die ankommenden Menschen/Signalen neue Wege um die Mauern herum zeigten und solange gebraucht wurden, bis die neuen Wege von selbst ersichtlich und die alten in die Mauern führenden Pfade überwachsen und unsichtbar waren.

Ich versetzte den Patienten in eine leichte Trance und suggerierte ihm, dass mehrere Heliumballons mit Seidenschnur auf dem Handgelenk und Unterarm seiner rechten, gesunden Seite fixiert seien. Er spüre, wie diese langsam, aber sicher den rechten Arm in die Höhe zum Schweben bringen würden.

Da diese Suggestion sehr schnell und gut funktionierte, versuchte ich es mit dem linken, paralysierten Arm und siehe da, der Arm fing an, sich sehr langsam zu erheben und in der Luft zu schweben! Ich war so sehr von dem Erfolg überrascht, dass ich diese Bewegung spontan mit meiner Videokamera filmte, sodass ich dem Patienten den Film nachher zeigen konnte, falls er selbst nach der Hypnosesitzung keine Erinnerung mehr an diese außergewöhnliche Leistung hätte.

In Tat und Wahrheit war es keine Wunderheilung. Die SDE-Methode – verstärkt unter Hypnose – ermöglichte dem Patienten Zugang zu Nervenwegen und den entsprechenden Muskeln, die durch den Hirnschlag nicht beschädigt, aber quasi blockiert waren, da er zu ihnen trotz Zielstrebigkeit und Ermutigung bis dahin bewusst keinen Zugang finden konnte.

Dass mein Patient seinen linken Arm willentlich wieder etwas bewegen konnte, auch wenn es immer noch sehr wenig war, bedeutete sehr viel für den Wiederaufbau seines Selbstvertrauens. Erstmals seit der Lähmung hatte er wieder genügend Energie, um eine Stelle in seinem Gebiet der EDV zu suchen und eine 60 %-Anstellung an der Universität zu finden. Zudem konnte er einen Antrag auf das Sorgerecht für seine Tochter einreichen, um sie endlich zu sich nehmen zu dürfen.

- Die **Person:** 55-jähriger Mann, getrennt lebend, eine Tochter im Teenageralter
- Das **Problem:** einseitige Paralyse nach einem Hirnschlag
- Das **wirksamste SDE-Bild:** neue Wege um die Mauern, die nach dem Hirnschlag in der Nervenlandschaft seines Gehirns aufgebaut waren

8.9.2 Die Selbstheilungsgeschichte

- **Entspannung:** 4-6-Atmung am Wohlfühl- und Kraftort in der Kindheit.
- **Gesundheit:** Alle Pfade in der Landschaft seines Gehirns sind frei von Hindernissen. Er gönnt sich neugewonnene Bewegungen und ist für jeden neuen Bewegungsansatz dankbar.

- **Krankheit:** Der Hirnschlag blockierte mit Mauern einige Pfade in der Landschft seines Gehirns.
- **TAU** („treatment as usual"): Die intensive Physiotherapie stellt Wegweiser auf, die ankommenden Menschen/Signalen neue Wege um die Mauern herum zeigen.
- **Selbstheilungsmythos:** Die konzentrierten Übungen mit der Selbstheilungsgeschichte stellen Wegweiser auf und werden solange gebraucht, bis die neuen Wege von selbst ersichtlich sind und die alten in die Mauern führenden Pfade überwachsen und unsichtbar sind.
- **Körperanker** („feeling of healing"): Bewegung des linken Arms durch Zugang zu Nervenwegen und den entsprechenden Muskeln, die durch den Hirnschlag doch nicht beschädigt, sondern blockiert waren.

Das Resultat Wiedererlangen von brachliegenden Bewegungsmöglichkeiten mit anschließender merklicher, anhaltender Besserung seines Selbstwertgefühls und Wiederaufnahme seiner Rollen als arbeitsfähiger EDV-Koordinator und fürsorglicher Vater.

8.10 „Die Multiblatt-Rose" – multiple Sklerose

8.10.1 Hintergrundgeschichte

Eine 60-jährige Frau – Hausfrau, verheiratet, eine 26-jährige Tochter – wurde zu mir vom Hausarzt für eine adjuvante SDE-Behandlung wegen multipler Sklerose (MS) überwiesen; Erstdiagnose MS 1998, Nierenstein-Operation 2001, Operation wegen eines künstlichen Huftgelenks 2009; Kortisonkur wegen MS 2012, danach 2 Jahre immunsuppressive Medikation; seit 2014 ausschließlich Omega-3 und Vitamin D.

Die Patientin kam zu mir bestens vorbereitet für die Vorstellungsarbeit. Voller Zuversicht, Vertrauen und Mut packte sie ihre Krankheit mit einer humorvollen Leichtigkeit an. Schon die Diagnose bzw. den Namen der Krankheit „Multiple Sklerose" fand sie viel zu aufwendig auszusprechen und fantasielos vorzustellen. Sie zog es vor, die MS umzutaufen: Aus „Multiple Sklerose", d. h. „Multi-ple Skle-rose", dichtet sie „Multi Pleskle Rose", woraus die Umbenennung in „Multi Blatt Rose" bzw. „Multiblatt-Rose" entstanden ist.

Somit liegt die Metapher für die Selbstheilungsgeschichte auf der Hand. Eine normale, gesunde Rose ist eine „Einheitsblatt-Rose", d. h. alle Blätter sind aus dem gleichen Material mit jeweils dem gleichen Muster. Schön homogen. Die „Multiblatt-Rose" dagegen ist krank: Sie hat Blätter aus Holz, Metall, Papier, Wolle u. a. m., alle mit den verschiedensten Mustern und Farben. Sie lässt sich am besten als Skulptur darstellen (Abb. 8.2a). Erst ca. 4 Monate später, als meine Patientin schon eine gewisse Besserung (beim Treppensteigen) erlebte, hat sie die Darstellung als Zeichnung (Abb. 8.2b) im Kontrast zu der gesunden „Einheitsblatt-Rose" (Abb. 8.2c) neu konzipiert.

Für die Behandlung der „Multiblatt-Rose" hat meine Patientin auch ein spezielles Heilmittel entwickelt, das sie aus dem eigenen „Hexenkessel" mit Aroniabeeren selbst gebrüht hat: IWIXU. Dieses Akronym steht für den schweizerdeutschen Ausdruck: „Ich **wirde xund**!" (Abb. 8.3).

Bestimmte Fingerübungen, die sie in der Ergotherapie gelernt hat, benutzt sie als Gradmesser der Beeinträchtigung durch die Krankheit: Mit den Fingerspitzen von beiden Händen aufeinander gelegt, bewegt sie die Finger im Kreis, zuerst die zwei kleinen Finger, dann die Ringfinger, danach die Mittelfinger, die Zeigefinger und zum Schluss die beiden Daumen. Auch ihre gefühlte Lebensenergie dient ihr als „Krankheitsbarometer".

So hat meine Patientin eine bestmögliche innere Einstellung ihrer Krankheit und dem Fortschritt ihrer Behandlung gegenüber.

- Die **Person:** 60-jährige Frau, verheiratet, eine erwachsene Tochter
- Das **Problem:** multiple Sklerose seit 10 Jahren
- Das **wirksamste SDE-Bild:** die „Multiblatt-Rose" (Abb. 8.2)

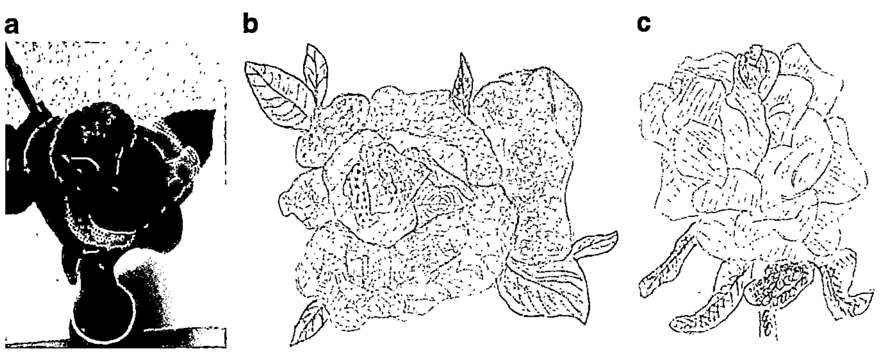

Abb. 8.2 a „Multiblatt-Rose" als Skulptur, b „Multiblatt-Rose" als Zeichnung, c „Einheitsblatt-Rose" als Zeichnung

a

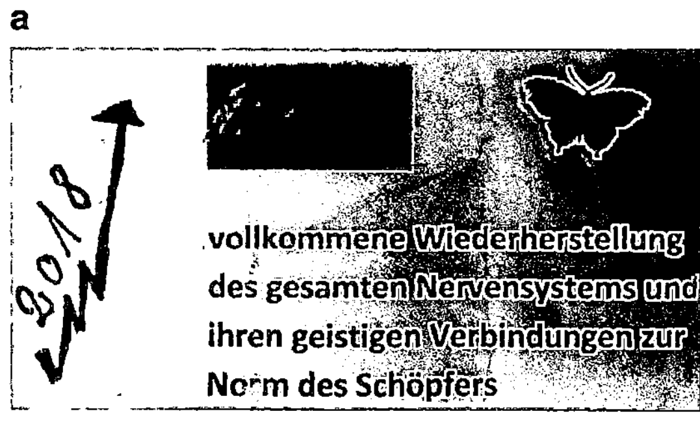

b

Abb. 8.3   Das Wundermittel „IWIXU". a Wirkungen, b Nebenwirkungen

8.10.2 Die Selbstheilungsgeschichte

o **Entspannung:** 4-6-Atmung am Strand an einer Küste in Südamerika.
o **Gesundheit:** Gesundheit ist eine wunderschöne „Einheitsblatt-Rose". Bei der Einatmung bekommt die Rose Nahrung, bei der Ausatmung schlägt sie Wurzeln tief unten in die Erde. Sie gestattet sich eine Heilung und ist dankbar für jeden Tag, den sie immer noch ohne einen Rollstuhl erleben kann.
o **Krankheit:** Die „Multiblatt-Rose" – je mehr „Multiblatt-Rosen" im Rosengarten und je uneinheitlicher die Blätter und ihre Musterung sind, desto gravierender ist der Grad der Krankheit.
o **TAU** („treatment as usual"): Omega-3, Vitamin D und vor allem der Wundermittel „IWIXU" unterstützen wie ein organischer Dünger das Wachstum und die Wandlung der „Multiblatt-Rosen" in Richtung Einheitlichkeit der Blätter und ihrer Musterung.
o **Selbstheilungsmythos:** Die Naturelemente und -kräfte (Sonne, Regen, Wind und Boden) ihrer inneren Seelenlandschaft sorgen dafür, dass ihr Rosengarten langsam, aber sicher immer besser und besser gedeiht: Je einheitlicher die Blätter und ihre Musterung, desto besser geht es ihr.
o **Körperanker** („feeling of healing"): Zum Schluss kribbeln die Hände und Füße, und sie streichelt ihre Brust zur Verankerung des Selbstheilungsprozesses.

Das Resultat Keine Sehnerventzündung mehr, keine eingeschlafene Füße mehr; die Patientin ist erst seit 2 Monaten bei mir in Behandlung.

8.11 „Der brodelnde Hexenkessel" – Overlapsyndrom

Jedes Mal hilf die eine oder die andere Metapher bei der Erstellung der Selbstheilungsgeschichte. Ein wunderbar fantasievolles Bild zu einer ebenso wundervollen Selbstheilungsgeschichte finden Sie in Abb. 8.4.

Hier ist die Selbstheilungsgeschichte (Diagnose: Overlapsyndrom aus Dermatomyositis und Lupus erythematodes) dazu, die ich abschließend ohne anamnestische Einzelheiten einzig zur Inspiration wiedergebe:

„Ich sehe einen großen Hexenkessel vor mir, der über dem Feuer hängt. Unter dem Kessel hat es viel Hitze und im Topf drin brodelt es ganz fest. Es steigen Rauchschwaden in verschiedenen Farben auf. Verschiedene Gerüche steigen mir in die Nase. Von süß bis scharf sind ganz viele Gerüche dabei. Ich rühre mit einer großen Holzkelle im Topf. Ein Gestell mit unterschiedlichsten Gewürzen steht neben mir. Auch mein Hexenzauberbuch und mein Zauberstab sind

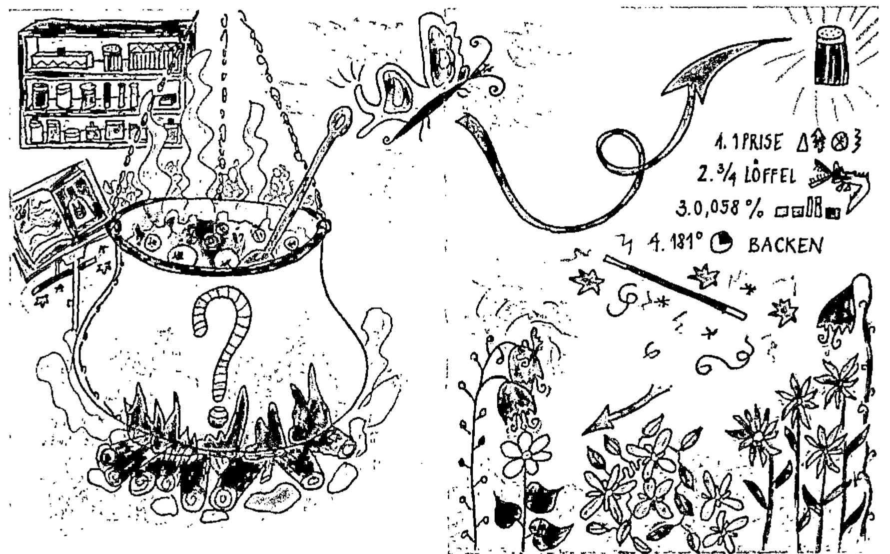

Abb. 8.4 Fantasievolle Selbstheilungsgeschichte: „Der brodelnde Hexenkessel"

neben dem Topf. Ich bin wie gelähmt, ich sehe all die aufsteigenden Luftblasen (Sachen, welche ich erledigen muss), weiß aber weder, mit welcher ich beginnen soll, noch wie ich die einzelnen Aufgaben angehen soll. Ich rühre und sitze vor dem Topf, in meiner Nase rieche ich all die verschiedenen Düfte. Es macht mich ganz wirr und ich weiß immer noch nicht, wie weiter. Ich schaue die Gewürze an und erhoffe mir eine zündende Idee. Doch leider kommt nichts. Dasselbe passiert auch mit dem Zauberstab. Ich blättere im Hexenrezeptbuch. Welchen Zauberspruch soll ich nehmen? Welches ist der wirkungsvollste Zauberspruch? Ich kann mich nicht entscheiden, ich rühre und rühre und rühre … Vor lauter Qualm wird mein Kopf nur noch wirrer … Plötzlich schwebt ein wunderschöner Schmetterling an mir vorbei. Er ist groß und leuchtet in einem wunderschönen Blau. Er hat eine schöne Zeichnung auf den Flügeln. Der Schmetterling fliegt durch einen hellen Sonnenstrahl. In diesem Moment weiß ich genau, welches Gewürz ich nehmen muss, damit ich zu meinem Ziel komme. Ich beginne mit der ersten Luftblase und löse die Aufgabe (1., 2., 3., 4. …). Scheinbar mühelos, schnell und zielgerichtet. Ich bin wie gelöst! Nun nehme ich eine Luftblase nach der anderen und arbeite meine To-do-Liste ab. Der Schmetterling setzt sich währenddessen auf eine wunderschöne Blume im Hexengarten und ruht sich aus. Er wird von der Sonne beleuchtet. Das sieht wunderschön aus."

8.12 Ausklang: Beispiele

Jede Krankheit hat eine Entstehungsgeschichte und jeder Entstehungsgeschichte kann ein Sinn gegeben werden. Dieser Sinn kann ein ganz anderer sein, je nachdem ob er von der betroffenen oder von der behandelnden Person gegeben wird. Dass eine Entstehungsgeschichte einen eindeutigen „wahren" Sinn hat, bezweifle ich, genauso wie ich bezweifle, dass ein Märchen nur eine „richtige" Deutung hat. Und manchmal ist der Sinn der Sache sinnlos, d. h. ein möglicher Sinn ist so fragwürdig, dass nur der Zufall bleibt.

Heilmittel ist das, was heilt. Stimmt das? Unter der Annahme, dass jeder Mensch sich letztlich selbst heilt, erzeugen Heilmittel und Heilmethoden einen Kontext, der den Selbstheilungskräften einen Anschub und somit einer Besserung eine größere Chance gibt.

8.12.1 Umgang mit einem Rezidiv

Jede Heilung ist eine Selbstheilung, aber nicht jede Selbstheilung führt zu einer vollständigen Heilung, d. h. zu einer gefühlten Wiederherstellung des ursprünglichen Gesundheitszustandes. Auch ausgeheilte Krankheiten können körperliche und/oder seelische Narben zurücklassen, die mehr oder weniger spürbar sind. Manche Krankheitsprozesse münden auch in den Tod. Die Frage ist weniger, *ob* oder *warum,* sondern eher *wie* und *wann* man sterben wird. So wie man auch ohne Krankheit irgendwann stirbt. Neben der Zustandsbesserung ermöglichen hypnotherapeutische Interventionen wie die SDE-Methode auch die Linderung psychischer und körperlicher Symptome: Angst, Atemnot, Schmerz, Übelkeit, Verzweiflung etc.

Falls trotz intensiver Behandlung z. B. neue Tumoren entstehen, betrachte ich diese als Herausforderung: Es mag wohl sein, dass die aktuelle „Wetterlage" sich verschlechtert hat, aber genauso wie der Onkologe, der in diesem Fall seine Behandlung mit einer weiteren (Chemo-, Strahlungs-, Wärme- oder Operations-)Therapie fortsetzt, empfehle auch ich neue, erweiterte oder abgewandelte Vorstellungen.

Mit diesen bescheidenen Beispielen hoffe ich zu zeigen, dass es weder Gurus noch Wunder braucht, um die ureigenen Selbstheilungskräfte im Dienst der Gesundheit und Genesung zu stärken. Durch die Inszenierung und Aktivierung der Selbstheilungskräfte baut die SDE-Methode eine Art Brücke zwischen den statistisch belegten Heilungsmöglichkeiten und ihrer Realisation im Einzelfall (siehe auch Abb. 7.1). Der Gang über diese Brücke ähnelt einem Tanz auf dem Seil, wobei jede Person ihre erworbenen Fähigkeiten mit der ihr eigenen angeborenen Begabung zum Seiltanzen höchst individuell kombinieren muss. Wie beim Seiltanzen bestehen sehr große individuelle Unterschiede in der Fähigkeit, den Heilungsprozess via Vorstellungskraft wirksam in Gang zu bringen.

8.12.2 Ein Geständnis

Zum Abschluss dieses Kapitels möchte ich etwas beichten: Ich verbrachte meine ersten 20 Jahre während der 50er- und 60er Jahre in den USA. Diese Nachkriegszeit war von einem wissenschaftlichen Optimismus geprägt und führte dazu, dass ich mein ursprüngliches Interesse an der Medizin für ein Physikstudium zurückstellte und mit einem Ph. D. in Quantenphysik abschloss. Meine Eltern und unsere Umwelt waren stark wissenschafts-gläubig, sodass jegliches Wehwehchen ausschließlich mit den neuesten und teuersten Kapseln, Pillen, Spritzen oder Zäpfchen behandelt wurde, die von der Pharmaindustrie gerade angepriesen wurden. Das führte dazu, dass ich selbst im Innersten nur den Medikamenten wirklich traue, die ich auch als Treibstoff für mein Auto verwenden könnte!

Sobald ich spüre, dass z. B. eine Erkältung oder eine Grippe bei mir im Anflug ist, schlucke ich irgendein farbiges oder geschmacksintensives Placebo und gehe mehrmals täglich meine persönliche Selbstheilungsgeschichte durch. Mit anderen Worten, wenn ich irgendwann einmal an einer Depression erkranken sollte, würde ich zusätzlich zu meinen Selbstheilungsübungen auch ein handelsübliches synthetisches Antidepressivum schlucken – sozusagen als Talisman.

Dabei würde ich aber keineswegs vergessen, dass letztendlich *jede* Heilung eine Selbstheilung ist!

Literatur

Cojan Y, Waber L, Schwartz S et al (2009) The brain under self-control: modulation of inhibitory and monitoring cortical networks during hypnotic paralysis. Neuron 62(6):862–875

McGeown WJ, Mazzoni G, Venneri A, Kirsch I (2009) Hypnotic induction decreases anterior default mode activity. Conscious Cogn 18(4):848–855

Neumeyer A-E (2016) Die Angst vergeht, der Zauber bleibt – Therapeutisches Zaubern in Arztpraxen und Krankenhäusern. Mabuse, Frankfurt am Main

Pyka M, Burgmer M, Lenzen T et al (2011) Brain correlates of hypnotic paralysis – a resting-state fMRI study. Neuroimage 56(4):2173–2182

Schmid GB (2010) Selbstheilung durch Vorstellungskraft. Springer, Wien

Seligman MEP (1983) Erlernte Hilflosigkeit, 2. Aufl. Urban & Schwarzenberg, München

9

Die SDE-Methode im Überblick

Zusammenfassung

Die SDE-Methode basiert auf uralten, archetypischen Weisheiten der Naturheilkunde, der sog. Erfahrungsmedizin, die für eine heilsame Wirkung wichtig sind: 1. Heilungsmythos, 2. mythoskonformes Heilungsritual, 3. positives Urteil in Bezug auf Heilung, 4. unterstützende Suggestionen von der Sozialgruppe, 5. positive Selbstsuggestionen und 6. körperliche Verankerung des Läuterungsprozesses. Und diese sind untermauert von modernem medizinisch-hypnotherapeutischen Wissen, das für eine heilsame Wirkung wichtig ist: 1. Entspannungsreaktion, 2. positives Denken, 3. Minimierung des Nocebo-Effekts, 4. Optimierung des Placebo-Effekts, 5. Autosuggestion und 6. posthypnotische Suggestion zur Selbstheilung. Dieses führt zu einer Stärkung der angeborenen Selbstheilungskraft im Bündnis mit den üblichen medizinischen Maßnahmen: Jede Heilung ist eine Selbstheilung mit der Vorstellungskraft als Heilmittel.

Indem man mithilfe der Imagination selbst so auf die Selbstheilungskräfte einwirkt, wie das seit Jahrtausenden Heiler, Magier, Priester und Schamanen getan haben, kann man die eigenen Selbstheilungskräfte derart aktivieren, dass der Spielraum, den die Natur vorgibt, maximal ausgenutzt wird. Es ist grundsätzlich nicht bestimmbar, was möglich ist; zu beachten ist, dass Selbstheilungskräfte sich nicht befehlen lassen und dass von niemandem, vor allem nicht von sich selbst ein Wunder zu verlangen ist. Nichtsdestotrotz bleibt die Möglichkeit eines besseren Verlaufs und sogar einer erfolgreichen Heilung bestehen, wenn man mithilfe der SDE-Methode gezielt seine Selbstheilungskräfte aktiviert. Krankheits- und Heilungsverlauf werden beeinflusst durch die Haltung der Patienten zu ihren eigenen Selbstheilungskräften, zu ihrer Krankheit und Behandlung: Selbstheilung ist lernbar!

© Springer-Verlag GmbH Deutschland, ein Teil von Springer Nature 2019
G. B. Schmid, *Selbstheilung stärken*, https://doi.org/10.1007/978-3-662-57674-8_9

9.1 Aufbau der Selbstheilungsgeschichte: Sechs dramaturgische Elemente

In Tab. 9.1 sind die sechs dramaturgischen Elemente (SDE) der SDE-Methode, die auf der medizinischen Hypnose aufgebaut ist, aufgelistet (siehe auch Abb. 1.1). Die Selbstheilungsgeschichte als Ganzes führt den Patienten zu einem **Kohärenzgefühl** (engl.: „sense of coherence") nach Antonovsky (1967, 1979). Bei der Inszenierung der Selbstheilungskräfte bilden psychologische Interventionen wie medizinische Hypnose eine Art Brücke zwischen der statistisch belegten Erwartung für den Ausgang einer Krankheit (diese basiert auf einer großen Population von einzelnen kranken Menschen) und dem Ausgang einer Krankheit im Einzelfall eines gegebenen Individuums (siehe auch Abb. 7.1). Die SDE-Methode bietet ein zuverlässiges Prozedere zum Aufbau einer „Gesundheitstrance", d. h. einer hypnotischen Trance, die darauf zielt, die Selbstheilung des Organismus zu aktivieren und optimieren. Insofern sind für mich die Begriffe „Gesundheitstrance" und „Selbstheilungstrance" austauschbar bzw. identisch.

Diese sechs Elemente sind wichtig für Gesundheit und Heilung und eröffnen eine neue Perspektive auf die Placebo-Wirkung und weitere soziopsychobiologische Heilungsphänomene.

Somit wird eine individuelle Selbstheilungsgeschichte auf der Basis eines Selbstheilungsmythos aufgebaut, um die Kontrolle über den Genesungsprozess im Bündnis mit der üblichen medizinischen Behandlung möglichst gemeinsam in die Hände des Betroffenen selbst und in die des Arztes/Therapeuten zu legen. Wie ich mehrfach in diesem Buch und anderswo betont habe:

Jede Heilung ist letztendlich immer eine Selbstheilung mit der Vorstellungskraft als Heilmittel!

Ähnliche Ideen wurden in der medizinischen Literatur zum positiven Denken (Peseschkian 2004; Taylor 1993; Taylor und Gollwitzer 1995; Taylor et al. 2000) und zur sozialen Unterstützung (Friedman et al. 2007; Iny et al. 1993; Uchino et al. 1996) ausführlich abgehandelt.

Tab. 9.1 Aufbau einer Selbstheilungsgeschichte nach der SDE-Methode

SDE	Dramaturgisches Element und generische Aussage zur Positivierung	„Heilend wirkt …"
1	– Entspannung mithilfe von Präsenz und der 4-6-Atemtechnik – Vorstellung der selbstsicheren und gelungenen Ausübung einer Tätigkeit zu gesunden Zeiten an einem ruhigen, sicheren Wohlfühl- und Kraftort – „Ich stelle mir einen Wohlfühl- und Kraftort mit allen Sinnesqualitäten vor! Es gefällt mir, dort zu sein. Ich erlebe die einzelnen Sinnesqualitäten des Ortes in mir und bin neugierig, wie sich die Entspannung bis in jede einzelne Zelle meines Körpers ausbreitet! Dort gelingt es mir, die eine oder die andere Tätigkeit selbstsicher zu tun!"	– Stressreduktion – Entspannungsreaktion
2	– Gesundheit mit Objektivierung des Gesundheitszustands – Gesunde, vitale Innenwelt sich gönnen und dankbar für sie sein im Sinne von positivem Denken – „Wie erlebe ich ‚Gesundheit' sinnlich: als eine Metapher mit Farbe, Form, Oberfläche, Ton, Struktur, Härte etc.?" – „Ich stelle mir Gesundheit mit allen Sinnesqualitäten vor, traue mir Gesundung zu, ja, ich bin es mir wert, gesund zu sein und gesund zu bleiben, und bin dankbar dafür!"	– Hoffnung/Optimismus – Positives Denken – Sinngebung – Tun – Beziehung – **Bedeutsamkeit**
3	– Krankheitsverlauf mit Entmystifizierung und Versinnbildlichung/Objektivierung der Krankheit, ihrer Symptome und ihres Verlaufs – Krankheit samt Ursachen als dumm, schwach, verletzlich, überwindbar und vernichtbar erleben – „Wie sieht/sehen (im Sinne einer Metapher) meine Krankheit/Symptome aus: Farbe, Form, Oberfläche, Ton, Struktur, Härte etc.?" – „Ich stelle mir die Krankheit im Sinne einer Metapher mit allen Sinnesqualitäten vor!" – „Ich stelle mir die Schwächen und Dummheiten der Krankheit vor!" – „Ich bin bereit, meinen Gegenspieler samt seinen Stärken und Schwächen kennenzulernen, um ihn soweit als möglich zu durchschauen und ihn auf jeden Fall endgültig zu überwinden!" – „Die Krankheit ist viel weniger wichtig, weniger bedeutsam als meine Gesundheit!"	– Realitätsakzeptanz im psychischen Erleben der Krankheit – Selbstbehauptung/Mut – Minimierung des Nocebo-Effekts – **Verstehbarkeit**

(Fortsetzung)

Tab. 9.1 (Fortsetzung)

SDE	Dramaturgisches Element und generische Aussage zur Positivierung	„Heilend wirkt …"
4	– Akzeptanz/Bündnis mit der üblichen medizinischen Behandlung (engl.: TAU = „treatment as usual") – Einen inneren Helfer als Stellvertreter für alles finden, was man von außen zu sich nimmt oder was man für die Gesundung mit sich machen lässt! – „Mein Arzt/Therapeut ist mein Verbündeter und seine Hilfsmittel sind wirksam!" – „Ich habe Vertrauen in die Behandlung und akzeptiere sie deshalb!" – „Gerne folge ich der Verordnung meines behandelnden Arztes, denn je gründlicher die Selbstheilung einsetzt, desto schneller wird der Arzt selbst auf die Idee kommen, seine Maßnahmen zu reduzieren."	– Nachvollziehbares Wissen – Bündnis mit Optimierung des Placebo-Effekts – **Handhabbarkeit**
5	– Eigener Mythos der Selbstheilungskraft – Glaube an Selbstheilung – Konditionierung der körpereigenen Immunabwehr – „Heilen heißt Einfluss gewinnen auf die Kräfte, welche die Substanz formen." (Goldscheider, zit. nach Liek-Danzig 1931) – „Jede Heilung ist eine Selbstheilung mit der Vorstellungskraft als Heilmittel! Ich habe die Krankheit und meine Genesung selbst unter Kontrolle!" – „Meine Selbstheilungskräfte sind klüger und stärker als die Krankheit und ihre Erreger!" – „Ich habe die Krankheit und meine Genesung unter der Mithilfe von meinem Arzt selbst unter Kontrolle! So bin ich klüger und stärker als die Krankheit und ihre Erreger!" – „Ich habe Vertrauen in meine Selbstheilungskräfte und in meine übliche medizinische Behandlung, da ich die Dramaturgie nachvollziehen kann, wie diese wirksam und zuverlässig zur Tat schreiten und alle vorstellbaren und nicht vorstellbaren Mittel zur Verfügung haben, um die Krankheit abzuwehren und zu überwinden!"	– Vertrauen in die Selbstheilung durch Vorstellungskraft – Psychoneuroimmunisation (Zusammenspiel zwischen der körpereigenen Immunabwehr und psychologischen Prozessen) – Konditionierung und erlebte, selbstsuggestive Beeinflussung der Immunabwehr – **Selbstwirksamkeit**

(Fortsetzung)

Tab. 9.1 (Fortsetzung)

SDE	Dramaturgisches Element und generische Aussage zur Positivierung	„Heilend wirkt …"
6	– Körperanker – Überwindung und Ausscheidung der Krankheitserreger mit anschließender Vernichtung jeglicher Zeichen der Krankheit samt Reinigung des Organismus – „Ich erlebe den Selbstheilungsprozess körperlich als physiologische Antwort auf die Selbstheilungsgeschichte!" – „Ich bin davon überzeugt, dass die Krankheit vollständig überwunden und verwandelt wurde! Ich erlebe die Gesundheit in meinem Körper über einen Heilstrom, ein Vibrieren oder Kribbeln, eine Wärme, ein angenehmes Druckgefühl, eine wohltuende Spannung, ein Durchleuchten des Körpers o. Ä.!"	– Gefühl eines Reinigungsprozesses im Körper – Gefühle von Triumph, Glanz und Gloria – Auflösung des psychogenen Anteils des Problems – **Resilienz**

Die gefetteten Begriffe sind Fachbegriffe aus der Lehre der Salutogenese von Aaron Antonovsky (1923–1994; [Antonovsky 1967, 1979]), die ich jeweils dem entsprechenden Element zugeordnet habe.

9.2 Zusammenfassung der Selbstheilungsgeschichte

Inzwischen haben Sie schon 7 Sachen gelernt:

1. Sich eine wunderschöne Vorstellung zum Thema „Selbstheilung" zu machen!
2. Sich mit der 4-6-Atmung und einer fantasievollen Vorstellung von einem Wohlfühl- und Kraftort präsent zu machen und sich super zu entspannen!
3. Sich Ihre Gesundheit gut vorzustellen und diese Entspannung in Ihrem Körper und Geist so gut wie die Vorstellung einer Zitronescheibe auf der Zunge zu erleben! Und Sie gestatten sich Gesundheit: Sie sind es sich wert, gesund zu sein und gesund zu bleiben, und sind dafür dankbar!
4. Sie können eine Vorstellung für all das aufbauen, was Ihnen Angst, was Sie müde oder krank oder was Ihnen Schmerzen macht, sodass Sie damit besser umgehen können und es Ihnen mit der Zeit wieder gut oder sogar noch besser gehen wird. Sie haben gelernt, Krankheit zu entmystifizieren und viel weniger relevant als Ihre Gesundheit zu verstehen!
5. Sie können Ihre Familie, Ihre Freunde, Ihren Arzt – alle zusammen – als ein Team verstehen; als Verbündete, die sie bei all dem unterstützen, was sie Ihnen von außen gegen Ihre Ängste oder Müdigkeit oder Krankheit oder Schmerzen anbieten!
6. Sie haben gelernt, wie Sie eine Art Film in Ihrem Kopfkino machen können, der den ganzen Selbstheilungsprozess aufzeigt (Selbstheilungsmythos): wie Sie sich entspannen und Ihre Gesundheit gegen Ängste oder Müdigkeit oder Krankheit oder Schmerz aufpeppen können, sodass Sie im Bündnis mit Ihrer Familie, Ihren Freunden oder Ihrem Arzt als ein Team gegen Ihre Probleme siegen können.
7. Sie können den Film „Selbstheilung" als Kopfkino in Ihrem Körper direkt erleben, so glaubwürdig und überzeugend, als ob Sie bei der Vorstellung einer Zitrone einen erhöhten Speichelfluß oder einen säuerlichen Geschmack auf der Zunge erleben würden!

Und wie Sie es in diesem Buch schon kennengelernt haben, gehen wir nun wieder zur familiär-freundschaftlichen Du-Form über.

9.2.1 Die Grundidee ist einfach

Der konsequente Aufbau jedes der sechs dramaturgischen Elemente ist hier der Reihe nach in der Ich-Form wiedergegeben:

- Dich mit möglichst vielen Sinneswahrnehmungen präsent machen und mit der 4-6-Atemtechnik entspannen: *„Ich bin entspannt!"*
- Dir ein Bild der Gesundheit mit möglichst vielen Sinneswahrnehmungen vorstellen und dir diese Gesundheit mit Dankbarkeit gönnen: *„Ich fühle mich wohl und bin so gesund wie … und bin dankbar dafür!"*
- Dir ein Bild der Beschwerden oder Krankheit mit möglichst vielen Sinneswahrnehmungen vorstellen und in dem Maße, wie dieses Bild der Krankheit dich stört, das Bild für Gesundheit beeinträchtigen (negativ beeinflussen) lassen; gleichzeitig dir bewusst machen, dass die Krankheit letztendlich dumm und schwach ist und dass sie überwunden werden kann: *„Die Krankheit kommt mir vor wie … und stört entsprechend mein Bild der Gesundheit, obwohl ich weiß, dass die Krankheit letztendlich dumm und schwach ist und dass sie überwunden werden kann."*
- Dir vorstellen, wie alles, was du von außen für deine Gesundheit tust oder was für dich von deinem Arzt oder Heiler getan wird, die Krankheit schwächt und deine Gesundheit stärkt und dir diese Hilfen von außen mit möglichst vielen Sinneswahrnehmungen vorstellen und mit Dankbarkeit gönnen: *„Mein Arzt ist mein Verbündeter, meine medizinische Behandlung ist wirksam und tut mir gut!"*
- Dir die Tatsache klarmachen, dass jede Heilung letztendlich immer eine Selbstheilung ist, und dir einen Mythos für die Wirkung dieser deiner Selbstheilungskräfte gegen die Krankheit und im Dienst deiner Gesundheit mit möglichst vielen Sinneswahrnehmungen vorstellen und dir diese Selbstheilung mit Dankbarkeit gönnen: *„Meine Schmerz- und Immunabwehr ist intelligent, stark und fähig, meine Schmerzen und Krankheit zu überwinden, und ich kann mir vorstellen, wie das Bild der Gesundheit stärker und das Bild der Krankheit schwächer wird!"*
- Ein Körpergefühl – Heilstrom, Kribbeln, Leuchten, Wärme o. Ä. – für die positive, heilende Wirkung dieses deinen Selbstheilungsmythos aufkommen lassen und dieses Gefühl („Körperanker") mit der einen oder der anderen Hand durch Klopfen oder Streicheln untermauern und dir mit Dankbarkeit gönnen: *„Ich spüre deutlich in mir, wie mein Körper auf diese Selbstheilungsgeschichte reagiert und sämtliche Reste von Schmerzen oder Krankheit sich verwandeln, verschwinden und mein Körper nun geläutert und rein ist!"*

Diese Geschichte soll auf dich glaubwürdig und auf andere überzeugend wirken.

Bei deiner individuellen Arbeit an der Selbstheilungsgeschichte wird das eine oder andere Element für dich mehr Gewicht haben. Deshalb wird es während deiner Vorstellung der Selbstheilungsgeschichte viel mehr oder viel weniger Zeit in Anspruch nehmen. In der Regel sollten alle sechs Elemente vorkommen. Daher kann es hilfreich sein, sich die jeweilige Wichtigkeit (Intensität deiner emotionellen Teilnahme oder Zeitaufwand während der Vorstellung) jedes einzelnen Elements mithilfe eines Diagramms bewusst zu machen. In der Abb. 9.1 bedeutet die Zahl „1" *sehr wichtig* oder „Dieses Element ist während der ganzen Vorstellung aktiv" und „0" *gar nicht wichtig* oder „Dieses Element ist während der ganzen Vorstellung gar nicht aktiv". Zum Beispiel:

- Falls du dich während der Vorstellung der Selbstheilungsgeschichte überwiegend entspannst und danach in einem schönen Bild für deine Gesundheit verweilst, ist der Wert „1" auf jeden Fall auf der „Entspannungachse", weil du die ganze Zeit entspannt bist. Und falls du 90 % der Gesamtzeit mit der Vorstellung deiner Gesundheit verbringst, ist der Wert „0,9" auf der „Gesundheitsachse", aber ansonsten „0" auf den anderen 4 Achsen.

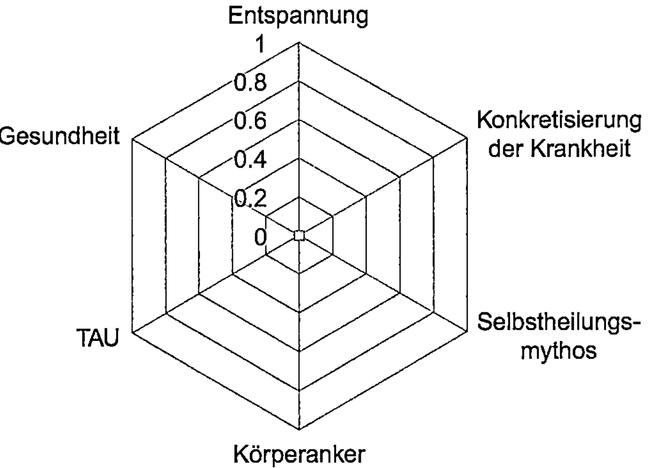

Abb. 9.1 Hypnogramm zur Darstellung der unterschiedlichen relativen Zeitaufwände bzw. der Gewichtung für die einzelnen Elemente während einer individuellen Selbstheilungsgeschichte. Die Skala reicht von „0" bis „1". „0" bedeutet: Dieses Element ist während der ganzen Vorstellung gar nicht aktiv. „1" bedeutet: Dieses Element ist während der ganzen Vorstellung aktiv. *TAU* „treatment as usual". (Aus Schmid 2015b, S.161)

- Falls du keine übliche medizinische Behandlung (engl.: TAU: „treatment as usual") erhältst, ist der Wert „0" auf der „TAU-Achse".
- Die Anteile der Zeit, die du bei den einzelnen Elementen während der Vorstellung der Selbstheilungsgeschichte verbringst, kannst du nach deinem Gefühl einschätzen. Auf jeden Fall solltest du schauen, dass die Werte auf allen 6 Achsen größer als „0" sind!

9.2.2 Der Selbstheilungsmythos

Der Selbstheilungsmythos vereinigt die drei vorangegangenen Bilder (Gesundheit, Krankheit, übliche medizinische Behandlung), symbolisiert die ganze Geschichte und steht im Mittelpunkt der Aufmerksamkeit während der Vorstellung. Die Verankerung dieses Fokus als eine echte körperliche Sensation erzeugt einen Körperanker, der als „physiologisches Kondensat" des gesamten Heilungsprozesses betrachtet werden kann. Wenn du einmal gelernt hast, diesen Körperanker zu evozieren, kannst du diese Immunantwort im Sinne einer unbewussten Suggestion konditionieren. Somit kannst du sie, die Immunantwort, auch jederzeit im Laufe des Tages durch Vorstellen des einen oder anderen Bildes hervorrufen, das das Körperankergefühl auslöst. Dies kann in wenigen Sekunden durchgeführt werden und dann über eine Zeitspanne von einigen Sekunden bis zu einigen Minuten aufrechterhalten werden. Es hilft dir, dies zu tun, während du dich entspannst und die 4-6-Atemtechnik ausführst. Zusammengefasst dient die präsente Entspannung an einem Wohlfühl- und Kraftort zusammen mit den darauffolgenden vier Bildern (Gesundheit, Krankheit, übliche medizinische Behandlung, Selbstheilungsymythos) und den darin enthaltenen Geschichten lediglich als eine Art Gerüst für die ultimative Konstruktion eines dir selbst mir Dankbarkeit gegönnten „Denkmals", nämlich des Körperankers, der mit dem allgemeinen Schmerz- oder Immunabwehrprozess verbunden ist, abgestimmt auf deine individuellen Bedürfnisse.

9.3 Selbstheilungsgeschichte: SDE-1 bis SDE-6 – ausführliche Fassung

Lass dir die folgende Geschichte von einem dir lieben Menschen vorlesen oder lies sie dir selbst vor, langsam und deutlich, so laut oder leise, dass du dich gut verstehst. Du kannst dich auch mit dem Handy aufnehmen und die ganze Vorstellungsreise nachher in aller Ruhe abspielen und es dir anhören, so oft du möchtest. Während du zuhörst, kannst du dir tagtraumartig mit deiner Fantasie … mit deiner Vorstellungskraft … die Situationen bildlich ausmalen … und dabei gerne vom gesprochenen Wort abweichen.

9.3.1 Einstieg

„Ich kann mich im Stuhl zurücklehnen, die Hände gemütlich hinter meinem Kopf verschränkt oder angewinkelt auf den Armlehnen. Oder vielleicht möchte ich mich lieber auf den Rücken legen, die Arme entspannt neben mir, meine Beine ebenso locker ausgestreckt. Ich mache mich so schwer wie möglich auf dem Stuhl oder auf der Matte …

Ich mache es mir bequem und schaue in der Umgebung etwas an, das mir besonders gefällt. Was finde ich wohltuend und sympathisch an dem, was ich gerade betrachte? Die Farbe? Die Form? Welche angenehmen Ideen oder Erinnerungen ruft das Objekt bei mir hervor? Ich versuche, diese positiven Eigenschaften in mir selbst zu finden: diese schöne Farbe, diese wohltuende Form, diese angenehmen Ideen oder Erinnerungen. Ich lasse in mir eine erwartungsvolle Aufmerksamkeit entstehen, eine Neugier, eine mich seelisch aufbauende und körperlich belebende Entspannung.

Meine Augen sind geöffnet oder geschlossen.

Was höre ich an diesem Ort, wo ich mich gerade jetzt befinde? Was höre ich in der Ferne: Flugzeuge … Schiffshorn … Züge … Straßenbahnen oder Busse … Autoverkehr … Leute, die draußen vor meinem Fenster vorbeilaufen und reden oder Kinder, die dort spielen … Geräusche aus dem Nebenzimmer, bei den Nachbarn oder in der eigenen Wohnung … sanfte Musik im Hintergrund … die Stimme eines mir lieben Menschen, der mir diesen Text vorliest, oder diese meine eigene Stimme, die ich aufgenommen habe und nun abspiele?

Wie duftet es hier … nach Parfüm … Kaffee … Essen … Blumen … oder erinnere ich mich an einen besonderen Geruch in der Luft?

Kommt mir ein besonderer Geschmack eines Getränks oder eines Gerichts in den Sinn?

Ist es hier eher warm oder kühl? Immer noch bequem? Meine Glieder schwer und ruhig? Mein ganzer Körper … mein ganzes Sein … im Gleichgewicht?

Ich versetze mich nun in eine gemütliche Tagtraumstimmung und stelle mir einen wunderschönen Wohlfühl- und Kraftort vor. "

9.3.2 SDE-1: Entspannung

„Dort – in der Vorstellung – ist mir warm oder kalt? … Jahreszeit? Frühling, Sommer, Herbst oder Winter? … Tageszeit? Sonnenaufgang? Ist es Morgen, Nachmittag, Abend, Sonnenuntergang oder tief in der Nacht? … Bin ich draußen oder drinnen? Wie duftet es dort, wo ich gerade jetzt bin? Was sehe ich … die Farben … die Formen … Pflanzen … Tiere? Was höre ich? Vogelgezwitscher? Insekten, die zirpen? … Höre oder sehe ich Meereswellen? Einen Wasserfall? Einen Wildbach? Spüre ich eine leichte Brise? Höre ich Laub, das raschelt? Was ist dort alles in Bewegung? Bin ich alleine oder mit meiner Familie oder mit Freunden? Und ich? Was mache ich jetzt an diesem meinem wunderbaren Wohlfühl- und Kraftort? Sitze ich? Laufe ich? Liege ich? Fliege ich oder schwimme ich irgendwo unter Wasser? (Ja, mit der Vorstellungskraft kann ich auch fliegen oder sogar unter Wasser atmen!) …

Ich erlebe mich an diesem meinem Wohlfühl- und Kraftort mit allen Sinnesqualitäten. Ich erlebe dort etwas Wohltuendes, Energiespendendes und verinnerliche die zugehörigen Sinnesqualitäten. Ich fühle mich jetzt noch wohler … noch kraftvoller.

Langsam atme ich ein und zähle dazu in Tausenderschritten von eintausend bis viertausend … Ohne den Atem anzuhalten, lasse ich die Ausatmung natürlich einsetzen, und ich beginne erneut in Tausenderschritten von eintausend bis sechstausend zu zählen, bis die letzte Ausatmung beendet ist und mache mich dabei schwer … Es ist so leicht, mich schwer zu machen … so schwerlich leicht, leicht zu bleiben … so schwer bin ich jetzt … und erleichtert … und ich stimme das Tempo möglichst genau auf den 4-6-Atemrhythmus ab … ‚eintausend – zweitausend – dreitausend – viertausend‘ bei der Einatmung und ‚eintausend – zweitausend – dreitausend – viertausend – fünftausend – sechstausend‘ bei der Ausatmung … und so atme ich in meinem eigenen 4-6-Atemrhythmus, so wie es für mich richtig ist … und ich mache mich so schwer wie möglich und ich kann weiter langsam und tief atmen, so wie es für mich am bequemsten ist.

Es ist so leicht, mich schwer zu machen und so schwerlich schwer, die Augen zuzumachen …

Die ganze Zeit bleibe ich an diesem meinem persönlichen Wohlfühl- und Kraftort und genieße die Ruhe … die Freude am Leben … die Zuversicht … das Vertrauen … den Mut … die Freiheit in der Geborgenheit …

Wie es dort duftet … der Geschmack auf meiner Zunge … was ich alles höre … und sehe … was ich dort tue …

Was alles dort geschieht …

Irgendwann spüre ich, wie die Entspannung meinen ganzen Körper mit einem Wohlsein ausfüllt ... jede einzelne Zelle fühlt sich wohl und entspannt ...

Ich kann dieses Gefühl so lange genießen, wie ich möchte ... und dort an diesem meinem Wohlfühl- und Kraftort verweilen ... Ich habe alle Zeit der Welt ... "

9.3.3 SDE-2: Gesundheit

„Ich stelle mir vor, dass ich ganz glücklich und gesund bin, so wie eine Helden- oder Filmfigur ... eine Prinzessin ... oder ein Ritter ... ein Einhorn ... ein Löwe ... oder ein Sportler oder eine Sportlerin ... oder sonst eine innere Figur für Energie und Gesundheit ... ein wohlfunktionierendes, friedliches Dorf voller glücklicher Menschen in Harmonie miteinander und mit der Natur ...

Oder verstehe ich Gesundheit eher wie ein Element der Natur ... die Sonne ... eine Blume, einen Garten oder eine Eiche ... einen Wald oder eine Berglandschaft ... das sanfte Auf und Ab der Meereswellen ... eine Pfauenfeder, die in einer sommerlichen Brise tanzt ... wie einen tosenden Bergbach oder habe ich sonst ein inneres Bild für Energie und Gesundheit ...?

Ich fühle in mich hinein ... Wo in meinem Körper erlebe ich meine Gesundheit ... die Quelle meiner Gesundheit ... mein Sonne-Sein ... mein Blume-, Garten- oder Eiche-Sein ... mein Wald- oder Berglandschaft-Sein ... mein Meereswellen-Sein ... mein Tanzen-Sein ... oder mein Energie-Sein ...?

Wie fühle ich mich?

Wie und wo erlebe ich dieses Gefühl der Gesundheit ... eine Wärme im Bauch oder ein vibrierendes Gefühl in den Gliedern oder sonst irgendwie, irgendwo im Körper?

Ich rufe das Bild, die Düfte, den Geschmack, die Melodie oder den Rhythmus, die Bewegung oder einfach das körperliche Gefühl der Gesundheit auf ... so ...

Ich tauche in das wunderbare Gefühl der Gesundheit ein und verstärke es ...

Wenn ich möchte, kann ich die eine oder die andere Hand auf den Körperteil legen, wo ich die Quelle meiner Gesundheit, meiner Energie, meines Glücks spüre, und mich dort sanft streicheln oder klopfen, bis das Gefühl in jede einzelne Zelle meines Körpers fließt und mein ganzes Wesen mit Freude, Zuversicht, Vertrauen und Mut füllt!

Ich darf gesund sein und gesund bleiben ... ich gestatte mir Gesundheit ... ich bin es mir wert und gönne mir von ganzem Herzen diese meine Gesundheit und ich bin dankbar für jede Besserung und dafür, dass ich so gesund bin, wie ich eben gerade jetzt bin, und dazu immer noch gesünder werde ... "

9.3.4 SDE-3: Krankheit

„Wie geht es mir gerade jetzt ... in meinem Körper ... in meinem Geist, wenn ich hier in aller Ruhe sitze oder liege? Ich tauche in mich hinein ... Wo spüre ich jetzt die Krankheit, irgendetwas Krankhaftes, Unangenehmes, Schmerzhaftes? ... Falls ich mich gut fühle ... wohlfühle ... genieße ich das Bild ... die Farben und Formen ... die Düfte ... die Naturgeräusche, Melodien und Rhythmen ... den Geschmack ... die Bewegungen der Gesundheit ... und jetzt, falls aktuell, denke ich an den Befund, den ich bekomme habe, an die Beschwerden, die ich in der jüngsten Vergangenheit hatte, an die Krankheit, die festgestellt wurde.

Falls mich etwas stört ... mich unruhig oder mir Angst macht ... tauche ich tief in mich hinein ... Wo im Körper ... wo im Geist spüre ich es? ... Kann ich die eine oder die andere Hand darauflegen? ... Oder ist das Problem ein Gefühl, das ich überall im ganzen Körper spüre? ...

Wenn ich Beschwerden verspüre oder ich durch den Befund die durch-gemachten Beschwerden vergegenwärtige, schaue ich genau hin, wo und wie und in welchem Umfang das Bild von meiner Gesundheit beeinträchtigt wird.

Ich schaue das Problem, die Krankheit einfach an ... geradeaus ins Gesicht ... von Auge zu Auge ... Wie stört die Krankheit mein Sonne-Sein ... mein Blume-, Garten- oder Eiche-Sein ... mein Wald- oder Berglandschaft-Sein ... mein Meereswellen-Sein ... mein Tanzen-Sein ... oder mein Energie-Sein ... oder was und wie auch immer ich mir als das Sein meiner Freude und meiner Gesundheit vorstelle ...

Wo und in welcher Intensität macht diese Krankheit die Gesundheit dunk-ler oder schmutziger? ... Wie verändert diese Krankheit die Düfte? ... Hat das Problem – diese Krankheit – selbst einen Duft? ... Einen Gestank? ... Einen ekligen Geschmack? ... Wie tönt das Problem – diese Krankheit – ... wie ein Rauschen oder ein Getöse? ... Was macht diese Krankheit mit mir? ... Macht sie mir Angst?

Jede Krankheit ist schwächer als meine Gesundheit ... Krankheit ist besieg-bar ... Vielleicht kann ich mir vorstellen, wo diese Krankheit verletzlich ist ... vielleicht entdecke ich irgendwo ihre Schwachpunkte ... wie ich sie überwinden können werde?

Wo ist noch Krankheit? Kann ich mir sie noch kleiner ... noch dümmer ... noch schwächer als zuvor vorstellen?

Ich gestatte mir Gesundheit ... ich darf gesund sein und gesund bleiben, ich bin es mir wert und gönne mir von ganzem Herzen diese meine Gesundheit und ich bin dankbar für jede Besserung und dafür, dass ich so gesund bin, wie ich eben gerade jetzt bin, und dazu immer noch gesünder werde. Und die Krankheit an sich erlebe ich viel weniger wichtig, als die Gesundheit es ist.“

9.3.5 SDE-4: Die übliche medizinische Behandlung

„Ich stelle mir vor, wie die Liebe und Unterstützung von meiner Familie und meinen Freunden meine Gesundheit stärken … Wie die Sonnenstrahlen für eine Blume ist diese Liebe für mich da und gibt mir Geborgenheit … So wie ein nahrhafter Erdboden einer Blume Kraft gibt … wie ein sommerlicher Regen oder eine sanfte Brise diese Blume … meine Gesundheit … erfrischt … so stärken, verwöhnen, ernähren und erfrischen auch die Behandlungen und die Medikamente von meiner Ärztin oder meinem Arzt meine Gesundheit … Meine Familie, meine Freunde, meine Ärzte sind meine Verbündeten und ich stelle mir vor, wie ihre Weisheit mir hilft, gesund zu werden und gesund zu bleiben, und ich bin dankbar dafür!

Ich stelle mir vor, wie diese Behandlungen … diese Medikamente … gegen die Krankheit … gegen meine Schmerzen oder meine Ängste oder meine Müdigkeit wirken … all meine Probleme schwächen … mir helfen, diese zu überwinden … mich wieder fit zu machen … wie Magie … Alles, was ich gegen meine Probleme von außen zu mir nehme oder tue, stärkt mich … meine Gesundheit … meine Energie …

Ich erlebe, wie das Bild der Gesundheit durch diese Hilfe von außen gestärkt und siegreich wird … wie das Bild der Krankheit durch diese Hilfe von außen geschwächt und überwunden wird …

Ich darf gesund sein und gesund bleiben, ich bin es mir wert und gönne mir von ganzem Herzen diese meine Gesundheit und ich bin dankbar für jede Besserung und dafür, dass ich so gesund bin, wie ich eben gerade jetzt bin, und dazu immer noch gesünder werde … Die Krankheit an sich erlebe ich als viel weniger wichtig, als die Gesundheit es ist … mein Arzt ist mein Verbündeter … Und ich stelle mir vor, wie diese Unterstützung der Gesundheit von außen auch nach dieser Übung weiterwirkt … in meinem Körper … in meinem Geist … in meiner Seele … “

9.3.6 SDE-5: Der Selbstheilungsmythos

„Ich öffne mich geistig und seelisch wie ein Kelch, lade die Gesundheit ein wie einen guten Freund und warte geduldig auf seinen von mir wohlverdienten Besuch, während meine Selbstheilungskräfte langsam, aber sicher wirksam gegen sämtliche – vorhandene oder drohende – Krankheiten arbeiten und den Weg freimachen für den Besuch meiner Gesundheit. Mein Körper und mein Geist sind meine Verbündeten und ich stelle mir vor, wie ihre Weisheit mir hilft, gesund zu werden und gesund zu bleiben, und ich bin dankbar dafür!

Ich stelle mir einen Mythos für die Wirkung dieser meiner Selbstheilungskräfte vor … einen persönlichen ‚innerer Heiler‘ … Vielleicht ist er wie eine mächtige

Instanz ... ein Superheld ... ein Tier ... oder gar wie ein Krafttier oder ein Schutzengel oder eine Heilfee ... und wirkt für meine Gesundheit ... Vielleicht denke ich hierbei an das Universum oder an die Naturkräfte ... die Sonne ... den Wind ... das Regenwasser ... den Nährboden ... und daran, wie diese Naturkräfte die Lebewesen der Erde ... die Natur samt Pflanzen und Tiere ... gedeihen lassen ...

Diese Selbstheilungskräfte können mich schützen ... mich heilen ... sie stehen mir bei ... eine liebevolle, vertrauenswürdige Beziehung ... so wie meine Familie und Freunde für mich da sind ... so wie mein Arzt und seine Behandlung alles für meine Gesundheit tun ... wie sie mir alle helfen, meine Krankheit ... meine Schmerzen zu überwinden ... mich wieder fit zu machen ... wie Magie ... Alles, was ich von außen zu mir gegen meine Probleme nehme oder tue, stärkt mich ... meine Gesundheit ... meine Energie ...

Meine Selbstheilungskräfte können meinen Beschwerden ... meiner Krankheit ... meinen Schmerzen und meinen Ängsten oder meiner Müdigkeit entgegenwirken ... alle meine Probleme schwächen ... zähmen, wie ein Zirkusdompteur einen Löwen zähmt ... oder umerziehen, wie ein Lehrer widerspenstige Schüler umerzieht ... oder löschen, wie die Feuerwehr einen Brand löscht ... oder kämpfen, wie ein Krieger gegen eine Bedrohung kämpft ...

Ich schaue diesen meinen Selbstheilungsfilm in meinem Kopfkino an, wie das Bild der Gesundheit durch diese innere Hilfe gestärkt und siegreich wird ... wie das Bild der Krankheit durch diese meine Selbstheilungskräfte geschwächt und überwunden wird ...

Ob ich jetzt schon spüre, wie diese meine Selbstheilungskräfte meinen Körper, meinen Geist und meine Seele wie durch einen Gnadenakt mit Heilung erleuchten und in meinem Körper wie ein Wundermittel wirken, das meine Lebensenergie stärkt, mich heilt und mich nach und nach mit Lebensfreude erfüllt?

Ich stelle mir vor, wie bei einem Film, der auch nach dieser Übung irgendwie im Hintergrund meines Bewusstseins ... in meinem Unbewussten ... weiterläuft, wie diese meine innere Hilfe zur Gesundheit mithilfe einer Metapher, die meinem Selbstheilungsmythos konform ist, weiterwirkt ... weiter erlebbar wird ... in meinem Körper ... in meinem Geist ... in meiner Seele ...

Ich gestatte mir Gesundheit ... ich darf gesund sein und gesund bleiben ... ich gönne mir von ganzem Herzen diese meine Gesundheit ... Ja, ich bin es mir wert, gesund zu sein und gesund zu bleiben ... und ich bin dankbar für jede Besserung und dafür, dass ich so gesund bin, wie ich eben gerade jetzt bin, und dazu immer noch gesünder werde ... Die Krankheit an sich erlebe ich viel weniger wichtig, weniger bedeutsam, als die Gesundheit es ist. Mein Arzt ist mein Verbündeter ... und ich stelle mir vor, wie sowohl die äußeren wie auch meine inneren Hilfen zur Gesundung auch nach dieser Übung weiterwirken

... in meinem Körper ... in meinem Geist ... in meiner Seele ... Ich habe die Krankheit und meine Genesung mithilfe von meinem Selbstheilungsmythos selbst unter Kontrolle ... so bin ich klüger und stärker als die Krankheit und ihre Ursachen!"

9.3.7 SDE-6: Der Körperanker

„Ich lasse meinen Selbstheilungsfilm im Kopfkino laufen und versuche, die Szenen, in denen mein Krafttier oder Schutzengel oder meine Heilfee ... mich heilt, noch deutlicher zu erleben ... wie das Bild der Gesundheit durch diese innere Hilfe gestärkt und siegreich wird ... wie das Bild der Krankheit durch diese meine Selbstheilungskräfte geschwächt und überwunden wird ...

Ich spüre, wie mein persönlicher innerer Heiler mich unterstützt und mich heilen kann und wie meine Familie und Freunde für mich da sind ... Ich spüre, dass die Behandlung meines Arztes gut für meine Gesundheit ist und wie diese Behandlung in mir erfolgreich wirkt und weiterwirkt, wie mein innerer Helfer ... wie ein Krafttier oder Schutzengel oder eine Heilfee ... gegen die Krankheit kämpft und die Krankheit aus mir hinaustreibt und meinen Körper, Geist und Seele mit Heilung läutert und in meinem Körper wie ein Wundermittel wirkt, das meine Lebensenergie stärkt, mich heilt und mich nach und nach mit Lebensfreude und mit Liebe erfüllt!

Ich kann in mir ... in meinem Körper ... im Bauch ... oder in der Brust ... oder im Herzen ... oder sonst irgendwo in meinem Körper erleben, wie diese inneren Heilkräfte gegen die Krankheit ... gegen meine Schmerzen oder meine Ängste oder meine Müdigkeit wirken ... allen meinen Problemen standhalten und diese nach und nach schwächen ... mir helfen, diese zu überwinden ... mich wieder fit zu machen ... wie Magie ... wie von einer Zauberhand ... Alles, was ich von außen zu mir gegen meine Probleme nehme oder tue, stärkt mich ... meine Gesundheit ... meine Energie ...

Ich spüre diese Selbstheilungskraft wie eine Wärme ... oder ein Kribbeln ... oder ein angenehmes Druckgefühl ... oder wie einen Heilstrom ... oder vielleicht leuchtet mein Körper irgendwo im Bauch ... in der Brust ... im Herzen ... vielleicht verspüre ich ein Ganzkörpergefühl, dass ich so bleiben kann, gerade wie ich hier und jetzt sitze oder liege ...

Ich erlebe das Gefühl wie von einer Quelle irgendwo im Körper ... eine Selbstheilungsquelle ... und ich kann die eine oder die andere Hand darauflegen ... und mich dort sanft beklopfen oder kraulen, so wie ich eine Katze oder ein Hündchen kraulen oder ein Baby streicheln würde ..., sodass es langsam, aber sicher ... mit Zuversicht, Vertrauen und Mut ... ruhig, stärker, wacher und lebendiger wird ...

Ich stelle mir vor, wie ich diesen einfachen, wohltuenden Körperanker jederzeit betätigen und aufrufen kann ... mitten im alltäglichen Geschehen ... egal, was ich gerade mache, einfach dieses Gefühl aufrufen und verstärken ... diese Wärme ... oder dieses Kribbeln ... oder das angenehme Druckgefühl ... oder den Heilstrom ... oder vielleicht das Leuchten in meinem Körper irgendwo im Bauchraum ... im Brustkorb ... im Herzen ... oder vielleicht ist es ein Ganzkörpergefühl ... egal, ... einfach aufrufen mitten am Tag ... wann auch immer ich einen Schub von Zuversicht, Vertrauen oder Mut ... einen Energieschub ... einen Schub von Selbstheilung brauche ... Und meine inneren Selbstheilungskräfte werden sofort zu mir eilen ... und mir beistehen ... und alles machen, was ich brauche ..., dass meine Schmerzen ... meine Ängste ... meine Müdigkeit ... weniger werden oder sogar ganz weggehen ... dass ich wieder gesund sein werde, sodass ich all das erfolgreich unternehmen kann, was ich zu unternehmen vorhabe ..., weil ich meine Genesung selbst unter Kontrolle habe ...

Ich stelle mir vor, wie diese ganze Selbstheilungsgeschichte ... dieser Selbstheilungsfilm, wie dieser Körperanker zur Gesundung auch nach dieser Übung weiterwirkt ... irgendwie im Hintergrund meines Bewusstseins ... in meinem Unbewussten ... wie meine Selbstheilung weiterläuft, wie diese meine innere Hilfe zur Gesundheit mithilfe einer Metapher, die meinem Selbstheilungsmythos konform ist, in meinem Körper ... in meinem Geist ... in meiner Seele ... weiterwirkt ... Ich habe meine Genesung selbst unter Kontrolle ...

Ich gestatte mir Gesundheit ... ich darf gesund sein und gesund bleiben, ich bin es mir wert und gönne mir von ganzem Herzen diese meine Gesundheit, und ich bin dankbar für jede Besserung und dafür, dass ich so gesund bin, wie ich eben gerade jetzt bin, und dazu immer noch gesünder werde ... Mein Arzt ist mein Verbündeter und ich habe meine Genesung selbst unter Kontrolle ... "

9.3.8 Ausstieg

„Irgendwann werde ich merken ... werde ich spüren, dass die Zeit gekommen ist, mein Kopfkino zu beenden und in den Alltag zurückzukehren.

Dann kann ich einfach dreimal t-i-e-f ein- und ausatmen – ohne auf ,4-6' zu zählen! – und mir meinen Körper bewusst machen ... wo ich liege, sitze oder stehe... was ich alles rund um mich herum hier und jetzt höre und wahrnehme: die Gerüche vor Ort ... den Geschmack auf meiner Zunge ... Dann kann ich meine Augen öffnen, mich langsam aufsetzen und aufstehen ... alle Viere von mir strecken und mich recken ... während ich fortwährend in jeder einzelnen Zelle meines Körpers die Wirkung meiner Selbstheilungskräfte spüre ... mir diese gönne … Ich bin mir nun sicher bin, dass mein Selbstheilungsmythos die ganze Zeit in mir und für mich wirkt, und kann im Bündnis mit meiner Familie und meinen Freunden, mit meinem Arzt und mit der Liebe, Fürsorge und mit der Wirkung der Behandlung und der Medikamente, voller Kraft gegen die Krankheit und in wachsender Gesundheit, wunderbar entspannt und ausgeruht mit Zuversicht, Vertrauen, Mut und Dankbarkeit in den weiteren Tag hinausgehen.

Putzmunter bin ich wieder: hier und jetzt … voller Energie und Freude am Leben … motiviert und bereit, das nächstliegende Tun voller Zuversicht, Vertrauen und Mut anzupacken!"

9.4 Selbstheilungsgeschichte: SDE-1 bis 6 – Kurzfassung für Fortgeschrittene

Auch diese Kurzfassung der Selbstheilungsgeschichte kannst du dir von einem dir lieben Menschen vorlesen lassen oder du kannst diese Vorstellungsreise dir selbst vorlesen, langsam und besinnlich. Wie oben (Abschn. 9.3) kannst du dich auch mit dem Handy aufnehmen und nachher das Ganze in aller Ruhe abspielen und es dir anhören, sooft du möchtest. Während du zuhörst, kannst du dir tagtraumartig mit deiner Fantasie … mit deiner Vorstellungskraft … die Situationen bildlich ausmalen … und selbstverständlich und gerne im Kopf vom gesprochenen Wort etwas abweichen.

Einstieg
„Ich mache es mir hier und jetzt in allen Sinnesqualitäten bequem und präsent mit der 4-6-Atemtechnik und … "

SDE-1: Entspannung
„Ich begebe mich an meinen persönlichen Wohlfühl- und Kraftort … Dort angekommen, tauche ich mithilfe meiner Vorstellungskraft in allen meinen Sinneswahrnehmungen ein. Ich bin ganz präsent und spüre Wohlwollen, Mitgefühl und Neugier den Dingen gegenüber, die ich gerade beobachte. Jetzt ist die Zeit, mich mit der 4-6-Atmung weiter zu entspannen. ‚Eintausend – zweitausend – dreitausend – viertausend …' bei der Einatmung und ‚eintausend – zweitausend – dreitausend – viertausend – fünftausend – sechstausend …' bei der Ausatmung, während ich mich bei der Ausatmung so schön schwer mache, wie ich kann … gut … Es ist so leicht, mich schwer zu machen … so schwerlich leicht, leicht bleiben … so schwer bin ich jetzt … und erleichtert …! Und ich

wiederhole die 4-6-Atmung so viele Male, bis ein ganz wohltuendes, wohliges Wohlgefühl mich überkommt … gut!

Und jetzt bin ich tief entspannt … so … wie ich es schon kenne … gut!"

SDE-2: Gesundheit

„Und jetzt kann ich die Bilder, die Düfte, die Geschmäcker, die Melodien oder Rhythmen, die Bewegungen oder einfach das körperliche Gefühl der Gesundheit aufrufen … so … wie ich es schon kenne … meine persönliche Metapher für die Gesundheit als eine spürbare Selbstsuggestion erleben … gut!

Ich darf gesund sein und gesund bleiben … ich gestatte mir Gesundheit … ich bin es mir wert und gönne mir von ganzem Herzen diese meine Gesundheit und ich bin dankbar für jede Besserung und dafür, dass ich so gesund bin, wie ich eben gerade jetzt bin, und immer noch gesünder werde … "

SDE-3: Krankheit

„Nun tauche ich in meinen Körper, in meinen Geist, in meine Seele hinein und lass mich all das spüren, was mich gerade hier und jetzt belastet … Und ich hole das Bild von der Krankheit hervor und wie es die Gesundheit beeinträchtigt … So mache ich die Krankheit greifbar und gebe ihr menschliche Dimensionen … menschliche Grenzen … gut. Und ich verstehe die Krankheit als dumm, schwach und verletzlich … überwindbar und viel weniger wichtig … weniger bedeutsam, als die Gesundheit es mir ist."

SDE-4: Die übliche medizinische Behandlung

„Und ich stelle mir meine Beziehungen vor … Beziehungen als geistig-seelische Nahrung … Wie die Wirkung der Liebe von meiner Familie, meiner Freunde, wie die Wirkung der Behandlung durch meinen Arzt … wie all das, was ich von außen schon bekomme … gutes Essen, Sport, Behandlung, Medikamente … mir hilft, das Bild der Gesundheit wieder zu stärken … so … wie ich es so oft gemacht habe … Mein Arzt ist mein Verbündeter!"

SDE-5: Der Selbstheilungsmythos

„Ich öffne mich geistig und seelisch wie ein Kelch, lade die Gesundheit ein wie einen guten Freund und warte geduldig auf seinen von mir wohlverdienten Besuch …

Nun stelle ich mir meinen Selbstheilungsmythos vor … so … wie ich ihn mir schon oft vorgestellt habe, z. B. ganz und gar wie die Naturkräfte … Alles, was ich von außen zu mir nehme oder tue, stärkt mich … meine Gesundheit … meine Energie …

Meine Selbstheilungskräfte können mich schützen … mich heilen … sie stehen mir bei … so wie meine Familie und Freunde für mich da sind … so wie mein Arzt und seine Behandlung alles für meine Gesundheit tun … Und meine Selbstheilungskräfte können meine Probleme … meine Beschwerden … meine Krankheit … meine Schmerzen … lindern, wie die Natur sich von selbst regeneriert … oder zähmen, wie ein Zirkusdompteur einen Löwen zähmt … oder löschen, wie die Feuerwehr einen Brand löscht … oder kämpfen, wie ein Krieger gegen eine Bedrohung kämpft …

Ich schaue den Selbstheilungsfilm in meinem Kopfkino an, wie das Bild der Gesundheit durch diese innere Hilfe gestärkt und siegreich wird … wie das Bild der Krankheit durch diese meine Selbstheilungskräfte geschwächt und überwunden wird …

Ich spüre, wie diese meine Selbstheilungskräfte meinen Körper, meinen Geist und meine Seele mit Heilung läutern und in meinem Körper wie ein Wundermittel wirken, das meine Lebensenergie stärkt, mich heilt und mich nach und nach mit Lebensfreude erfüllt!

Ich stelle mir vor, wie dieser Film nach dieser Übung irgendwie im Hintergrund meines Bewusstseins … in meinem Unbewussten … weiterläuft, wie diese meine innere Hilfe zur Gesundheit … wie eine mächtige Instanz … wie ein Schutzengel … wie die Naturkräfte oder ein Superheld weiterwirkt … weiter erlebbar wird … in meinem Körper … in meinem Geist … in meiner Seele …

Ich darf gesund sein und gesund bleiben … Ich gestatte mir, gönne mir von ganzem Herzen diese meine Gesundheit … Ja, ich bin es mir wert, gesund zu sein und gesund zu bleiben … und ich bin dankbar für jede Besserung und dafür, dass ich so gesund bin, wie ich eben gerade jetzt bin, und dazu immer noch gesünder werde … Die Krankheit an sich erlebe ich als viel weniger wichtig, weniger bedeutsam als die Gesundheit es ist. Ich stelle mir vor, wie sowohl meine inneren Selbstheilungskräfte wie auch die Hilfe zur Gesundheit von außen auch nach dieser Übung weiterwirken … in meinem Körper … in meinem Geist … in meiner Seele … Ich habe die Krankheit und meine Genesung selbst unter Kontrolle … So bin ich klüger und stärker als die Krankheit und ihre Ursachen … so … wie ich es mir schon öfters vorgestellt habe!"

SDE-6: Der Körperanker

„Ich lasse meinen Selbstheilungsfilm im Kopfkino laufen und versuche, die Szenen, in denen ich mich heile, noch deutlicher zu erleben … wie das Bild der Gesundheit durch diese innere Hilfe gestärkt und siegreich wird … wie das Bild der Krankheit durch diese meine Selbstheilungskräfte geschwächt und überwunden wird … und wie mein Arzt mein Verbündeter ist und ich habe meine Genesung selbst unter Kontrolle …

Ich kann in mir ... in meinem Körper ... im Bauch ... oder in der Brust ... oder im Herzen ... oder sonst irgendwo in meinem Körper erleben, wie die Handlung in diesem Film gegen die Krankheit ... gegen meine Schmerzen wirkt ... sie schwächt ... mir hilft, diese zu überwinden ... mich wieder fit zu machen ...

Ich spüre diese Selbstheilungskraft wie eine Wärme ... oder ein Kribbeln ... oder ein angenehmes Druckgefühl ... oder wie einen Heilstrom ... oder vielleicht leuchtet mein Körper irgendwo im Bauch ... in der Brust ... im Herzen ... vielleicht ist es ein Ganzkörpergefühl, dass ich so bleiben kann, wie ich hier und jetzt gerade sitze oder liege ...

Vielleicht erlebe ich das Gefühl wie von einer Quelle irgendwo im Körper ... eine Selbstheilungsquelle ... und ich kann die eine oder die andere Hand darauf legen ... und mich dort sanft beklopfen oder kraulen, so wie ich eine Katze oder ein Hündchen kraulen oder ein Baby streicheln würde ..., sodass es langsam, aber sicher ... mit Zuversicht, Vertrauen und Mut ... stärker, wacher und lebendiger wird ...

Ich stelle mir vor, wie ich diesen einfachen, wohltuenden Körperanker jederzeit betätigen und aufrufen kann ... mitten im alltäglichen Geschenen ... egal, was ich gerade mache, einfach dieses Gefühl aufrufen und verstärken ... diese Wärme ... oder dieses Kribbeln ... oder das angenehme Druckgefühl ... oder den Heilstrom ... oder vielleicht das Leuchten in meinem Körper irgendwo im Bauch ... in der Brust ... im Herzen ... oder vielleicht ist es ein Ganzkörpergefühl ... egal, ... einfach aufrufen mitten am Tag ... wann auch immer ich einen Schub von Zuversicht, Vertrauen oder Mut ... einen Energieschub ... einen Schub von Selbstheilung brauche ... Und mein innerer Selbstheilungsheld wird sofort zu mir eilen ... und mir beistehen ... und alles machen, was ich brauche ..., dass meine Schmerzen ... meine Ängste ... meine Müdigkeit ... weniger werden oder sogar ganz weggehen ... dass ich wieder gesund sein werde, sodass ich all das erfolgreich unternehmen kann, was ich zu unternehmen vorhabe ..., weil ich meine Genesung selbst unter Kontrolle habe ...

Ich stelle mir vor, wie dieser Film, der auch nach dieser Übung irgendwie im Hintergrund meines Bewusstseins ... in meinem Unbewussten ... wie meine Selbstheilung weiterläuft, wie diese meine innere Hilfe zur Gesundheit wie eine Naturkraft weiterwirkt ... in meinem Körper ... in meinem Geist ... in meiner Seele ... Ich habe meine Genesung selbst unter Kontrolle ...

Ich gestatte mir Gesundheit ... ich darf gesund sein und gesund bleiben, ich bin es mir wert und gönne mir von ganzem Herzen diese meine Gesundheit, und ich bin dankbar für jede Besserung und dafür, dass ich so gesund bin, wie ich eben gerade jetzt bin, und dazu immer noch gesünder werde ... "

Ausstieg

„Irgendwann werde ich merken ... werde ich spüren, dass die Zeit gekommen ist, mein Kopfkino zu beenden und in den Alltag zurückzukehren.

Dann kann ich einfach dreimal t-i-e-f ein- und ausatmen – ohne auf ‚4-6' zu zählen! –, mir meinen Körper bewusst machen – wo ich liege, sitze oder stehe –, was ich alles um mich herum hier und jetzt höre … die Gerüche vor Ort … den Geschmack auf meiner Zunge erleben … meine Augen öffnen, mich langsam aufsetzen und aufstehen … alle Viere von mir strecken und mich recken … während ich fortwährend in jeder einzelnen Zelle meines Körpers die Wirkung meiner Selbstheilungskräfte spüre … mir diese gönne … Ich bin mir bewusst, bin mir sicher, dass mein Selbstheilungsmythos die ganze Zeit in mir und für mich unbewusst abläuft, und kann im Bündnis mit meiner Familie und mit meinen Freunden, mit meinem Arzt und mit der Liebe, Fürsorge und mit der Wirkung der Behandlung und der Medikamente, die er mir gegeben hat, voller Kraft gegen die Krankheit und in wachsender Gesundheit und Kraft, wunderbar entspannt und ausgeruht mit Zuversicht, Vertrauen, Mut und Dankbarkeit in den weiteren Tag hinausgehen.

Putzmunter bin ich wieder: hier und jetzt … voller Energie und Freude am Leben … motiviert und bereit, das nächstliegende Tun voller Zuversicht, Vertrauen und Mut anzupacken!"

9.5   Wissenschaftlich-medizinischer Hintergrund zur SDE-Methodik und ein paar Rosinen zum Thema „Immunsystem"

Selbstheilung – wie jedes Wunder auch – kann nicht bewirkt werden. Wir können jedoch optimale Bedingungen für sie schaffen und sie sodann geschehen lassen. Eine Bedingung, welche die Selbstheilung fördert, ist unsere innere Haltung gegenüber dem Selbstheilungsprozess. Diese spiegelt sich in der Art und Weise wider, wie wir uns sprachlich ausdrücken.

So ist es beispielsweise gesundheitsfördernd, die Krankheit eher aus Distanz zu betrachten: Ich *habe* eine Krankheit; sie besucht mich, kann aber auch wieder gehen. Andererseits ist es gesundheitsfördernd, das Gesundsein hautnah zu erleben: Ich *bin* gesund.

9.5.1   Stress und das Immunsystem: Gleichgewicht der Immunabwehr

Das Immunsystem funktioniert ähnlich wie die Sinneswahrnehmung (Tab. 9.2).

Tab. 9.2 Sinneswahrnehmung und Informationsträger

Wahrnehmung durch …	Informationsträger von der Außenwelt (Signale)
Sehsinn	Lichtwellen
Gehörsinn	Schall- bzw. Druckwellen
Geruchsinn	Geruchsstoffe
Geschmacksinn	Geschmackstoffe
Tastsinn	Druck und Reibung
Gleichgewichtssinn	Orientierung und Bewegung im Gravitationsfeld
Immunsystem	Fremdkörper

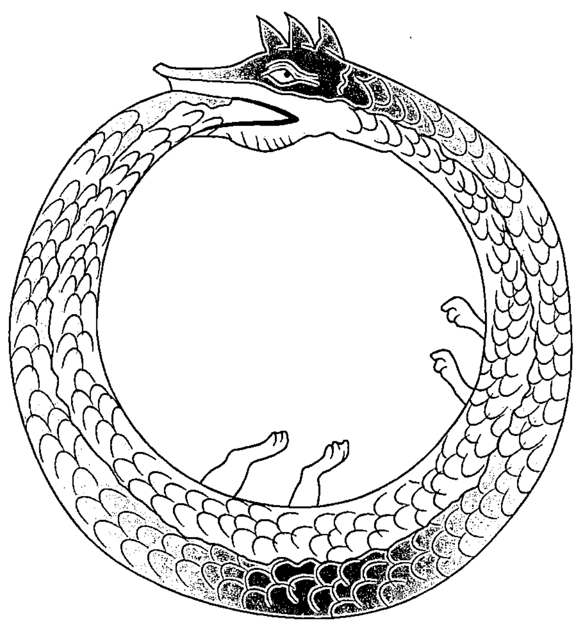

Abb. 9.2 Ouroborus

Genauso wie Sinneswahrnehmungen durch Reizüberflutung überfordert werden können, kann auch das Immunsystem überladen werden und demzufolge fehlerhaft funktionieren, z. B. unter Stress. Gleich der mythopoetischen Schlange, die sich selbst aus ihrem eigenen Munde gebärt – dem sog. Ouroborus (Abb. 9.2) –, entspringt Stress dem Stress und Entspannung der Entspannung. Mit anderen Worten ausgedrückt: Stress stresst und Entspannung entspannt.

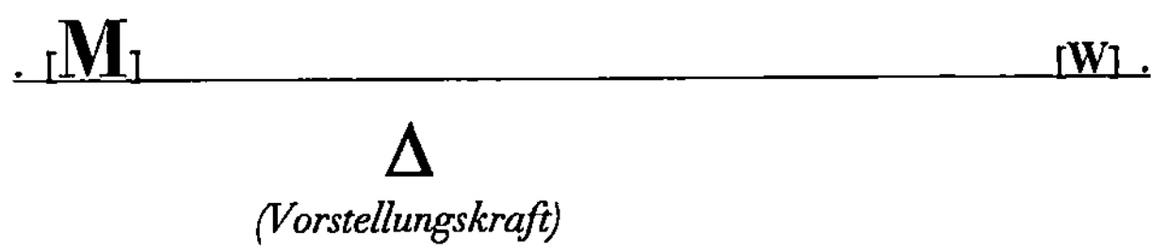

Abb. 9.3 Gleichgewicht der Immunabwehr. *M* krankmachende Mechanismen, *W* Widerstandskräfte des Wirts. Mithilfe der Vorstellungskraft kann der Hebelpunkt so platziert werden, dass ein Gleichgewicht auftechterhalten wird, auch bei zunehmenden krankmachenden Mechanismen und gleichbleibenden oder abnehmenden Widerstandskräften des Organismus

Tipp zur Entspannung

Um besser zu entspannen oder einzuschlafen: Bevor Sie zu Bett gehen, setzen Sie sich bequem auf einen Stuhl und stellen Sie sich vor, dass Sie joggen, schwimmen oder Rad fahren, dann allmählich langsamer werden, bis Sie schließlich aufhören und jetzt ins Bett gehen können.

Für die Gesundheit ist es wichtig, dass ein Gleichgewicht im Organismus herrscht zwischen dem Ausmaß von körperfremden Materialien bzw. krankmachenden (pathogenen) Mechanismen und den Widerstandskräften des Wirts. Hier kann die Vorstellungskraft mithilfe der SDE-Methode eingesetzt werden, um dieses Gleichgewicht durch die Positionierung des Drehpunkts zu gewährleisten (Abb. 9.3, siehe auch Abb. 7.1).

9.5.2 Die Immunreaktion und ihre Überwacher

Die adaptive oder erworbene Immunabwehr zeigt im Großen und Ganzen zwei grundverschiedene Immunantworten: Typ-1 und Typ-2 bzw. zelluläre und humorale (lat. „humor" = Flüssigkeit) Immunität. Diese werden durch viele spezialisierte Zellen des Immunsystems unterstützt. Grob vereinfacht kann man die Zellen des Immunsystems in zwei Gruppen einteilen. Solche, die daran beteiligt sind, Pathogene einzuverleiben bzw. in einer Form direkt zu killen (= zelluläre Immunabwehr) und solche, die an der Produktion von Antikörpern beteiligt sind (= humorale Immunabwehr), um die eingedrungenen Pathogene auf diese Weise zu neutralisieren.

Sowohl eine Über- als auch eine Unterreaktion von Komponenten des Immunsystems kann Krankheiten verursachen oder begünstigen. Beide Arten von Immunantworten können sich gegenseitig herunterregulieren. Damit wird eine einmal eingeschlagene „Marschrichtung" des Immunsystems gewährleistet.

Bei einer Schwächung des Immunsystems erkennt dieses „fremd" nicht als „fremd". Die nötige Reaktion bleibt aus und es kommt zur Erkrankung (z. B. Infektion durch Viren, Bakterien, Pilze oder eine Tumorerkrankung).

Bei einer Überreaktion des Immunsystem erkennt dieses „eigen" oder „harmlos" nicht als solches, sondern interpretiert es als „fremd" bzw. als „gefährlich", und es kommt ebenfalls zur Erkrankung. Dabei werden körpereigene Zellen angegriffen (z. B. Autoimmunerkrankung) oder das Immunsystem reagiert gegen „harmlose", in der Regel nicht pathogene Komponenten (z. B. allergische Reaktion).

In beiden Fällen gerät die oben erwähnte Waage (Abb. 9.3) außer Balance.

Das Immunsystem in seiner ganzen Komplexität ist nach wie vor Gegenstand intensiver Forschung. Nichtsdestotrotz wissen wir, dass Stress zusammen mit fünf anderen dramatischen, krankmachenden (pathogenen) Elementen (Vorstellung vom Tod, vom Sterbensprozess, einer Nocebo-Einwirkung von außen, einer Nocebo-Einwirkung von innen sowie körperliche Verankerung des Sterbensprozesses [„feeling of dying"]) unsere Immunreaktion maßgebend negativ beeinflussen kann (Schmid 2009). Die SDE-Methode berücksichtigt diese und andere Beobachtungen bei der Entwicklung einer wirksamen Selbstheilungsgeschichte.

Lateralisierung des Immunsystems
Das Gehirn hat zwei, miteinander kommunizierende Hälften – links und rechts –, die in einer gewissen Hinsicht unabhängig voneinander funktionieren und unterschiedlich arbeiten. Während die linke Hirnhälfte eher logisch-kausal operiert, arbeitet die rechte eher kreativ-assoziativ. Vielleicht haben Sie schon von dem links- und rechtshemisphärischen Denken gehört. Beispielsweise weiß die linke Gehirnhälfte, dass die Furcht vor Spinnen irrsinnig ist, die rechte Gehirnhälfte hat aber trotzdem Angst! Mit der linken Gehirnhälfte erfassen wir die Dinge und Geschehnisse der Welt eher mit Distanz (dissoziiert) im Sinne von Gesund*heit* und Krank*heit*; mit der rechten Gehirnhälfte erfassen wir dieselben Dinge und Geschehnisse hautnah (assoziiert) im Sinne von Gesund*sein* und Krank*sein*.

Hier setzt die Vorstellungskraft mit einem Selbstheilungsvorteil für die linkshemisphärische Verarbeitung von Informationen im Gehirn (Lateralisierung des Immunsystems) die Position des Angelpunkts (Abb. 9.3, siehe auch Abb. 7.1). Vor allem jene Personen, die über persönliche Eigenschaften oder Verhaltensweisen (z. B. Rechtshändigkeit, Ausdruck von positiven Gefühlen, kognitive und verhaltensorientierte Aktiviertheit, schnelles Denken und Reden usw.) verfügen, die die Aktivierung der linken Gehirnhälfte, vor allem des linken präfrontalen Kortex begünstigen („left hemispheric specialisation of cognitive activation" bzw. Lateralisierung des Immunsystems [Gruzelier 1989]), sind erfolgreicher in der positiven Beeinflussung ihrer Gesundheit, im Sinne einer positiven Immunaktivität (siehe auch Fernandez-Ballesteros 1998; Gruzelier et al. 2001). Bedauerlicherweise haben Linkshänder daher Pech gehabt.

Lateralisierung des Immunsystems
Belohnungen, positive Zielsetzungen und positive Emotionen führen zu erhöhter Aktivität im linksdorsolateralen Bereich des präfrontalen Kortex, bei Depression hingegen zu Hypoaktivität. Bestrafungen, die Vermeidung von Zielen sowie negative Emotionen führen zu einer erhöhten Aktivität im rechtsdorsolateralen Bereich des präfrontalen Kortex, bei Depression entsprechend zu einer Hyperaktivität linksdorsolateral.

Persönlichkeit und das Immunsystem

Darüber hinaus haben diejenigen Persönlichkeitsmerkmale, die ein aktives kognitives Engagement fördern, eine positive Wirkung auf die Immunkompetenz und stärken somit die Gesundheit. Sie helfen, Gesundheit emotional eher in den Vordergrund zu rücken, d. h., Gesundsein wichtiger (relevanter) als Krankheit zu machen:

- Humor,
- positive Affekte,
- Extrovertiertheit,
- körperliche Ertüchtigung,
- aktive Bewältigungsstrategien bei Konflikten,
- Kämpfernatur.

Archetypische, psychologisch suggestive Interventionen und das Immunsystem

Die vielen Anekdoten und Geschichten zur Heilung ohne Anwendung medizinisch wirksamer Maßnahmen liefern – unter Ausschluss von Lüge und Betrug – einfache Beispiele der Heilung durch Vorstellungskraft. Sie zeigen, dass die Bereitschaft zur Gesundung bzw. die Bereitschaft, sich von einer Autorität, einem Objekt, einem Ort oder einem inneren Bild heilen zu lassen, eine Grundvoraussetzung für Heilung ist. Dies wussten schon Sokrates (um 470 bis um 399 v. Chr.) und sein Schüler Platon (um 427 bis 348/347 v. Chr.):

> Sokrates berichtete seinen griechischen Landsleuten, dass die barbarischen Thraker in einer Hinsicht der Zivilisation voraus seien. Sie wüssten, dass der Körper nicht ohne den Geist geheilt werden könne. „Aus diesem Grunde", fuhr er fort, „vermögen die Ärzte von Hellas viele Krankheiten nicht zu heilen, weil sie von dem Zusammenhang nichts wissen." (Wright 1958, Einleitung)

Es ist also eine uralte Tradition, dass Vorstellungskraft dem Menschen als Heilmittel dienen kann.

Es gibt keinen körperlichen Prozess ohne begleitenden psychischen Prozess und vice versa gibt es keine Vorstellung, ohne dass sie einen körperlichen Prozess bewirkt (Körper-Geist-Zweieinigkeit). Die Beziehung, die ein Mensch zu seiner Krankheit aufbaut, ist der wichtigste Teil seiner Selbstheilung. Selbstheilung ist permanentes Sichabgrenzen und Anpassen.

Ich habe im Verlauf meiner Untersuchung psychogener Heilungsfälle (bei den Naturvölkern, aus biblischen Überlieferungen, im Alltag des modernen zivilisierten Lebens und aus der klinischen Praxis) einige wichtige Erkenntnisse gewonnen.

Für den Menschen gibt es im Zusammenhang mit den folgenden, unten stehenden Punkten unantastbare Versprechungen der Gesundung (Salutogenese):

- Heilung durch mächtige Personen oder Autoritäten, z. B. ein Arzt (Autoritätsheileffekt);
- Heilung durch versprechende Objekte oder Ereignisse, z. B. eine Pille (Objektheileffekt);
- Heilung durch kraftvolle, wohltuende Orte/Zeiten, die Hilfe und Hoffnung zur aktiven Bewältigung bedeuten, z. B. ein Krankenhauszimmer (Ortsheileffekt);
- Heilung durch symbolträchtige Bilder mit emotionalem Bezug auf sich selbst/gegenüber der Umwelt, z. B. ein luzider Heiltraum oder eine Selbstheilungshypnose (Selbstheileffekt).

Der Mensch verknüpft sein ureigenes Heilprinzip nicht nur bewusst mit einem/mehreren der oben stehenden Punkte untrennbar, sondern auch mit unbewussten physiologischen Prozessen, die in seinem Körperinnern ablaufen. Er tut dies so sehr, dass schon allein die Vorstellung, eine der oben genannten Bedingungen erfüllt zu haben, reicht, um gesund zu werden. Hier wird unter Berücksichtigung des psychosozial-kulturellen Kontextes eine glaubhafte alternative Realität konstituiert, die zur besseren Befindlichkeit beiträgt. Dabei spielt der gemeinsame Nenner von Glaube und Vernunft, nämlich das magische Denken, die Schlüsselrolle.

Das Spektrum der psychogenen Heilung bzw. der Selbstheilung durch Vorstellungskraft überspannt somit vier klassische Kategorien bzw. Formenkreise: Authoritätsheileffekt, Objektheileffekt, Ortsheileffekt und Selbstheileffekt (Abb. 9.4; vgl. auch Abschn. 5.5). Letzterer führt zu einer Verstärkung des Lebenswillens durch einen inneren Ruf aus dem Unbewussten (Traum, Vision, Klick! [Schmid 2015a]) und zu klinischen Phänomenen wie der sog. Spontanheilung. Kurz kann man den Selbstheileffekt als „Heilung durch die Verstärkung der Bindung an sich selbst" bezeichnen. (Analog zu den vier klassischen Kategorien von psychogener Heilung gibt es auch vier klassische Formenkreise von Tod durch Vorstellungskraft: Voodoo-Tod, Tabu-Tod, Heimweh-Tod und Seelen-Tod [Schmid 2009].)

Indem wir uns für das magische Denken (Abschn. 6.3.1 und 6.3.2) öffnen, wird die Grenze zwischen dem Leben und dem Tod nicht stur abgesteckt, und wir können etwas erleben, das mit tiefem Kunsterleben und religiösem Erleben verwandt ist. Die Kunst bei der Vermittlung einer erlebten Selbstsuggestion – einer in den Tod mündenden Hiobsbotschaft bzw. eines in die Gesundung führenden Heilsversprechens – zwingt uns, dieses Gefühl einzuverleiben und gleichzeitig den Tod bzw. das Leben in seiner realen Begrenzt- und Verletzlichkeit zu akzeptieren.

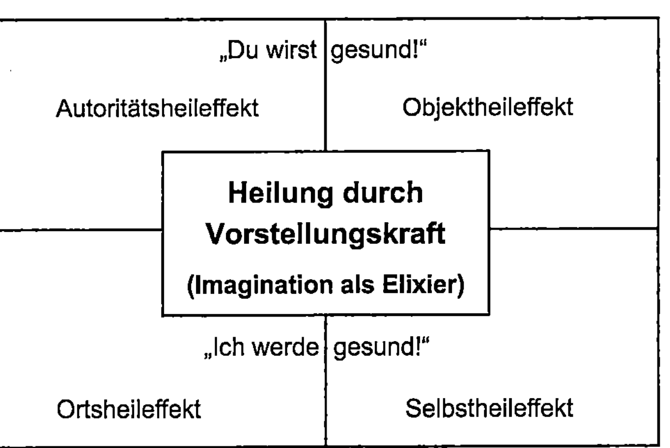

Abb. 9.4 Die vier Formenkreise der psychogenen Heilung. Die oberen zwei Formenkreise lassen sich unter der psychologischen Suggestion „Du wirst gesund!" subsumieren, die unteren zwei unter „Ich werde gesund!" (Aus Schmid 2010)

Eine Imagination/Vorstellung wird zum wirksamen Gift oder Heilmittel, wenn wir und unser soziales Umfeld meinen zu wissen – und nicht nur glauben –, dass sie wirkt. Es gibt viele Dinge, von denen wir meinen, sie zu wissen, und dabei realisieren wir nicht, dass wir nur felsenfest an sie glauben und diese durch die reine Einbildung in reale Wirkungen verwandeln (Beispiel Placebo: 2 Tabletten wirken besser als eine, eine Spritze muss besser sein als eine Tablette, da invasiver etc. sowie Beispiel Nocebo: Nebenwirkungen).

Dieses „Wissen" schließt die Vorstellung ein, dass eine Befolgung der jeweiligen Rituale/Vorschriften stattgefunden hat, die als hinreichend zur Heilung bzw. zur Beendigung des Lebens angesehen wird. Oder anders formuliert: Das „Wissen" schließt die Vorstellung ein, dass eine Verletzung der jeweiligen Rituale/Vorschriften stattgefunden hat, die als Grund zur Verschlimmerung bzw. als notwendig zur Aufrechterhaltung des Lebens angesehen wird. Deshalb muss die eingebildete Realität intensiv, stimmig und mit Rückmeldung im Körper (SDE-6) erlebt werden, damit sie sich entsprechend fatal (Nocebo-Effekt) oder vital (Placebo-Effekt) gestaltet.

9.6   Stärkung der Selbstheilungskraft

„Was mich nicht umbringt, macht mich stärker", wird Friedrich Nietzsche (1844–1900) häufig zitiert (Nietzsche [1]1889, 2012). Nassim Nicolas Talem (*1960) spricht von der **Antifragilität** eines Systems (Taleb 2013). Wird das System strapaziert – im Sinne von gefordert – trainiert es sich und gewinnt an Wissen, Kraft etc. Wie beispielsweise das Gehirn beim Lernen, ein Muskel durch Bewegung oder die Immunabwehr nach einem bakteriellen oder viralen Angriff (siehe auch Aven 2015). In diesem Sinne kann die gesundheitsfördernde (salutogenetische) Selbstwirksamkeit als eine über die Resilienz (Antonovsky 1979) – und zwar auch auf körperlicher Ebene – hinauswachsende Kraft betrachtet werden (vgl. Kohärenzgefühl bei Aaron Antonovsky [1923–1994]). Wie lässt sich nun aber das komplizierte Netzwerk des Immunsystems mit der Psyche günstig beeinflussen? Gibt es eine Schaltstelle zwischen Körper und Geist, auf welche die Patienten mit ihrer Vorstellungskraft aktiv zugreifen können? Was kann der Mensch selbst tun, um die vorhandenen Selbstheilungskräfte zu stärken?

Viele Mediziner empfehlen eine abwartende und wachsame Haltung gegenüber Krankheiten: nicht sofort eingreifen, sondern dem Körper die Arbeit selbst überlassen nach dem Motto „Medicus curat, natura sanat" (Donner-Banzhoff et al. 2008). Das ist aber gefährliches Terrain und stimmt so nicht ganz: *Medicus curat* besagt, dass der Arzt wohl mit allen ihm zur Verfügung stehenden Mittel eingreift, dass diese aber nur/umso besser wirken, je mehr der Patient daran glaubt bzw. mithilft (*natura sanat*).

Wie wäre es nun, mithilfe der Vorstellungskraft die Abwehrkräfte so zu unterstützen, dass die Selbstheilung des Organismus nach seiner inhärenten biologischen Uhr geschieht?

9.6.1 Der Sozialeffekt

Nahrung ist genauso wie die Selbstheilung und Beziehung notwendig für das Leben. Gewisse soziale Bedingungen können auch als Nahrung für das Seelenleben und somit als förderlich für die Gesundheit bzw. Selbstheilung bezeichnet werden.

Sozialdeterminanten der Gesundheit
Die WHO Commission on the Social Determinants of Health definiert den Begriff Sozialdeterminaten (engl.: „social determinants of health", SDH) als „die Bedingungen, unter denen Menschen geboren sind, aufwachsen, leben, arbeiten und älter werden" und „die Grundlagen, die diese Bedingungen begünstigen". Die Sozialdeterminanten der Gesundheit schließen Faktoren des Wohnorts ein, wie z. B. Luftqualität, Lärmemissionen, qualitativ hochstehende Lebensmittelgeschäfte, sichere Gehwege, Freizeit-, Fitness- und Sportanlagen, Krankenhaus- bzw. Ärztepraxisdichte usw., die wiederum das Gesundheitsverhalten beeinflussen. Sogar die Sexualorientierung wird als Sozialdeterminante der Gesundheit verstanden (Horner und Roberts 2014). Sozioökonomische Faktoren wie Einkommen, Wohlstand und Bildung haben grundlegenden Einfluss auf die Gesundheit (Braveman und Gottlieb 2014).

Die subjektive Einschätzung der eigenen sozialen Stellung in der Gesellschaft beeinflusst wiederum die Selbstbeurteilung der Gesundheit (SRH: „self-related health") und somit auch die eigene Mortalität (Abschn. 3.5.3). So hatten beispielsweise Arbeiter, die sich selbst in der unteren Hälfte der subjektiven sozialen Hierarchie einordneten, über einen Zeitraum von ca. 7 Monaten eine 4-mal größere Wahrscheinlichkeit, eine Abnahme ihrer globalen SRH zu erleben. Gleichzeitig war es für sie nur halb so wahrscheinlich, dass sich ihre SRH von dem anfänglichen Wert nach oben in den Bereich *sehr gut* bewegte (Thompson et al. 2014).

Die Forschung im Gebiet der Verhaltensökonomie konnte zeigen, dass Geduld – ob angeboren oder gelernt – positiv mit der Ausbildung, dem späteren Einkommen auf dem Arbeitsmarkt sowie mit dem

Gesundheitszustand eines Menschen zusammenhängt (Sutter 2014). Der sog. **Marshmallow-Test** (Mischel et al. 2011), der die Fähigkeit zur Selbstregulation des Drangs zur sofortigen Befriedigung misst, zeigte ähnliche Resultate.

Sozialdeterminanten eines langen Lebens

Was trägt also am ehesten dazu bei, ein langes, gesundes Leben zu führen? Saubere Luft? Medikation gegen Bluthochdruck? Schlank bleiben versus Übergewicht? Regelmäßiges körperliches Training? Rehabilitation im Falle von Herzbeschwerden? Eine Grippeimpfung zu bekommen? Vom Rauchen abzusehen? Minimierung des Alkoholkonsums? Enge zwischenmenschliche Beziehungen? Soziale Integration?

Selbstverständlich sind alle Faktoren wichtig – aber bei Weitem nicht gleich. Manche sind wichtiger als andere. Welche der o. g. Faktoren haben den schwächsten, welche den stärksten statistischen Einflusswert auf ein langes Leben? (Facebook 2018). Bevor Sie weiterlesen, sollten Sie versuchen, die Liste von *wenig bedeutend* bis *einflussreich* selbst zu ordnen.

Nach der Forschungen von Julianne-Holt Lunstad an der Brigham Young Universität – siehe z. B. Holt-Lunstad et al. 2015, 2010 – sieht die Rangfolge folgendermaßen aus:

1. Soziale Integration (ist am allerwichtigsten)
2. Enge zwischenmenschliche Beziehungen
3. Nichtrauchen
4. Minimierung des Alkoholkonsums
5. Grippeimpfung
6. Rehabilitation im Falle von Herzbeschwerden
7. Regelmäßiges körperliches Training
8. Schlank bleiben versus Übergewicht
9. Medikation gegen Bluthochdruck
10. Saubere Luft (ist am wenigsten wichtig)

Hier sind die zwei wichtigsten Faktoren fast identisch in ihrem positiven Einfluss auf die Langlebigkeit. (Die soziale Integration ist um ein paar wenige Prozent einflussreicher.) Der Einfluss der Raucherentwöhnung ist verglichen damit um ca. 10 % schwächer; der Einfluss der Alkoholabstinenz nochmal um ca. 20 % schwächer als die Raucherentwöhnung, d. h. 30 % schwächer als die zwei wichtigsten Faktoren. Die nächsten vier Faktoren (Grippeimpfung, Behandlung von Herzbeschwerden, Sport, Schlanksein) sind nochmals um ca. 40 % schwächer. Die Medikation gegen

Bluthochdruck ist knapp 50 % und saubere Luft gut 55 % weniger einflussreich auf ein langes Leben als enge zwischenmenschlichen Beziehungen und die soziale Integration.

Enge zwischenmenschliche Beziehungen sind diejenigen guten Freunde, die Sie in einer persönlichen Notsituation bedingungslos um Hilfe bitten und sich sodann auf sie verlassen können. Es sind die Leute, die bereit sind, Ihnen zuverlässig aus der Patsche zu helfen. Soziale Integration bedeutet das Ausmaß, mit dem sie mit Ihren Mitmenschen tagein, tagaus interagieren. Die Anzahl von Leuten also, mit denen Sie im Verlauf eines normalen Tages Kontakt haben und sprechen. Zusammengefasst beinhaltet das sowohl Ihre weniger bedeutungsvollen als auch Ihre bedeutungsvolleren menschlichen Beziehungen. Nicht nur Ihre guten Freunde, sondern auch der Metzger, bei dem Sie Ihr Fleisch am Wochenende einkaufen, der Postbote, die Frau, der Sie tagtäglich mit dem Hund auf Ihrem Weg zur Arbeit begegnen, Ihre Vereinskameraden usw.

Wahrscheinlich sind menschliche Beziehungen hilfreich, um uns ein persönliches Gefühl für den Sinn des Lebens zu geben. Dadurch vermögen sie u. a., vitalitätsraubenden Depressionen und Angstzuständen im Alter vorzubeugen.

9.6.2 Der Epigenetikeffekt

Es ist klar, dass Umwelteinflüsse die Gesundheit des Menschen stark verändern können. Aber kann der Mensch seine Gesundheit selbst ein- oder ausschalten (Selbstwirksamkeit)? Kann ihm das gelingen, obwohl seine allgemeine Fähigkeit, gesund zu bleiben (Resilienz und sein Kohärenzgefühl) schon mehr oder weniger genetisch vorprogrammiert ist?

Epigenetik und Vorstellungskraft

Das neue interdisziplinäre Feld der Epigenetik ist eine akademische Kooperation zwischen den Disziplinen der Genetik, der Neurowissenschaften und der Sozialbiologie (siehe auch oben Abschn. 7.3). Die Epigenetik beschäftigt sich mit Wechselwirkungen zwischen dem Überhirn (Schmid 2015a) und dem reaktiven Genom (Chromosomensatz), d. h. mit molekularen Mechanismen wie der Genexpression, die „Erinnerungen" an soziale Erfahrungen und Auseinandersetzungen mit der Umwelt in den Organismus einbetten kann (Akbarian und Nestler 2012; Houston et al. 2013; Meloni 2014; Saab und Mansuy 2014; Szyf 2014). Die Veränderungen in der Genexpression können über mehrere Generationen ohne Veränderungen in der DNA-Sequenz übertragen werden.

Epigenetik ist die Untersuchung von Veränderungen in der Genexpression, welche durch das chemische „Ausschalten" oder „Einschalten" von bestimmten DNA-Basenpaaren oder RNA-Ketten verursacht werden. Wir wissen schon, dass **epigenetische Marker** sich an einzelnen Genen oder an Gensequenzen befinden und über deren Aktivität oder Passivität entscheiden. Wir wissen auch, dass diese Marker sich je nach Umwelteinflüssen stark verändern und über Generationen hinweg weitervermittelt werden können (Franklin und Mansuy 2010a, b; Franklin et al. 2010).

Zu den erwiesenen prägenden Umwelteinflüssen zählen neben Traumata und Stressfaktoren nicht nur Ernährung, Medikamente und Fitness, sondern auch Beziehungen und – von innen her – psychologische Einstellungen. Die epigenetische Aufzeichnung erworbener Eigenschaften und ihre Vererbung könnten wichtige Mechanismen sein, die durch höhere Organismen verwendet werden, um u. a. mit Mikroorganismen zu konkurrieren oder zu kooperieren (Lauc et al. 2014).

Epigenetische Mechanismen sind unverzichtbar, damit unser Körper funktioniert. Aber manchmal läuft bei diesen Mechanismen etwas schief, wie bei Krebszellen, die ein sehr verändertes epigenetisches Profil haben.

Somit bleibt für die künftige Forschung noch folgende Frage: Wie kann die Vorstellungskraft in Kombination mit der Entspannungsreaktion im Dienste der Gesundheit unsere epigenetischen Marker zur Stärkung der Selbstheilung verändern?

Literatur

Akbarian S, Nestler EJ (2012) Epigenetic mechanisms in psychiatry. Neuropsychopharmacol 38:1–2

Antonovsky A (1967) Social class, life expectancy and overall mortality. Milbank Mem Fund Q 45(2):31–73

Antonovsky A (1979) The salutogenetic model of health. In: Antonovsky A (Hrsg) Health, stress and coping: New perspectives on mental and physical well-being. Jossey-Bass, San Francisco, S 182–197

Aven T (2015) The concept of antifragility and its implications for the practice of risk analysis. Risk Anal 35(3):476–483

Braveman P, Gottlieb L (2014) The social determinants of health: it's time to consider the causes of the causes. Public Health Rep 129(Suppl 2):19–31

Donner-Banzhoff N, Keller H, Krones T (2008) Shared decision-making in health care. Z Evid Fortbild Qual Gesundhwes 102(7):407–409

Facebook (2018) The strongest predictor of how long you'll live. https://www.facebook.com/TED/videos/10159879660130652/. Zugegriffen: 11. Juni 2018

Fernandez-Ballesteros R (1998) Emotional expression in healthy women and those with breast cancer. Br J Health Psychol 3:41–50

Franklin TB, Mansuy IM (2010a) Epigenetic inheritance in mammals: evidence for the impact of adverse environmental effects. Neurobiol Dis 39(1):61–65

Franklin TB, Mansuy IM (2010b) The prevalence of epigenetic mechanisms in the regulation of cognitive functions and behaviour. Curr Opin Neurobiol 20(4):441–449

Franklin TB, Russig H, Weiss IC et al (2010) Epigenetic transmission of the impact of early stress across generations. Biol Psychiatry 68(5):408–415

Friedman EM, Hayney M, Love GD et al (2007) Plasma interleukin-6 and soluble IL-6 receptors are associated with psychological well-being in aging women. Health Psychol 26(3):305–313

Gruzelier JH (1989) Lateralisation and central mechanisms in clinical psychophysiology. In: Turpin G (Hrsg) Handbook of clinical psychophysiology. Wiley, Chichester, S 135–174

Gruzelier J, Smith F, Nagy A, Henderson D (2001) Cellular and humoral immunity, mood and exam stress: the influences of self-hypnosis and personality predictors. Int J Psychophysiol 42(1):55–71

Holt-Lunstad J, Smith TB, Layton JB (2010) Social relationships and mortality risk: a meta-analytic review. PLoS Med 7(7):e1000316

Holt-Lunstad J, Smith TB, Baker M et al (2015) Loneliness and social isolation as risk factors for mortality: a meta-analytic review. Perspect Psychol Sci 10(2):227–237

Horner J, Roberts NJ (2014) Time to recognise sexual orientation as a social determinant of health. Med J Aust 200(3):137

Houston I, Peter CJ, Mitchell A et al (2013) Epigenetics in the human brain. Neuropsychopharmacol 38:183–197

Iny LJ, Suranyi-Cadotte BE, Bernier B et al (1993) Relationship of social support to [3H]imipramine binding during and after examination stress. J Psychiatry Neurosci 18(4):143–147

Lauc G, Vojta A, Zoldos V (2014) Epigenetic regulation of glycosylation is the quantum mechanics of biology. Biochim Biophys Acta 1(1840):65–70

Liek-Danzig A (1931) Das Wunder in der Heilkunde. Lehmanns, München, S 124

Meloni M (2014) The social brain meets the reactive genome: neuroscience, epigenetics and the new social biology. Front Hum Neurosci 8:309

Mischel W, Ayduk O, Berman MG et al (2011) „Willpower" over the life span: decomposing self-regulation. Soc Cogn Affect Neurosci 6(2):252–256

Nietzsche F (2012) Götzen-Dämmerung oder Wie man mit dem Hammer philosophiert. EOD Network, Tübingen (Erstveröffentlichung 1889)

Peseschkian H (2004) Salutogenetische Psychotherapie: Ressourcenorientiertes Vorgehen aus der Sicht der Positiven Psychotherapie. Psychother Forum 12:16–25

Saab BJ, Mansuy IM (2014) Neurobiological disease etiology and inheritance: an epigenetic perspective. J Exp Biol 217(Pt 1):94–101

Schmid GB (2009) Tod durch Vorstellungskraft: Das Geheimnis psychogener Todesfälle, 2. Aufl. Springer, Wien

Schmid GB (2010) Selbstheilung durch Vorstellungskraft. Springer, Wien

Schmid GB (2015a) Klick! Warum wir manchmal etwas wissen, das wir eigentlich nicht wissen können. Füssli, Zürich

Schmid GB (2015b) Heilung und Tod durch Suggestion. In: Revenstorf D, Burkhard P (Hrsg) Hypnose in Psychotherapie, Psychosomatik und Medizin: Manual für die Praxis (3. Aufl). Springer, Heidelberg, S 153–166

Sutter M (2014) Die Entdeckung der Geduld – Ausdauer schlägt Talent. Ecowin, Salzburg

Szyf M (2014) Lamarck revisited: epigenetic inheritance of ancestral odor fear conditioning. Nat Neurosci 17:2–4

Taleb NN (2013) Philosophy: „Antifragility" as a mathematical idea. Nature 494(7438):430

Taylor SE (1993) Positive illusions and affect regulation. In: Wegner DM, Pennebaker JW (Hrsg) Handbook of mental control. Prentice-Hall, Englewood Cliffs, S 325–343

Taylor SE, Gollwitzer PM (1995) Effects of mindset on positive illusions. J Pers Soc Psychol 69(2):213–226

Taylor SE, Kemeny ME, Reed GM et al (2000) Psychological resources, positive illusions, and health. Am Psychol 55(1):99–109

Thompson MG, Gaglani MJ, Naleway A et al (2014) Changes in self-rated health and subjective social status over time in a cohort of healthcare personnel. J Health Psychol 19(9):1185–1196

Uchino BN, Cacioppo JT, Kiecolt-Glaser JK (1996) The relationship between social support and physiological processes: a review with emphasis on underlying mechanisms and implications for health. Psychol Bull 119(3):488–531

Wright HB (1958) Zauberer und Medizinmänner: Augenzeugenberichte von seltsamen Heilmethoden und ihren Wirkungen auf primitive Menschen. Füssli, Zürich

10

Variationen zur SDE-Methode

Zusammenfassung

Die SDE-Methode utilisiert spontane Trancezustände für die erlebnis-orientierte Stärkung und Konditionierung der Immun- und Schmerzabwehr durch Vorstellungskraft (Selbstheilung). Variationen stellen aktive, ausdrucks-orientierte Parallelformen für die hypnodynamische Überwindung von psycho-dynamischen Störungen vor. Statt um Gesundheit geht es hier eher um ein psychodynamisches Ziel, die Lösung eines Problems oder die Überwindung eines Hindernisses. In der Regel kann diese Variation innerhalb von wenigen Minuten durchgeführt werden. Die Einsicht, die sich herauskristallisiert, führt zu einem für den Patienten hilfreichen Reframing seiner bisherigen Situation, das ihn im weiteren Verlauf erfolgreicher werden lässt und näher an seine Ziele bringt.

In diesem Kapitel beschreibe ich eine Variation der Sechs-dramaturgische-Elemente-Methode (SDE-Methode), die eher bei psychologischen Problemen im Alltag, wie z. B. Angst vor Spinnen, nützlich sein kann. Hauptsache ist, dass alle sechs dramaturgischen Elemente (SDE) irgendwie vorkommen, wenn auch abgewandelt oder „verschlüsselt". In einer ande-ren Variation – Empowerment (Schmid 2016) – spielt der Patient alle sechs dramaturgischen Elemente in sechs verschiedenen dramaturgischen Rollen bei der Entwicklung einer in sich stimmigen Erfolgsgeschichte: Hauptfigur, Protagonist, Antagonist, Produzent, Regisseur und Widersacher.

© Springer-Verlag GmbH Deutschland, ein Teil von Springer Nature 2019
G. B. Schmid, *Selbstheilung stärken*, https://doi.org/10.1007/978-3-662-57674-8_10

10.1 Die Praline

Diese Variation der SDE-Methode, die ich „Die Praline" nenne, eignet sich bestens für Menschen, die Schwierigkeiten mit der Vorstellungsarbeit haben, und ist auch bei Jugendlichen sehr beliebt.

Eine Praline oder, falls indiziert, ein Medikament (SDE-4) auswählen, das Sie z. B. mit mehr Mut, Glück oder Schlaf beschenken soll. Diese mit einer Prise erwartungsvoller Aufmerksamkeit auf einem Teller bereitstellen. Sie haben es sich auf einem Stuhl bequem gemacht; während Sie die unten genannten Schritte durchgehen, denken Sie sich die folgenden Sätze oder – noch besser – sprechen Sie die Sätze laut aus:

1. *„Ich habe ein Problem und das Problem ist …!"*
   Mit dem Oberkörper leicht nach vorne gebeugt, die Augen nach unten zum Boden gerichtet (wie die Bronzestatue „Der Denker" [franz.: „Le Penseur"] von Auguste Rodin [1840–1917]), besinnen Sie sich in aller Ruhe (SDE-1) auf das Problem und beschreiben es laut. Anschließend atmen Sie langsamer und tiefer als üblich ca. 4 sec lang ein und – ohne nennenswerte Pause – noch langsamer ca. 6 sec lang aus. Bei der Ausatmung machen Sie sich „schwer". Atemzüge im „4-6-Rhythmus", ca. 6-mal wiederholen. Danach denken oder sprechen Sie laut den nächsten Satz:
2. *„Das Problem (z. B. Angst, Depression, Schlaflosigkeit …) kommt mir vor wie … "*
   Gerade hinsetzen und geradeaus schauen, dem Problem sozusagen auf Augenhöhe begegnen und ihm ins Gesicht sehen – dabei entsteht im Sinne einer Metapher ein Bild des Problems (SDE-3), und Sie können das Problem mit allen Sinnesqualitäten erfassen. Sie kommen nun zum dritten Satz:
3. *„Jedes Problem hat eine Lösung, auch mein Problem! Die Lösung ist, mehr Mut/Glück/Schlaf … zu haben, um mutiger/glücklicher/ausgeruhter … zu sein!"*
   Die Praline langsam in den Mund nehmen und noch langsamer verzehren. Der Kopf ist immer noch geradeaus gerichtet und die Augen schauen jetzt tendenziell leicht nach oben, dorthin, wo Wand und Decke zusammentreffen. Als Nächstes denken oder sprechen Sie den Satz:
4. *„Die Lösung kommt mir vor wie … "*
   Den Kopf etwas mehr nach oben richten, die Augen noch weiter nach oben rollen und den Blick auf einen Punkt an der Decke fixieren. Während Sie die Praline langsam hinunterschlucken, entsteht als

Metapher für die Lösung (SDE-5) ein Bild in allen Sinnesqualitäten, und Sie lassen es sich so lange weiterentwickeln, bis es mit einem positiven Gefühl einhergeht. Denken oder sprechen Sie jetzt die nachfolgenden Sätze laut aus:

5. *„Ich darf diese Lösung haben und traue sie mir zu ... ich bin es mir wert, ja, ich habe sie verdient und ich gönne mir diese Lösung und bin dankbar dafür!"*
Sie lehnen sich auf dem Stuhl etwas zurück und verschränken die Hände hinter dem Kopf, der Brustkorb öffnet und dehnt sich, die Schultern gehen nach hinten; die Augen beobachten immer noch die Weiterentwicklung der Lösungsgeschichte. Achten Sie auch auf Ihren Körper und lassen Sie einen Körperanker für das positive Gefühl des Triumphs (SDE-6) über das Problem entstehen: ein Kribbeln, ein Wärmegefühl, ein angenehmes Druckgefühl, ein Leuchten, einen Heilstrom oder was auch immer; versuchen Sie, sich dieses Gefühl fest einzuprägen. Falls der Körperanker ein Ganzkörpergefühl ist, bleiben Sie, wie Sie sind; falls sich der Körperanker an einer Stelle des Körpers lokalisieren lässt, legen Sie die eine oder die andere Hand oder beide Hände darauf und streicheln, kraulen oder beklopfen Sie sich dort sanft und liebevoll. Zur Abrundung erspüren sie mit Dankbarkeit Ihr positives Selbstwertgefühl und denken oder sagen Sie dann laut:

6. *„Ich bin mutiger/glücklicher/entspannter ... und bin dankbar dafür!"*
Alsbald das Gefühl sich in Ihrem Körper und Geist verankert hat, stellen Sie sich vor, dass sich in Ihrer Stirn ein Fenster öffnet. Während Sie die Augen soweit wie möglich nach oben rollen, sodass Sie durch dieses geistige Fenster hindurchschauen können, atmen Sie ganz l-a-n-g-s-a-m und t-i-e-f ein. Dabei laden Sie die Lösung (SDE-2) „aus dem Universum" bzw. aus dem Unbewussten ein und machen sich weit wie ein edler Kelch bereit für den Empfang der Lösung. Den Atem so lange wie möglich anhalten und mit Dankbarkeit die aus dem Unbewussten bestellte Lösung in sich hineinfließen lassen. Wenn Sie den Atem nicht mehr anhalten können, schließen Sie die Augen und atmen Sie langsam und fest durch die Lippen aus (sog. Lippenbremse) und stellen Sie sich dabei vor, wie Sie sämtliche Blockaden und Hindernisse seelisch ausatmen und loslassen, während Sie sich schwerer und schwerer und noch schwerer machen.

Zum Schluss die Augen aufmachen und weiter geht's. Abb. 10.1 zeigt eine einfache Illustration der Methode.

Instruktion	Illustration	Laut sagen ...
Entspannen/Nachdenken • Eine Praline auswählen, die Sie, z. B. mit mehr Mut, Glück oder Schlaf ..., beschenkt. Diese mit einer Prise Neugier und erwartungsvoller Aufmerksamkeit auf einem Teller bereitstellen. Es sich bequem machen. • Im Hier und Jetzt mit allen Sinneskanälen ankommen: sehen/hören/riechen/schmecken/fühlen. • Nach unten auf den Boden schauen - wie „Der Denker" von Rodin. • 4-6-Atmung. • Nachsinnen über das gegenwärtige Lebensproblem. → *Spalte „Laut sagen ... "!*		*„Wie geht es mir gerade jetzt?"* *„Hast du ein Problem?"* *„Ja, Ich habe ein Problem und mein Problem ist ... "*
Das Problem • Das Problem als Metapher X visualisieren und sich im Raum „materialisieren" lassen. → *Spalte „Laut sagen ... ", 1. Satz!* • Geradeaus blicken und das Problem tagtraumartig mit dem „geistigen Auge" von Auge zu Auge anschauen, dem Problem ins Gesicht sehen. → *Spalte „Laut sagen ... ", 2. Satz!*		*„Das Problem kommt mir vor wie ... X"* *„Ich kann dir, X, ... ins Gesicht schauen ... von Auge zu Auge!"*
Hoffnung • Die Praline langsam in den Mund nehmen und noch langsamer verzehren. • Kopf bleibt in Position. • Nach oben schauen. → *Spalte „Laut sagen... "!*		*„Alles ist vergänglich. Es war nicht immer so wie jetzt mit meinem Problem und muss nicht immer so bleiben. "* *„Jedes Problem hat eine Lösung und auch dieses, mein Problem, wird eine Lösung haben!"*
Ressourcen: äußere & innere • An die Decke schauen. • Punkt fixieren. • Die Lösung langsam als Metapher Y kommen und sich im Raum „materialisieren" lassen. → *Spalte „Laut sagen... "!* • Die Praline langsam hinunterschlucken.		*„Die Lösung kommt mir vor wie ... Y"*

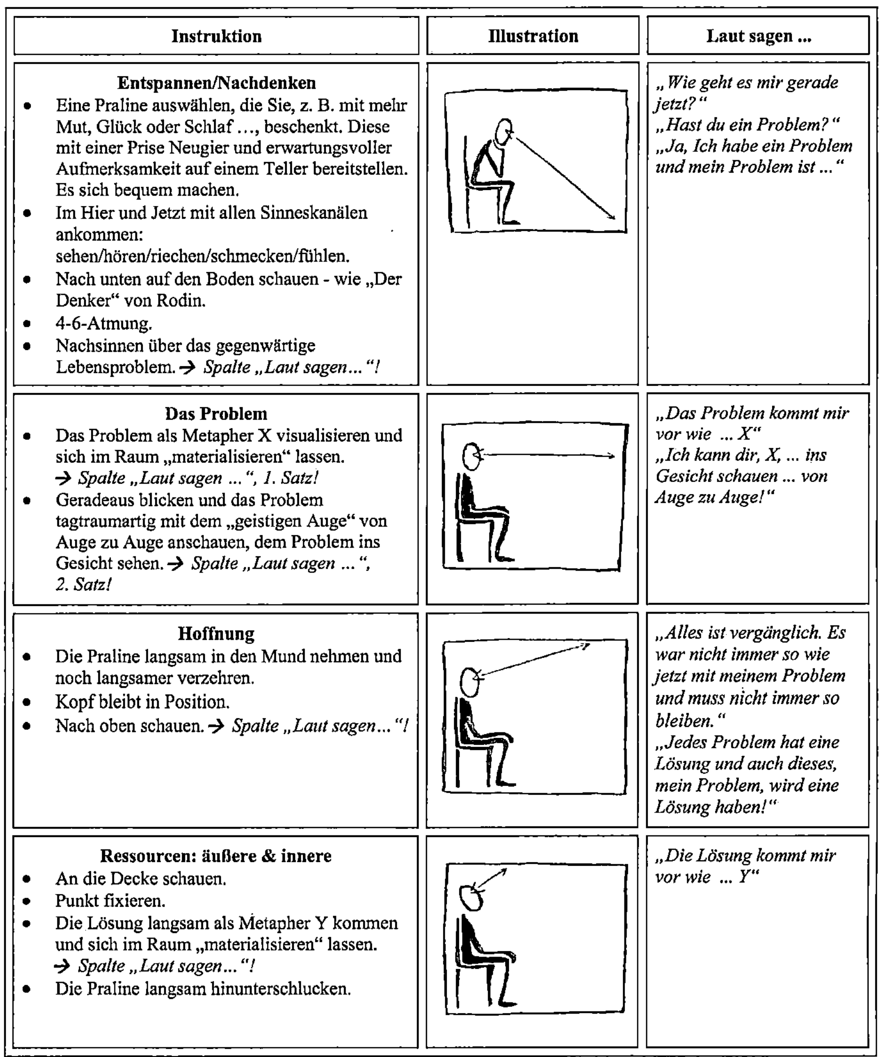

Abb. 10.1   Die Praline-Übung. **a** Beginn, **b** Ende

Diese Praline-Übung soll tagsüber – nach Bedarf wie auch regelmäßig – zur selben Verhaltenszeit 2- bis 3-mal täglich, jeweils mindestens 3 min lang praktiziert werden. Somit werden die Selbstheilungsprozesse des Körpers, Geistes und der Seele nach und nach konditioniert, so etwa wie ein Mensch seinem Körper, Geist und seiner Seele das Spielen eines Musikinstruments oder einer Sportart beibringt. Eine Wiederholung der Praline-Übung ist vergleichbar mit der Einnahme einer zweiten Pille: 2 Durchläufe = 2 Pillen.

Instruktion	Illustration	Laut sagen ...
Körperanker ("feeling of healing") • In sich einfühlen. • Die Wirkung der Lösung glaubwürdig und überzeugend verinnerlichen (Körperanker). → *Spalte „Laut sagen ..."!* • Das Körpergefühl verstärken.		*„Ich spüre die Wirkung der Lösung in meinem Körper (wo?) als (wie?) ...*
Selbstwertgefühl & Dankbarkeit • Sich etwas zurücklehnen. • Hände hinter dem Kopf verschränken. • Sich ein „Zauberfenster" in der Stirn imaginieren. → *Spalte „Laut sagen ..."!* • Die Augen soweit wie möglich nach oben rollen, durch dieses geistige Fenster hindurchschauen, ganz l-a-n-g-s-a-m und t-i-e-f einatmen. • Dabei laden Sie die Lösung ein, „aus dem Universum durch das Fenster hereinzufließen" und machen sich weit wie ein edler Kelch, bereit für den Empfang der Lösung.		*"Ich darf diese Lösung haben und traue sie mir zu ... ich bin es mir wert, ja, ich habe es verdient und ich gönne mir diese Lösung!"*
Verankerung der Selbstheilung • Wenn Sie den Atem nicht mehr anhalten können, schließen Sie die Augen und atmen Sie langsam und fest durch die Lippen aus (sog. Lippenbremse) und stellen Sie sich dabei vor, wie Sie sämtliche Blockaden und Hindernisse seelisch ausatmen und loslassen. → *Spalte „Laut sagen ..."!* • Drei Minuten lang: Den Körper mit der Hand an der Stelle berühren, sanft klopfen oder kraulen, wo das „feeling of healing" sich gemeldet hat, oder beim Ganzkörpergefühl sich einfach „schwer machen".		*"Ich bin dankbar dafür!"*

Nachbehandlung
• Wenn im Alltag Ängste, Schmerzen oder körperliche Beschwerden aufkommen:
  o 4-6-Atmung
  o Positive Körperhaltung einnehmen
  o Praline nehmen
  o Innere Ressourcen aktivieren, „feeling of healing" aufrufen und verankern
		...

Abb. 10.1   (Fortsetzung)

Das Ziel dieser Übung ist es, dass Sie sich, nach erfolgter Konditionierung, wenn Sie eine Praline essen bzw. Ihre Medikamente einnehmen, an die mit der Praline/dem Medikament verbundene Vorstellung erinnern. Dabei streicheln, kraulen oder beklopfen Sie sich und aktivieren somit Ihren persönlichen „Selbstheilungskörperanker" im Sinne einer erlebten Selbstsuggestion, um Ihre Gesundheit und Ihr Wohlsein optimal zu unterstützen.

10.2 Fazit

Diese aktive, körperlich *ausdrucksorientierte* Parallelform der SDE-Methode, die Praline-Übung, setze ich seit Jahren in meiner Praxis ein für die hypnodynamische Behandlung von jeder Art neurotischer Störung wie Angst, Depression, Zwang sowie für psychodynamische Probleme in Beziehungen (z. B. Tod in der Familie, Trennungsschmerz) und am Arbeitsplatz (z. B. Bullying/Mobbing, Bore- oder Burnout, Kündigung). Ich kenne keine Störung, bei der diese Methode nicht indiziert und hilfreich wäre, und habe sie auch bei psychotischen und präpsychotischen Patienten erfolgreich angewendet. In der Regel kann sie innerhalb von 60 bis 90 min durchgeführt werden. Selten gibt es eine Notwendigkeit, den vollständigen Ablauf mehrmals zu wiederholen.

Die Ergebnisse sind bislang immer positiv, d. h. die Einsicht, häufig eine Art Aha-Effekt, die sich in der Therapiesitzung herauskristallisiert, führt zu einer für den Patienten hilfreichen Lösung seiner bisherigen Situation. In Abhängigkeit von der Art oder Größe des Problems wird der Patient in Zukunft erfolgreicher und kann seine Ziele eher erreichen.

Literatur

Schmid GB (2016) Empowerment. In: Bohne M, Ohler M, Schmidt G, Trenkle B (Hrsg) Reden reicht nicht!? Bifokal-multisensorische Interventionsstrategien für Therapie und Beratung. Carl-Auer, Heidelberg, S 106–118

11

Ausklang: Die SDE-Methode zur Selbstheilung durch Vorstellungskraft

Zusammenfassung

Zentraler Punkt der SDE-Methode ist der hypnosystemische Aufbau einer individualisierten Selbstheilungsgeschichte, die mithilfe der Vorstellungsarbeit die Konditionierung der Immun- und Schmerzabwehr ermöglicht. Die Selbstheilungsgeschichte wirkt durch die Vorstellungskraft als erlebte Selbstsuggestion, die während der Vorstellung als eine Art posthypnotische Suggestion körperlich verankert wird, sodass die unbewusst immerwährende Wirkung der Selbstheilungsgeschichte auch außerhalb der Vorstellungsarbeit im Alltag bewusst aufgerufen und verstärkt werden kann. Den natürlichen Heilkräften zuzuschauen, ist ein Konzept aus Hippokrates' Zeiten und heißt heutzutage das „abwartende Offenlassen": nicht sofort eingreifen, sondern dem Körper die Arbeit selbst überlassen. Wir Menschen sind sehr unterschiedlich robust (resilient), z. T. wegen des genetischen Erbes der Eltern, z. T. wegen verschiedenster biografischer und Umweltfaktoren. Selbstheilung ist lernbar und dementsprechend kann jeder Mensch seine natürlichen Heilkräfte mithilfe der SDE-Methode optimieren und aktiv einsetzen.

Seit Anbeginn der Menschheitsgeschichte gibt es zahlreiche Überlieferungen, dass Menschen durch Suggestion sowohl geheilt als auch getötet werden können. Verwandt mit dem Begriff „Heilung" sind das „Heilen", das „Heil" und auch das „Heilige"; alle drei deuten auf altertümliche Kultelemente, die dem Zauber und dem Glück ebenso nahestehen wie einem heilbringenden Ritus. Somit wurde die eigentliche Heilung an eine höhere, mythische Kraft outgesourct; üblicherweise wurde sie von metaphysischen Geistern und Göttern in Menschengestalt symbolisiert und von deren weltlichen Vertretern – Heiligen, Priestern, Schamanen, Gurus und Zauberern – ritualkonform gehandhabt und dem kranken Menschen

© Springer-Verlag GmbH Deutschland, ein Teil von Springer Nature 2019
G. B. Schmid, *Selbstheilung stärken*, https://doi.org/10.1007/978-3-662-57674-8_11

nähergebracht, indem sie Gesundheit wiederherstellte. Von wegen Selbstheilung! Und trotzdem: Auch ein von seiner Sippe isolierter, im Busch darniederliegender und von jeglicher Gottheit verlassener, aber immer noch lebender Mensch kann irgendwie von einer Krankheit, Vergiftung oder Verletzung gesunden und heil werden, sich also selbst heilen. Letztendlich handelt es bei jeder Heilung um eine Selbstheilung.

In der Neuzeit sind psychogene Heilungs- und Todesfälle in der schulmedizinischen Literatur gut dokumentiert (Schmid 2010, 2009), einerseits durch kontrollierte medizinische Studien zu den verschiedenen psychogenen Heilungsphänomenen (Psychoneuroimmunologie, Placebo-Effekt, Neurobiologie der Psychotherapie etc.) und andererseits durch zahlreiche wissenschaftlich dokumentierte Beobachtungen von ebenso vielseitigen psychogenen Todesphänomenen (Nocebo-Effekt).

Bei jeder „Selbsthilfe" stellt sich aber früher oder später die Frage, ob und wann man Hilfe von außen holen soll. Egal, ob es um Fitness oder Physiotherapie geht, gibt es Situationen, in denen die Hilfe eines Personaltrainers oder eines Physiotherapeuten empfehlenswert, wenn nicht gar notwendig wird. Jeder kann heutzutage fast jedes erdenkliche Medikament ohne Rezept aus dem Internet bestellen, aber ist das immer eine gute Idee, dieses selbstständig und ohne den Rat eines Arztes zu tun? Und so ist es auch mit der Selbstheilung. Wann ist es empfehlenswert, sich an einen Therapeuten zu wenden, der auch in der Sechs-dramaturgische-Elemente-Methode (SDE-Methode) geschult ist?

Bei schwerwiegenden Krankheiten wie amyotropher Lateralsklerose (ALS), Anorexie, rheumatoider Arthritis, Asthma, Bulimie, Dermatomyositis, Krebs, Lupus erythematodes, multiple Sklerose (MS), Myasthenia gravis, Osteoporose, Morbus Parkinson, Pseudoxanthoma elasticum, Psoriasis, chronischen Schmerzen, rezidivierender Uveitis und anderen schweren und zur Chronifizierung tendierenden Krankheiten, die z. T. in Kap. 8 erwähnt wurden, empfehle ich auf jeden Fall die Hilfe eines in der Anwendung der SDE-Methode erfahrenen Therapeuten.

11.1 Sechs suggestiv heilende/tödliche biopsychosoziale Faktoren

In der medizinischen Literatur zum Thema Tod durch Vorstellungskraft findet man eine Geisteshaltung, die so gut wie allen Opfern eines psychogenen Todes gemeinsam und aus sechs fundamentalen und quasi tödlichen psychologischen Faktoren konfiguriert ist. Die formale Logik derselben sechs Elemente (Abb. 11.1) ist zugleich auch bei praktisch allen Fällen der psychogenen Heilung zu finden – selbstverständlich mit entgegengesetzten Vorzeichen.

Es folgt eine kurze Erklärung zu den sechs grundlegenden Faktoren, die wichtig für Gesundheit und Heilung sind und die eine neue Perspektive auf die diversen Placebo-Wirkungen eröffnen. (Die maßgebende Punkte bei jedem Faktor sind *kursiv* geschrieben.)

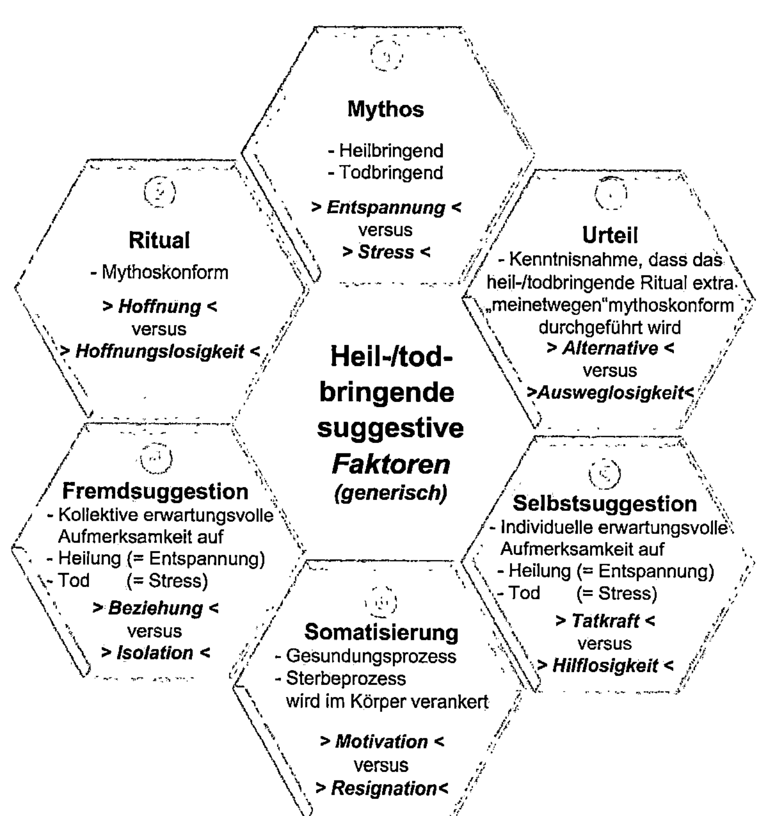

Abb. 11.1 Die sechs suggestiven Faktoren zur Förderung von Gesundung oder Sterben. Die oberen und unteren Begriffe in *kursiver* Schrift bezeichnen die jeweilige innere Haltung, die ich mit den Bezeichnungen „Nestgefühl" bzw. „Käfiggefühl" verbinde. (Adapt. nach Schmid 2015, S. 157)

1. Gesundheitsmythos

– Eine klare, Entspannung vermittelnde Geschichte der Erreichbarkeit und Aufrechterhaltung von Gesundheit und allem, was dazugehört: z. B. ein kompetenter Arzt oder Therapeut im Besitz eines bestimmten Medikaments oder gesundheitsfördernden Mittels; ein besonderer Traum, der Aufschluss gibt, welches Medikament, Mittel oder Verhalten für den Träumer persönlich zielführend sein könnte; besonders heilsame Orte, Situationen oder Umstände; eine spezifische Idee, wie ein Schutzengel oder Krafttier (Kap. 6) aussieht oder sich anhört.

– „Ich weiß, dass diese *Medizinrichtung* (Alternativ-, Komplementär-, Schulmedizin usw.) mich heilen kann!"

2. Heilsame Massnahmen bzw. Rituale

– Eine klare, Hoffnung vermittelnde Idee davon, was der Kranke und/oder eine Drittperson mythoskonform tun muss, um den Heilungsprozess in Gang zu setzen, z. B. muss der Arzt oder der Schamane o. Ä. dem Betroffenen gegenüber eine besondere Heilsbotschaft äußern; der Betroffene muss ein bestimmtes, ihm empfohlenes Medikament anwenden; er muss einen Heilung spendenden oder wohltuenden Ort aufsuchen; er muss sich eine Helferfigur, einen Schutzengel oder ein Krafttier vorstellen, das seine bevorstehende Heilung verkündet …

– Zum Ritual gehört häufig auch die Angabe eines subjektiven Maßes für den Grad der Reinigung und wie diese im eigenen Körper erkannt, nachvollzogen und erlebt werden kann.

– „Ich weiß, dass mein Arzt, Osteopath, Heilpraktiker o. Ä. ein gutes *Medikament* und eine geeignete *Therapie* nach den Richtlinien seines Fachs für mich verschrieben hat, und ich verstehe seine Anleitungen!"

3. Positives Urteil (Prognose)/Heilungsbeginn

– Eine bewusste, klare, positive Vorstellung von der Alternative zur Krankheit, dass nämlich der Genesungsprozess hier und jetzt vor sich geht bzw. dass die heilsamen Maßnahmen de facto und ritualkonform von einer Drittperson (Arzt, Heilpraktiker o. Ä.), einem Medikament, einem Heilort oder einem seelischen Boten in Gang gesetzt wurden.

– „Ich weiß, dass mein Arzt, Osteopath, Heilpraktiker o. Ä. der Meinung ist, dass meine Krankheit *heilbar* ist, dass der bisherige *Verlauf positiv* ist und dass alles gut gehen wird, und ich bin *dankbar* dafür!"

4. Umfassende, anhaltende Unterstützung von außen bzw. von Drittpersonen

- Vorbehaltlose, glaubwürdige Akzeptanz der von außen zur Genesung eingesetzten Elemente (Autorität, Objekt, Ort, Heilsbotschaft o. Ä.) sowie eine klare Idee davon, was der Kranke und/oder eine Drittperson mythos- und ritualkonform tun muss, suggeriert eine freudige (bewusste) Erwartungshaltung, die durch das positive Urteil und den Heilungsbeginn wichtiger Bezugspersonen ausgelöst wurde und überzeugend von einer (oder mehreren) behandelnden Drittperson(en) vermittelt wird.
- „Ich weiß, dass die mir verschriebene Therapie (z. B. Medikament) in meinem Körper wunderbar wirkt und dass mein *Arzt, Osteopath, Heilpraktiker o. Ä.*, meine *Familie* und *Freunde*, meine *Gemeinde* sich auf meine Heilung und auf meine Heimkehr freuen und *bin überzeugt, dass sie alle zuversichtlich sind!*"

5. Genesungsprozess von innen

- Unerschütterlicher Glaube an die Agenzien, Energien, Kräfte, Mechanismen o. Ä., die für mich handeln, sowie an meine eigenen, inneren Handlungen, durch die der psychogene Heilungsprozess in dieser oder einer metaphysischen Welt überzeugend abläuft, sowie ein glaubwürdiges, subjektives Maß für das Fortschreiten des Heilungsprozesses, d. h. das Abklingen der Erkrankung und ihre Überwindung.
  Klare Vorstellungen, wie eine Läuterung des Körpers, des Geistes, der Seele stattfinden oder wie bzw. durch welche abergläubischen, metaphysischen, religiösen, spirituellen oder wissenschaftlichen Agenzien, Energien, Kräfte, Mechanismen o. Ä. der psychogene Läuterungsprozess vollzogen werden könnte: Ein zweiter, noch berühmterer Arzt oder Heilpraktiker bestätigt überzeugend die Remission; oder die bis dahin durchgeführte medikamentöse Behandlung wird erfolgreich abgeschlossen; oder der Patient wird aus der Klinik entlassen und darf wieder arbeiten; oder der Betroffene erlebt die Vision eines Engels o. Ä., der ihn für geheilt erklärt usw.
- „Ich weiß, *wie, wo und dass die Selbstheilungskräfte in meinem Körper wunderbar wirken*, dass sie meine Lebensenergie stärken, mich heilen und mich nach und nach mit immer mehr Lebensfreude erfüllen und ich *glaube* felsenfest an all das Positive, was ich weiß!"

6. Läuterungsprozess

- Sieg über die Beschwerden, Krankheit oder Schmerzen mit Zerstörung und unwiderruflicher Ausscheidung jeglicher Krankheitsursache aus dem Körper und anschließender Reinigung des Organismus wird somatisch im Körper verankert und motiviert den Betroffenen zum Weitermachen.
- „Die *Selbstheilung* hat sich schon angekündigt, da ich die *Wirkung* der Selbstheilungskräfte *in meinem Körper konkret* mit einem vibrierenden Gefühl in den Gliedern *erlebe!*"

Aus diesem Ablauf resultiert eine heilbringende (salutogene) Situation des Zusammenwirkens von Körper, Geist und Seele, aus der ich in unter Einbezug der entsprechenden medizinischen Studien die SDE-Methode abgeleitet habe (siehe auch Abb. 1.1).

11.2 Unfall, Zufall, Schicksal und die Ungerechtigkeit des Seins

Zuletzt möchte ich zwei Themen besprechen, die häufig in der Praxis im Zusammenhang mit Krankheit und ihrer Behandlung aufkommen.

11.2.1 Unfall, Zufall, Schicksal

Im Verlauf meiner Tätigkeit habe ich bei meinen Patienten zwei völlig entgegengesetzte Reaktions- und Verhaltensweisen auf Krankheit beobachtet: Der eine Typ Mensch reagiert mit Panik auf die ersten Zeichen einer Krankheit und rennt sofort zum Arzt; der andere Typ Mensch wartet, bis es fast zu spät für eine wirksame Behandlung ist. Die Frage stellt sich, ab wann es wohl am besten wäre, eine Beschwerde ernst zu nehmen und Hilfe bei Dritten zu suchen.

Ich habe einen Spruch: „Einmal ist Unfall; zweimal ist Zufall; dreimal ist Schicksal!" Falls etwas schiefgeht oder ich mich krank fühle, warte ich vorerst ab. Normalerweise kann ich es mir leisten, einen Fehler von mir oder von einer anderen Person auszuhalten und das Problem löst sich mit der Zeit wieder.

Dasselbe gilt bei den ersten Anzeichen einer Krankheit: meinen Selbstheilungskräften unterstützt von der SDE-Methode – ohne das vierte Element Behandlung – die Zeit geben, die Krankheit zu überwinden. Der Selbstheilung eine Chance geben!

Bei zwei ähnlichen Fehlern – von mir oder von einer Drittperson – wäre es in der Regel bloß ein Kurzschluss zu meinen, dass Methode dahintersteckt: Letztlich kann man immer zwischen zwei ansonsten unzusammenhängenden Punkten oder Ereignissen eine Linie ziehen bzw. eine Kausalität vermuten!

Und so ist es auch bei einer Krankheit: die Entwicklung der Symptome beobachten, in welchem Tempo werden sie besser oder schlimmer, gibt es mehr oder weniger Beschwerden? Mithilfe der SDE-Methode – weiterhin ohne das vierte Element Behandlung – den Krankheitsverlauf bremsen und ihn umkehren.

Aber bei drei ähnlichen Fehlern – alle von mir oder alle von ein- und derselben Drittperson – ist möglicherweise System dahinter. Dann warte ich nicht länger. Ich gehe der Sache sofort nach, kommuniziere allen Beteiligten meine Sicht der Dinge bzw. der Situation und schaue, dass ich allein oder wir gemeinsam eine Logik und Lösung finden.

Beim Krankheitsgefühl ist es ähnlich: Erst dann suche ich Hilfe von außen, wenn die Symptome oder Beschwerden sich über eine Zeit von mindestens drei Beobachtungen nicht von selbst mithilfe der SDE-Methode (ohne das vierte Element Behandlung) bessern.

11.2.2 Die Ungerechtigkeit des Seins

Diese Frage: „Warum ich?" kennen wir alle. Ob man wegen einer Grippe ein Konzert verpasst oder ob man bei einem Autounfall ein Bein verliert und das Leben sich deswegen für immer verändert: Der Betroffene fühlt sich vom Schicksal ungerecht behandelt. Während ihm der Arzt von anderen Patienten erzählt, die wegen eines Unfalls zwei Beine verloren haben, denkt der Betroffene nur an die gesunden Menschen, die an seinem Krankenzimmerfenster vorbeijoggen!

Es ist, als ob bei der Geburt ein Schachbrett vor jedem Menschen steht. Gegenspieler ist das Schicksal im Kontext mit dem jeweiligen Zeitgeist, in welchen der Spieler zu Beginn des Spiels hineingeboren wird. Wie hoch die Wahrscheinlichkeit für einen bestimmten Menschen ist, vom Schicksal besiegt zu werden, hängt von den jeweiligen soziodemografischen Parametern des Menschen im Kontext mit dem herrschenden Zeitgeist ab. In den USA der 1950er-Jahre, war das Schicksal beispielsweise nicht nur nicht daran interessiert, gegen einen weißen Mann zu gewinnen, sondern der Zeitgeist war korrupt und hat den weißen Mann noch unterstützt. Als Gegenspieler einer schwarzen Frau war das Schicksal damals wohl motiviert zu spielen und hatte ein entsprechend leichtes Spiel gegen sie, da der Zeitgeist sowohl gegen Schwarze als auch gegen Frauen gerichtet war.

Von der Wiege bis zur Bahre sind folgende Parameter als maßgeblich für den Verlauf des Schachspiels in Betracht zu ziehen:

- **Jeweilige Anzahl der eigenen Schachfiguren zu Beginn**
  Ist das Neugeborene gesund und reich zu Friedenszeiten geboren, hat es alle Schachfiguren dabei; ist es krank und arm im Krieg geboren, hat es nur wenige oder sogar nur eine Figur (den König) im Spiel. Auch die Anzahl der Schachfiguren beim Gegenspieler – dem Schicksal – hängt vom soziopolitischen Klima zu Beginn des Spiels ab: In Kriegszeiten und/oder während einer Diktatur hat der Gegenspieler alle Figuren dabei; in Friedenszeiten und/oder in einer Demokratie ist das Angriffspotenzial des Gegenspielers schwach, also hat er weniger Figuren zur Verfügung, die er gegen den Betroffenen verwenden kann.
- **Positionierung der eigenen Schachfiguren**
  Wird der Betroffene in eine einflussreiche, soziopolitisch gut vernetzte Familie geboren, stehen seine Schachfiguren zu Beginn schon gut platziert auf dem Brett; ansonsten würden seine zur Verfügung stehenden Figuren mehr oder weniger alle in der üblichen Anfangsposition stehen. Auch die Positionierung der Schachfiguren beim Gegenspieler – dem Schicksal – hängt vom soziopolitischen Klima zu Beginn des Spiels ab: Ist das Klima z. B. rassistisch gegenüber dem Betroffenen eingestellt, werden die Schachfiguren des Schicksals auf dem Brett gut plaziert. Herrscht hingegen kein rassistisches Klima dem Betroffenen gegenüber, würde das Schicksal seine eigenen Schachfiguren brav in der üblichen Anfangskonfiguration des Spiels bedienen müssen.
- **Das jeweilige Talent und die Motivation des Spielers**
  Jeder Mensch hat nur sein eigenes Talent, das er einsetzen kann, dasselbe gilt für seine Motivation. Egal, wie groß seine Motivation ist und wie gut er sein persönliches Talent einsetzt, sind beide in jedem Fall begrenzt. Am besten spielt er einfach, so gut er kann, im Rahmen der ihm zur Verfügung stehenden Figuren und Positionierungen und passt auf, dass ihm keine gravierenden Fehler unterlaufen.

Beim ersten Atemzug schreit das Leben: „Das Spiel beginnt!"

Das Leben ist komplex und das Sein ist an sich ungerecht: Auf eine unüberschaubare Art und Weise wird weder Glück noch Gesundheit gerecht verteilt. Falls es in der Tat keinen Zufall im Universum gäbe, müsste man

Gott sein, um die höchst komplexe Logik des Lebens zu durchschauen. Für uns sterbliche Menschen bleibt der Zufall.

Überlegen Sie mal:

- Jede Körperzelle könnte etwa 100.000 verschiedene Proteine in verschiedenen Kombinationen erzeugen (Ruprecht et al. 2017).
- Das Nervensystem ist ein Netzwerk aus rund 86 Milliarden Nervenzellen und viel mehr Gliazellen, welche die Neuronen schützen und unterstützen.
- Jede der Abermillionen Nervenzellen unseres Gehirns ist mit bis zu 10.000 anderen Nervenzellen vernetzt.
- Ein einzelnes Hirn steuert eine unvorstellbar große Zahl von Körperzellen.

Es ist somit nicht verwunderlich, dass unsere heute bekannten Theorien, Analyse- und Rechenmethoden das Verhalten eines derart komplexen Systems weder erklären noch berechnen noch vorhersagen können. Es ist vielleicht sogar grundsätzlich unmöglich.

- Der menschliche Körper ist so komplex, dass er vielleicht Gesetzmäßigkeiten unterliegt, die wir noch nicht kennen.
- Alle bekannten Naturgesetze gelten nur innerhalb gewisser Grenzen.
- Vielleicht gibt es Gesetzmäßigkeiten, die nur für extrem komplexe Systeme – wie unseren Körper – gelten. Um diese zu finden, brauchen wir die Mathematik der unvorstellbar großen Zahlen:
  - die Informatik von sog. Big Data,
  - die Physik von ganzen Galaxien,
  - eine übergreifende Medizin des Bewusstseins.

Der menschliche Körper ist infolge seiner Komplexität ein ultraschnelles Informationssystem: Die lebendige Ordnung des sich selbst immerwährend verändernden Körpers reproduziert sich unaufhörlich im Spannungsfeld zweier polarer Urprinzipien der Körper-Geist-Zweieinigkeit: Werden versus Sein.

In jeder Sekunde reproduzieren ca. eine Trillion biochemischer Reaktionen periodisch das körperliche Dasein eines Menschen. In einem anderen Kontext habe ich anhand der Psychoneurobiologie des menschlichen Gehirns gerechnet, dass das Verhältnis der unbewussten zur bewussten Aktivität des menschlichen Gehirns 10.000 zu eins ist (Schmid 2005).

Drei mengenartige physikalische Größen: Materie (Stoffmenge), Energie und Information sind dabei innig miteinander verwoben im komplexen, sich selbst organisierenden Zusammenspiel der notwendigen Transport-, Produktions- und Reproduktionsprozesse und ihrer Funktionssteuerung (Schmid 2006, 1984, 1983, 1981; Herrmann et al. 1985). In der Medizin der Antike sprach man auch von drei ineinander verwobenen Urprinzipien: Physis, Psyche, Harmonia. Materie (Physis) bietet uns bewusstlose Dinge an. Energie (Psyche) ermöglicht es dem denkenden Wesen gegen unbewusste Steuerungsprozesse ein Veto einzulegen, eine Art „freier Unwille" oder Entscheidungsfreiheit, wenn man will. Geordnete Information (Harmonia) bedingt Bewusstsein. Drei notwendige und hinreichende Zutaten für das Leben an sich?

11.3 Zum Abschluss

Ich habe einen zynischen Vergleich für Sie: Das Leben ist eine sexuell übertragbare Krankheit mit einem grenzenlos unerbittlichen, unvermeidlichen, unwiderruflich tödlichen Ausgang. Das Älterwerden wie auch Krankheiten, Vergiftungen und Unfälle gehören einfach dazu. Und immer mehr Professionelle vom Allgemeinmediziner über den Psychiater und Psychologen bis hin zum Zahnarzt sehen in der Imaginationsarbeit ein wertvolles Hilfsmittel, um Heilkräfte im Menschen zu aktivieren. Diese Heilkräfte werden durch Entspannung, positive, dankbare Gewissheit, Entmystifizierung der Krankheit, Vertrauen zum Therapeuten (Therapiebündnis) und in den eigenen Selbstheilungsmythos geweckt und glaubwürdig angeregt durch die Gewissheit, die einem eine überzeugende sensorische Rückmeldung vom Körper gibt. Diese sechs dramaturgischen Elemente sind immer notwendig, wenn auch manchmal nicht hinreichend zur Gesundung psychologischer oder organischer Krankheiten. Dabei dürften besonders jene Elemente einen höheren Stellenwert besitzen, die für das Individuum von besonderer subjektiver, emotioneller Bedeutung in Bezug auf die Innen- und Außenwelt sind (von Uexküll 1986).

Ich bin der Auffassung, dass diese sechs ineinander übergreifenden und sich selbst dynamisch organisierenden, dramaturgischen Elemente zusammengenommen und aktiviert unter der Choreografie der SDE-Methode sowohl nötig als auch ausreichend sind, um sogar bei der gravierendsten Krankheit die Selbstheilung wirksam anzustoßen.

Literatur

Herrmann F, Schmälzle P, Schmid GB (1985) Information and its carriers. Phys Educ 20:206–210

Ruprecht B, Wang D, Chiozzi RZ et al (2017) Hydrophilic strong anion exchange (hSAX) chromatography enables deep fractionation of tissue proteomes. Methods Mol Biol 1550:69–82

Schmid GB (1981) Energy: The cornerstone of a unified approach to the physical sciences. Vortrag bei der International Conference on Energy Education, Providence, Rhode Island

Schmid GB (1983) A new approach to physics based upon substance-like quantities and their currents. Vortrag beim 7. Internationalen Kongress für Logik, Methodologie und Philosophie der Wissenschaft, 11.07.–16.07., Salzburg, Österreich

Schmid GB (1984) An up-to-date approach to physics. Am J Phys 52(9):794–799

Schmid GB (2005) Phantasy therapy: A novel theoretic and therapeutic approach for the special treatment of psychotic patients in general psychiatry. In: Abelian ME (Hrsg) Focus on psychotherapy research. Nova Science, New York, S 1–50

Schmid GB (2006) Substance-like quantitites and their primary role in physics. Vortrag im „Minghua Chen – Teacher Education Center of Shaoxing County" am 16.09. in Shaoxing, China

Schmid GB (2009) Tod durch Vorstellungskraft: Das Geheimnis psychogener Todesfälle, 2. Aufl. Springer, Wien

Schmid GB (2010) Selbstheilung durch Vorstellungskraft. Springer, Wien

Schmid GB (2015) Heilung und Tod durch Suggestion. In: Revenstorf D, Burkhard P (Hrsg) Hypnose in Psychotherapie, Psychosomatik und Medizin: Manual für die Praxis (3. Aufl). Springer, Heidelberg, S 153–166

von Uexküll T (1986) Psychosomatische Medizin. Urban & Schwarzenberg, München

Sachverzeichnis

4-6-Atemrhythmus 27, 33, 35
4-6-Atemtechnik 22, 25, 26, 29–31,
    37, 38, 52, 147, 159, 161, 165,
    183, 212
4-6-Atmung 21, 26, 27, 29, 31–33, 53,
    72, 113, 134, 180
4-6-Atmung-Test 29

A
Achtsamkeit s. Präsenz
Ader, Robert (1932–2011) 97
Aggression 62
Aha-Effekt 216
AIDS 3
Akzeptanz/Irrelevanz 77, 79, 140
Allergie 153, 154
Alternativ- und Komplementärmedizin
    87, 105, 120
Amae-Prinzip s. Freiheit in der Gebor-
    genheit (Amae-Prinzip)
Amyotrophe Lateralsklerose (ALS) 77,
    78
Angst 14, 30, 62, 67, 69, 73, 85, 93,
    115, 140, 146, 152, 159, 161,
    163, 172, 180, 199, 206

Anspruchsdenken 104
Antidepressivum 88, 89
Antifragilität 203
Antonovsky, Aaron (1923–1994)
    12–14, 45, 47, 60, 86, 87, 102,
    105, 124, 126, 176, 179, 203
'Arabî, Ibn (1165–1240) XX
Arthritis 155
Asklepios, griechischer Gott der Heil-
    kunst 101
Asthma 146
Atemfrequenz 39
Atemübung 29
Äther 108
Aufmerksamkeit, erwartungsvolle 22,
    32, 35, 62, 212
Augendruck s. Glaukom
Ausatmung 25–28, 32, 33
Autoimmunerkrankung 199
Autoritätsheileffekt 94, 95
Autosuggestion 175

B
Bedeutsamkeit 13, 45, 47, 77, 177
Belohnungen 200

© Springer-Verlag GmbH Deutschland, ein Teil von Springer Nature 2019
G. B. Schmid, *Selbstheilung stärken*, https://doi.org/10.1007/978-3-662-57674-8